U0198082

百年
康复

我
与康复医院的
故事

镇江市第一人民医院

（江苏大学附属人民医院）

编

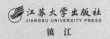

江苏大学出版社
JIANGSU UNIVERSITY PRESS

镇 江

图书在版编目(CIP)数据

　　百年康复：我与康复医院的故事 / 镇江市第一人民
医院（江苏大学附属人民医院）编. — 镇江：江苏大学
出版社，2022.3
　　ISBN 978-7-5684-1791-4

　　Ⅰ. ①百… Ⅱ. ①镇… Ⅲ. ①医院－历史－镇江
Ⅳ. ①R199.2

　　中国版本图书馆 CIP 数据核字(2022)第 042538 号

百年康复：我与康复医院的故事
Bainian Kangfu：Wo yu Kangfu Yiyuan de Gushi

编　　者/镇江市第一人民医院（江苏大学附属人民医院）
责任编辑/夏　冰
出版发行/江苏大学出版社
地　　址/江苏省镇江市梦溪园巷 30 号（邮编：212003）
电　　话/0511-84446464（传真）
网　　址/http://press.ujs.edu.cn
排　　版/镇江市江东印刷有限责任公司
印　　刷/江苏扬中印刷有限公司
开　　本/710 mm×1 000 mm　1/16
印　　张/19.75
字　　数/385 千字
版　　次/2022 年 3 月第 1 版
印　　次/2022 年 3 月第 1 次印刷
书　　号/ISBN 978-7-5684-1791-4
定　　价/98.00 元

如有印装质量问题请与本社营销部联系（电话：0511-84440882）

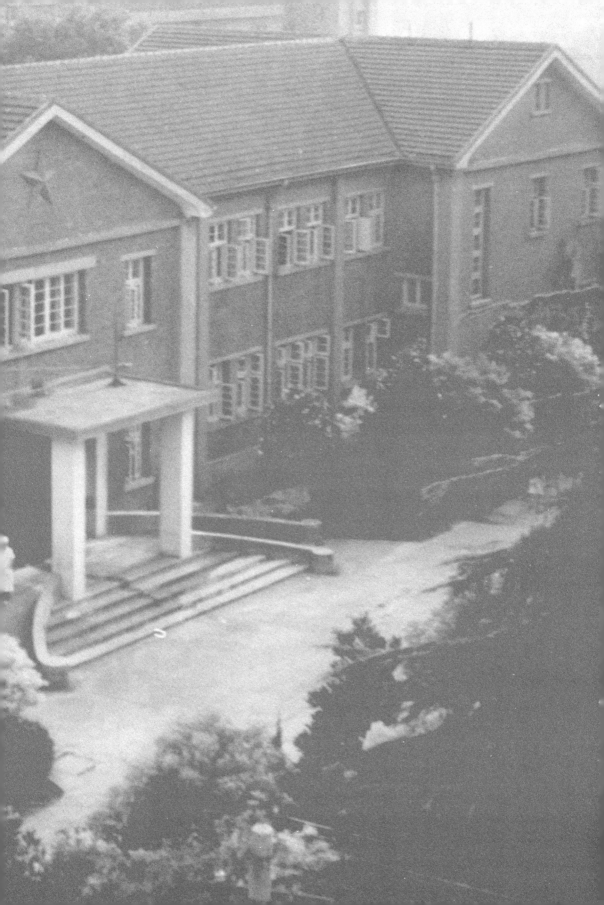

《百年康复：我与康复医院的故事》

编委会

主　任

蒋鹏程　孙　萍

副主任

贺春金　钱　炜　丁旭辉　石春和　万祥波　毛镇伟　解　敏

主　编

蔡永祥

编委

钱兆南　方文雅　章　燕　陈　君

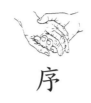

序

　　一百年风雨沧桑，几代人求索奋进。一百年，只是历史长河中的一瞬，但镇江市第一人民医院①却经历跨世纪的发展变化，这艰苦而光辉的历程，见证着中国时代的变迁和经济社会的发展进步。

　　人民的医院为人民。从基督医院到康复医院的每位医者，含辛茹苦，筑成了今天的镇江市第一人民医院的百年长城，平凡的他们，为康复医院撑起了今日一片晴朗的天空。

　　1922 年的那个春天，一座美国长老会基督医院在古运河畔开始福佑镇江百姓。从那时起，这座医院，从当时的举步维艰到今天的高质量发展，从临时医院发展为当下镇江市最大的三级甲等综合性医院。在艰苦创业年代和抗战救亡岁月，它历经如磐风雨，筚路蓝缕砥砺行；在社会主义革命和建设时期，以及改革开放以后，直至进入新时代，它踔厉奋发，励精图治谋发展。

　　这就是一代又一代康复人，肩扛护佑镇江百姓生命健康的责任，用一腔热忱写就百年康复史，用救死扶伤、勇为人先的情怀和胆魄铸就康复精神。

　　在医院百年嘉庆之际，如何展现医院百年发展的光辉历程？如何描述医院百年发展历程中那一个个重要事件？如何呈现历代医务工作者与百年康复的种种情缘？

　　从 2021 年春天开始，我们策划并启动了《百年康复：我与康复医院的故

---

　　①　1952 年镇江基督医院更名为"苏南第三康复医院"，1953 年更名为"江苏省第六康复医院"，1960 年更名为"镇江专区医院"，1970 年更名为"镇江市人民医院"，1984 年更名为"镇江市第一人民医院"后沿用至今。2009 年以镇江市第一人民医院为核心，组建了江苏康复医疗集团。医院名称虽几经更改，但镇江老百姓习惯称现"镇江市第一人民医院"为"康复医院"。

事》的采访创作活动。书中的近 60 位主人公都是在医院长期工作的医务工作者，有的还是领导、专家，他们有的已经不在人世，有的年近期颐之年，有的正年富力强。我们和镇江市作家协会合作，邀请部分作家进行采访。对已经过世或者因为在外地无法接受采访的医者，则采取采访其子女或电话采访的方式。全书采用第一人称的写法，让他们——医院的主人公们娓娓讲述自己和医院的故事。

这里面有基督医院的护士邬秀坤和基督医院第一任中国籍院长张志清，有镇江解放后从华东军区后勤卫生部第三后方医院①（接管镇江基督医院后）集体转业到康复医院的李兰贵、谭云娇等老一辈医者，有改革开放后的科室带头人朱养荣、唐贞、袁志诚等，有历任院长雷昌旺、郑国强、朱夫等，还有新时代的学科带头人李巧玉、钱军、单秀红，等等。也许他们所处的时代有所不同，也许他们从事的业务各不相同，但他们每一个人，都有着和百年康复一样，或艰险曲折，或动人心魄，或大气感人的故事。这些故事，像大海上溅起的朵朵浪花，在不同的时代汇聚成一股力量，推动着康复医院不断前行，构成了医院的百年历史。

《百年康复：我与康复医院的故事》按时间顺序大致分为三个部分：第一部分，老百姓的康复医院；第二部分，在改革开放的洪流中；第三部分，在高品质发展的新时代。这三个部分实际上互有交叉、互为勾连，以人物为经，以故事为纬，将许许多多不为人知的往事，将许许多多这样或那样感人至深的故事，编织成百年康复的发展史。尽管他们每个人的经历各不相同，但有一点是相同的，那就是对这家医院的爱。这种爱，源自他们服务黎民百姓的医者仁心，源自他们对救死扶伤事业的执着，源自他们以个人命运与这座百年医院同生共荣的愿景。这就是康复精神。

时光荏苒飞逝，往事并不如风。在医院百年庆典之际，这本书的问世将会极大地激励全院两千多名员工，以"百年康复"精神为文化核心，秉承"秉德敬业，求真维新"的院训，凝心聚力赓续使命，奋发有为笃行不息，在加快高质量发展、建设现代化高品质三甲医院的道路上，劈波斩浪勇向前，蹄疾步稳谱新篇。

是为序。

2022 年 3 月

① 以下简称"华东军区第三后方医院"或"后三院"。

* 蒋鹏程：镇江市政协副主席、农工民主党镇江市主委、镇江市第一人民医院院长。

目　录

第三部分　在高品质发展的新时代

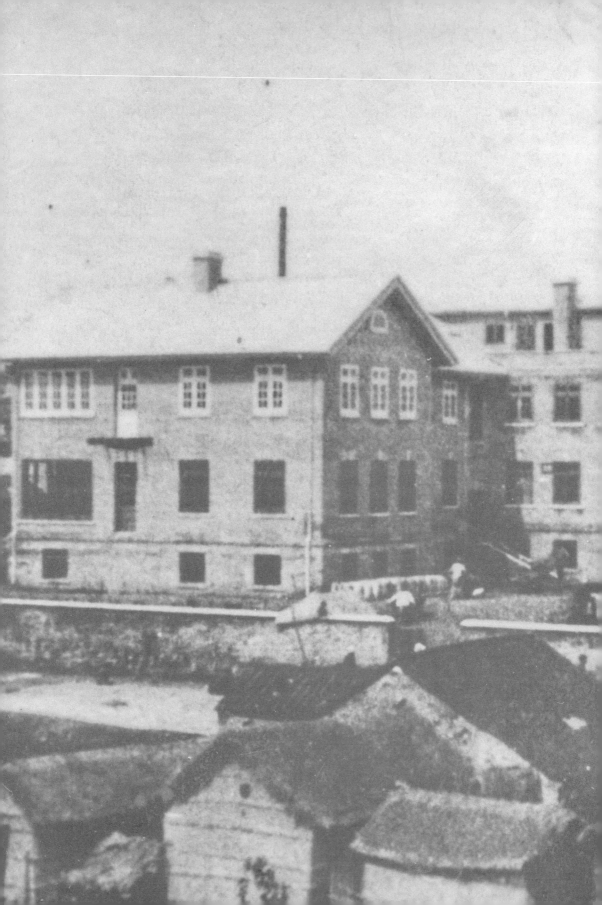

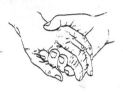

第一部分

老百姓的
康复医院

父亲张志清——
基督医院的第一任中国籍院长

　　张志清，男，1906年11月生于江苏泰州，中国农工民主党党员。浙江省立医药专科学校（浙江医科大学前身）医科毕业，1939年到镇江基督医院工作，基督医院董事会成员之一，著名的儿科专家。1950年任镇江基督医院第一任中国籍院长。1951年6月，协助华东军区第三后方医院接管原基督医院，先后任镇江市人民委员会卫生科科长、江苏省第六康复医院医务主任、镇江专区医院儿科主任、副院长、镇江市第一人民医院副院长、院技术顾问。1956年加入中国农工民主党，历任农工党镇江市第一、二、三届委员会主任委员，第四届委员会名誉主任委员，农工党江苏省第四、五届委员会主任委员。曾任镇江市人大副主任、市政协副主席。1988年6月退休，1991年成为镇江市首批享受国务院特殊津贴的专家。以"大医精诚"为座右铭。2001年逝世。

我的父亲有两任妻子，6 个儿女。第一任妻子逝于 1949 年，镇江刚解放，她病逝于黎明前，丢下 4 个孩子。第二任妻子接过家庭的重担，生下一儿一女，操持家务，悉心照顾这个大家庭，于 1994 年不幸因脑出血驾鹤西去。

父亲小时候读过五年私塾、三年高小、三年旧制中学，基础扎实。中学毕业后，他还想继续深造，可是我的爷爷去世了，他和我奶奶孤儿寡母，生活举步维艰，学业被迫中断。

1924 年，我父亲 18 岁，他听人说泰州福音医院招收学生，打算成立护校，他报了名，很快被录取了。在学校里，平时除了学习，父亲还被安排在药房，跟一位姓任的药师当学徒。教会医院的教学很严格，每门课从基础学起，父亲勤奋好学，能吃苦，由于学习成绩优异，每学期都获得奖学金。对一个贫困家庭的孩子来说，这奖学金犹如雪中送炭。1934 年秋，我父亲随学校迁至浙东继续学习，直到 1937 年 7 月毕业。

我父亲考虑到老家在苏北泰州，家有妻小，便一心想从浙江回到江苏。经过打听，他得知镇江基督医院急需医生，后经多方联系，于 1939 年 7 月来到镇江基督医院工作。医院里设病床 100 张，每天门诊 100 多人次，却只有 3 个医生，负责全院的近百张床位。上午查病房、做手术，下午看门诊，父亲每天从早忙到晚，内、外、儿、妇各科都看，甚至还要兼化验员。有一次半夜有人来喊接生，一直到早上 6 点钟产妇才生，他一夜没睡，第二天还要照常上班，又继续忙到深更半夜才睡觉。又有一天晚上，父亲为一位阴囊积液的患者开刀，没有助手，就把化验员拖来当助手。那个年代的医生吃住全在医院，患者随叫随到，忙得记不得八小时工作制这回事，休息时间很少。

1941 年 12 月 7 日，太平洋战争爆发，医院被迫停诊。

好不容易才找到的饭碗，很快就被战争打碎。一大家子总得吃饭，他想带着妻小回泰州老家去，但还没等他离开镇江，患者就找到家里租住的房子里来了。望着那些可怜的孩子，父亲想，就留下来治病救人吧，铁蹄下的中国到哪儿都是难，适者才能生存。父亲是在没有办法的情况下不得不开办了私人诊所，那年是 1942 年。

记得我家租的诊所地址选在仙鹤巷 1 号，一共有 6 间房子，分成两排，一边在双井路上，一边在仙鹤巷，中间一个院子。父亲收治患者有"三不看"原则：吸毒的不看，花柳病不看，酒鬼不看。来看病的有坐汽车的、坐拖板车的、坐三轮车的，更多的是没钱看病的穷人。

"老街上许多人家的孩子都是张爹爹救的命。"这句话在老街上传扬了许多年。在那个缺医少药的年代，儿童的病死率特别高，许多人家看不起病，对孩子的健康成长不怎么关注，但父亲不这么想，每个落地的生命都是珍贵的，都有健康地活下来的权利，他尽自己所能，挽救患者生命。我们几个孩子走在街上都备受关注，因为父亲是位悬壶济世的医生，救过许多人，我们是张家的后代，因着父亲的荣耀，我们的头顶上有了不一样的光芒，我们为有这样能干的父亲而自豪。以前小孩子得白喉病的较多，有些家庭因买不起药无法给孩子看病，我父亲经常自己出钱给穷人的孩子治病。那时候的5块钱，真的很值钱，而父亲经常借钱给别人，导致我们家的日子更加拮据。

我们家是开诊所的，按理说应该能挣到钱，但就因为父亲的"手太松"，好不容易挣点钱，大部分都被他施舍了出去。我们家后来既没买房，也没存过一分钱，父母的手头始终是紧巴巴的。

基督医院几度沉浮，中国籍医护人员慢慢增加，渐渐地成为当年镇江老百姓眼中的一盏灯塔。1940年，太平洋战争爆发的前一年，美国来的院长林厚培回国，院务暂时由美国护士德养和负责。1942年5月底日本侵略者强占了基督医院，并改名为"同仁会镇江医院"。日本人希望中国的医护人员留下来工作，但是医院中国医护人员全部辞职，包括工友，没有人愿意在日本人管制下的医院上班。父亲开的诊所入不敷出，一家人的日子也是朝不保夕。在日本人的铁蹄下，全家人虽然都在一起，但和所有人一样，抗战期间每天都担惊受怕，不知道坏日子什么时候才能到头。

1945年10月基督医院复业，恢复"镇江基督医院"的名字。美国护士德养和再次回到中国，掌管院务。父亲将诊所关闭，回到基督医院上班，心也踏实了。当时医院里专职医生已有8人。

刚解放的镇江，各行各业百废待兴，特别是镇江基督医院，关乎人们的安康。当时父亲和同事们内心既兴奋又焦虑，高兴的是镇江终于解放了，人民可以当家做主了，担忧的是基督医院的规模很小，满足不了那么多患者的需求。他们心里都铆足一股子劲，希望能改变医院的现状，使医院不断发展壮大。

镇江解放的那一年，父亲的第一任妻子不幸因脑卒中去世，留下4个孩子。父亲一个人根本照顾不过来，后来娶了我的母亲，生下我和弟弟。母亲开始没有工作，在家专门照顾6个孩子。1958年的时候，医院领导鼓励家属出来上班，根据各人的情况分配到医院不同的工作岗位上。我的母亲也是教会学校的学生，学校用英语讲课，她以前一直是英文速记打字员。于是她在医院开始做英文打字员，后就被调到医院图书馆管理中英文图书资料。父亲的技术职称很高，每个月可以拿到两百出头的工资，是当时较高的工资。母亲的工资只有30元。但6个孩子要读书，8口之家的日子紧巴巴的，为了节省，母亲学会了缝纫，全家人的衣服都是她来做。

1949 年年底，美国教会停止对基督医院的经济资助，他们将医院交给中华基督教江淮大会接办，美国人全部回国。1950 年基督医院成立董事会，8 月中旬举行了第一次董事会。我父亲是基督医院的老职工，顺理成章成为董事会成员。这一年，大家讨论要从基督医院的工作人员中选一位合适的人做院长，镇江市政府卫生科科长陈邦贤和妇幼保健所所长周玉霞参加了会议。讨论结果：本来想请江苏医学院王历耕教授当院长，但他被请到北京去了。于是这个院长人选就落到了我父亲张志清的肩上。而他只想当个好儿科医生，救治更多的患者，才是他迫切希望的，从来没想过当院长。但那个时候需要有人来主持工作，他是基督医院的老职工，没有谁比他更清楚医院的情况，他又会讲英语。董事会一再做他的工作，陈邦贤和周玉霞更是从一早劝到下午，父亲实在不好意思再拒绝，临危受命，答应临时担任 6 个月的院长，等有了贤能再把他换下来。

其实我父亲后来有过去美国进修的机会，这机会千载难逢，失去了便永远失去。他终是没去，把机会让给了别人。

对于工作，父亲是一个没有私心的人，一直到 80 多岁，他还坚持每天到医院去，因为有许多患者到家里来找父亲看病，家里的门槛快被患者踏破了。有时候他正在家吃饭，患者就站在他身边等。

我们家就在医院的西门桥口，夜里只要有急诊就有人跑来喊父亲。有一次镇江南乡有个小孩子被山里的狼叼去，被救回来送到医院时已经奄奄一息。那一夜，我父亲衣服披在身上就往急诊室奔，救活了那个孩子。即使后来当了院长，他也几乎不在办公室，整天在小儿科，他始终觉得一个医生就应该在门诊和病房。

我的哥哥姐姐们后来都相继离开了镇江，医院领导考虑父亲身边没一个亲人，就决定让我留在镇江照顾父亲，把我安排在康复医院心导管室工作，直到我 50 岁退休。

我父亲擅长内科、儿科，尤其儿科造诣较深。他在诊断上力求一个"准"字，要做到一个"准"，就必须多问多查，问得仔细一点，考虑周到一点。记得一位姓赵的家长带孩子来看病，医生诊断为"伤寒"，输液时小孩子突然抽筋，不得不把气管切开进行手术抢救。我父亲接诊后仔细询问了家长，家长说孩子是隔天发烧，连续五次了，有时还畏寒发抖。我父亲怀疑是疟疾，叫家长带孩子去抽血化验。化验结果显示果然有疟原虫，但此时孩子已无法救治。这件事对我父亲的影响很大，他告诫同仁，诊断一定要耐心细致，切忌浮躁。在多年的实践过程中，我父亲对儿科液体疗法有所钻研，他阅读了国内外的相关文献后，对传统疗法有所突破：补液量的计算不按体重而改用体表面积。另外，父亲对肾病综合征的治疗也提出了独到的见解。我父亲从医几十年来，没有发生过重大医疗事故，这与他精湛的医技有关。他边工作、边总结、边学习，对医术精益求精。从医50年，他订阅了大量医学杂志，翻译、摘抄了大量国内外文献、资料，分别写在卡片上、纸张上，共有800多篇、1300多页，上百万字。80多岁的时候，他还担任来院工作的两位外国专家的口语翻译。他总结了自己的医疗经验，发表在《中华内科杂志》《中华医学杂志》等杂志上。这些凝聚了毕生心血的杂志、资料、卡片、学习心得、论文，父亲在离开工作岗位时全部捐赠给了医院，而且连医院颁发的捐赠证书也不肯收下。

刚解放的镇江，各行各业都在发生巨变，基督医院同样也发生了巨变。1951年6月7日，镇江军管会通知我父亲去谈话，军管会韦永义主任告诉他，基督医院6月9日起停办，所有住院患者转到江苏医学院附属医院与小码头的镇江医院，教会医院由华东军区后勤部卫生部第三后方医院接管，接管后更名为"苏南第三康复医院"，院长傅达辉。几天后，傅达辉邀请父亲去苏北路院部吃午饭，告诉他苏南第三康复医院要接受治疗志愿军伤病员，也就是抗美援朝的任务，需要赶紧布置工作。同时，原镇江市弘仁医院成为苏南第三康复医院第一分院，基督医院为第二分院，还是由我父亲担任第二分院院长，原部队一队、二队为第三分院。

那时医院里有医生、护士、账务管理人员及工友共72人，其中工友占一半。按照苏南行署卫生处一所医院编制，工友人数太多，考虑到日后医院归公时工友的安置，父亲将工友中有初中文化程度的组织起来晚上学习卫生知识，以便将来可以到基层卫生单位参加工作。后来这些工友都到了不同的医务岗位，他们都很感谢我父亲的培养。

1952年，第三后方医院的军人集体转业时，我父亲被提升为医务科主任并代理院长。中方工作人员74人，全部被转为部队薪金制人员。同年8月19日，医院召开党代会，新党委成立。

后来苏南第三康复医院更名为"江苏省第六康复医院"，跨入了一个崭新的时代。1953年2月，更名后的江苏省第六康复医院开设制剂室、牙科、眼科。7月，江苏省康复管理局拨款95亿人民币（旧币），建3幢病房大楼，共5738平方米，收治第二批志愿军伤员。同年父亲被调到院部任副医务主任，主抓医疗。他把更多的精力放到创办医院小儿科上面，努力培养更多的小儿科医生。我父亲并不是共产党员，那时候院部工作人员除他之外全是共产党员，而且都是穿军装的人，父亲一个人穿着和他们不一样的服装工作，他的内心是忐忑不安的。但他的顾虑很快被打消，医院里召开党代会时，他被请上主席台就座，领导的政治学习也让他参加。同时，父亲看到院长生活非常简朴，家里的箱子搁在砖头上。这些都让他感动不已。后来，受伤的志愿军也越来越少，伤员慢慢合并到一个病区，直到所有的志愿军伤员出院。

从那时候起，医院开始创建新的科室。朱养荣创建了胸外科，我父亲创建了小儿科，其他的科室也陆续开设。

我父亲从进入基督医院到后来创建小儿科，经历过医院的几次变革。作为一名基督教徒，他对基督医院是有感情的。毕业于教会医院的他接受的是仁爱与慈悲的教育，他经常把他和基督医院之间的故事讲给我们几个孩子听。特别是他年老之后，经常提到年轻时与基督医院休戚与共的使命与担当。基督医院完成了她的历史使命，正式告别了历史的舞台。从一个旧时代进入一个新时代，每个人都有种种的不适应。

父亲曾经跟我们说过一个真实的故事。1947年上半年，基督医院从扬州聘来两位医生，一位是外科医生王聿先，一位是其夫人李宝星（妇产科医生）。当时有一位美国医生莫菲特在医院工作，王聿先一直用英语和莫菲特交谈，王聿先口语流利，医术精湛，医德高尚，所有宗教活动他都参加。医院每天上午上班前有早祷会，每次手术前他也照例为患者祷告，很明显他和我父亲一样，是一位虔诚的基督徒。镇江解放后的第三天，有一辆吉普车开到基督医院门前，车上下来一位军官模样的人走进医院找王聿先，两人见面后互相拥抱，这时大家才明白王聿先原来是共产党的干部。来找王聿先的是崔义田。次日，王聿先随崔义田乘车去往上海方向。上海解放后，崔义田任华东军区卫生部部长，一两年后王聿先任上海市卫生局局长。我父亲后来去上海开会曾到王聿先家去看他，他仍旧是那么俭朴谦和。父亲经常教导我们说："你们长大后要向这样的人学习，内心有信仰，肩上有担当，一辈子与人为善，真诚做人。"

父亲热爱小儿科，一直到他1988年退休，还是会有家长带着小孩子上门找他看病。父亲在96岁高龄时思路依然清晰，每天读书读报，听收音机，关心国家大事。

"文革"期间，我父亲和许多同事一样，受到过不公正的待遇，那是时代造成的。多少年以后，面对当年批斗他的那些人，他仍然真诚、热情。他笑笑说："人对我好，忘记不了；人对我坏，置之度外。"在几十年的职业生涯中，只要听说有人有困难，他都会想办法通过各种渠道捐钱捐物。

　　父亲在 96 岁那年安详地走了，他这一生，就是一部厚厚的书。在时代的洪流中，他是一位好医生，更是一位好父亲，他护佑我们长大成人，教导我们要把眼光放长远，不能只顾自身的利益，生而为人，不管在什么样的年代，都要行得正、走得稳。

（钱兆南采写）

本篇为张志清的女儿张人建讲述，少量资料参考《镇江文史资料》第 32 辑 342 页、第 37 辑 98 页。

父亲殷志坚的康复人生

　　殷志坚，男，1920年9月出生于江苏镇江，中共党员。1947年参加国民政府行政院医师资格考试，获医师资格证书。曾任滁县卫生院医师、副院长，丹徒县卫牛院医师，1949年新中国成立前夕任丹徒县卫生院代理院长。1951年加入抗美援朝苏南医疗队任副队长，后随队到江苏省第六康复医院任肺科医师、主治医师、内科主任医师、内科主任。曾任中国微循环学会理事，受聘为大连医学科学研究所副研究员。1960年获"江苏省先进工作者"称号。1980年、1981年、1982年获"镇江市劳动模范"称号。1992年10月逝世。

医学是一门博大精深的学科。一名优秀的医生不仅要有悲悯之心，还得拥有聪明才智和丰富学识，以及一双勇于实践的手。一名优秀医生的成长需要勤奋学习加上临床实践，需要多读书。父亲原名殷金桂（贵），年轻时决心终生矢志医学事业，把自己的名字改为殷志坚。

在父亲的熏陶下，我选择了从医，自己也喜欢学，并且觉得学医是治病救人做好事。我考取南京医学院那年，父亲在上海进修，听说我被录取，高兴极了。他在长途电话中叮嘱我："晓星，要多看书！"读书是为了增加理论知识，从医是为了治病救人。

想知道疾病情况，必须要善于学习，前人积累的丰富的理论基础是学习的基石。印象中，父亲是一个热爱读书的人，毫不夸张地说，他大概是我们医院最爱读书的人。

关于"医生坚决不会让自己的孩子从医"这一说法，我并不赞同。我的父亲、母亲和我都从事了医护工作。我觉得，做一名医生其实蛮好的。父亲从来没有把在医院里面遇到的负面情绪带回家。医生这个职业神圣而光荣，不管是战火纷飞的年代，抑或物资匮乏的和平年代，都让我们感受到了做一名医生最纯粹的满足感和光荣的使命感。

或许是医生的职业身份将我们拉近，我一直相信选择做医生的人都是有情怀的，有着无私奉献精神。能从患者角度出发，以患者为中心，把患者视作亲人就是医生最高贵的职业品德。我父亲的患者和他关系都很好，甚至能成为一辈子的朋友。

父亲订阅过很多杂志，买了很多书。阅读许多医学杂志关注其中的病例报告，以便处理疑难杂症时比旁人有更多的理论推断依据，这是大内科负责医生的必备素质。小时候，我帮他把杂志按照省份、类别分类，误把《中级医刊》当作《中级医"厉"》。我父亲看后，笑得前仰后合。

除了阅读启发，他也给了我很多专业指导。我跟着父亲上了好多年内分泌专家门诊，接触过很多病例。他从医 40 多年，找他看病的患者络绎不绝，我也因此接触不少患者。父亲从小父母双亡，上到小学四年级就辍学了，接着被过继到另外一个家庭。那家人想培养他到上海学做生意，或者去种田，他不愿意。他唯一感兴趣的就是读我伯父的医学书，每天都读。

因为小时候遭遇的家庭变故，父亲一直激励我要珍惜读书的机会。1947年，他考取了国民政府行政院医师资格。我的母亲是上海护士学校毕业的，懂英语。父亲 1954 年后一直在乡医院工作，很少回家。那时母亲响应国家及医院的号召，从县医院护士长岗位到乡医院支援乡村医疗工作。父亲母亲常常一起交流，也一起在苏北和安徽开过诊所。

我们家里，书架和书几乎占了一半空间。父亲勤读书，跟进医疗新理论成果。他较早重视"循证医学"诊断理念，认为必须有充分证据才能诊断。这个观点在 20 世纪 80 年代初并没有得到普遍认同。有一次，我在理疗科无意中听到一个女同志对旁边的人说："请殷志坚医生看病，化验血要抽一百毫升了！"实际上，鉴别诊断是明确病因不可缺少的，循证医学现在已被广泛应用。

"医学就在病床边"是北大医学巨匠张孝骞教授的名言。内科医生必须俯下身子多接触患者，耐心倾听和追询个体的病历资料，与医学上已有的理论挂钩，才能促进发现不典型案例和早期症状表现的诊断。医生不断阅读医学书籍把基础打深打牢，才能诊治规范，获得疑难杂症的正确处理方式。

我在与父亲在内分泌专家门诊共事期间，印象最深刻的患者叫林金生，52 岁，一个林机厂的工人，患有糖尿病。具体时间记得不太清楚了，大约是 20 世纪 80 年代中期。我记得他有糖尿病足、脚趾头坏疽、皮肤溃烂这类糖尿病并发症。情况危急，医生建议他手术截肢。这对一个并不富裕的家庭来说，简直是雪上加霜。当时，我父亲在病房用药对他进行改善微循环的治疗，对其全身的血液循环加以改善，尤其是脚上。渐渐地，他的脚部皮肤颜色转变了，最终避免了截肢。

这是我陪着父亲一起治疗的患者个案。当时，他在内分泌病房工作，每周一、三、五上专家门诊，我在内科门诊。我们共同跟进了这个病例，用尽各种治疗方法，从未放弃，直到患者被临床治愈。要知道，糖尿病并发症的致死率很高。

20 世纪 80 年代采用这么先进的技术比较少见，微循环学会会长杨国栋专程从浙江赶到我们家来拜访父亲，高度赞扬父亲是中国微循环协会的中坚力量，救助了很多患者，让他们免去了伤痛。

除此之外，父亲还擅长内分泌疾病危象诊治，也擅长免疫系统疾病和不少内科重、难症的诊疗。有一例是"文革"后期父亲在二院上班时遇到的女性系统性红斑狼疮患者戴女士，出现白细胞 500 个/mm^3 的危重病情，经父亲全力抢救，她成功恢复健康。还有一例是谏壁电厂的狼疮脑病患者左女士，在父亲治疗后生活状况良好。

2004 年我家才搬到现在的住所，以前我们住在康复医院附近的西柴苑。在我们很小的时候，父亲就住在医院里面，不常常回家，一有工作随叫随到。

他担任大内科负责人，几乎顾不了家，所以我们交流也很少。我们不像父女，更像工作上的同事。

我经常参加父亲的学术讲座。有一次，父亲在讲座上谈"嗜铬细胞瘤诊断治疗"，我获益一生。我只后悔自己读书太少！我必须铭记父亲不怕苦、不怕累、坚持做大量读书笔记的钢铁意志，铭记他对工作全身心投入、对患者视同亲人好友般的耐心和贴心。

父亲深受学生和晚辈们爱戴。父亲认为，"每个选择内科专业的孩子都会是未来的栋梁。不要浪费5分钟以上的时间"。他说自己最大的特点就是不管什么情况都坚持学习。家里沙发上也放了他订的好多杂志，他还撰写了好多著作。

父亲没接受过正统教育，但是从未放弃过学习。20世纪50年代后期到60年代，他就开始写文章，先后发表了100多篇。20世纪60年代，医院改为"镇江专区医院"，医疗服务辐射到周围好几个市县。医院发展学科建设，父亲分别于1955年、1962年被派往宁、沪进行内分泌专科进修，学成回来后在市内率先开展内分泌疾病诊疗工作。

在父亲眼中，让患者治愈出院，最终恢复到健康的生活状态，改善生活质量，不再受病痛折磨是最重要的事。

父亲钻研的创新研究方向主要是微循环和内分泌领域。内分泌领域中有常见病，也有罕见病，他通过了解患者的日常表现就能把病因找出来，并做出有效切实的解决方案。

在父亲的职业生涯里，最让我感动的是他的医者仁心。1983年，医院收治了一位叫赵文豹的抗战老英雄。住院期间，父亲就陪护在患者左右，三天三夜不眠不休，一直在床边照顾，一有动静就赶紧起来处理。

我和父亲住的地方相隔一条马路，后来才住一起。有时候我去给父亲送自己包的包子，想帮他改善伙食，可是他居然不"领情"——"你不要整天忙这些事情，要多读书、多钻研。"

1977年，父亲在上海接受手术，三个月不能动。然而，他好像没有把自己当作一名患者，而是把学习作为他的业余爱好。他整天躺在病床上想，这个华东地区最大的医院各个科室怎么布局、设备怎么布置。

我这个可爱又执着的学究老父亲啊，对医学事业真是一根筋到底。

父亲1957年担任过抗美援朝苏南医疗队副队长，听母亲提及他们的医疗队支援边境，条件异常艰苦。具体情况母亲记得不太清楚了，但是留下了宝贵的影像资料。溧阳地区地震发生后，医院组织了抗震医疗队，医务科张菊生任队长，父亲任副队长。

比起以前的艰苦岁月，现在医疗条件非常好，且国家对医务人员的要求越来越高，医疗技术要跟世界接轨，达到国际标准。站在百年高度上，如果我父亲还在，他一定会很感慨，并且会鼓励年轻医生们多多参与医院开展的各种培训，不断提高自己的医术水平，多读书、多学习、多参加会议，发挥才干，大展宏图。

我的父亲殷志坚自学成才，终生艰辛、广泛地学习医学科学并长期不断总结，以事业为生命。他 1960 年获江苏省先进工作者称号，1980 年、1981 年、1982 年获镇江市劳动模范称号。1992 年 10 月病故。20 世纪 80 年代《健康报》曾对父亲做过全面报道，可惜我没有留存下来，只有几张父亲与母亲、同事的照片。

学习，说到底虽苦犹荣。通过学习医疗知识和技术，帮助患者解除病痛，提高医疗质量，是极具福祉的好事。我今年 77 岁，响应国家"2030 年全民健康"的号召，遵照父亲一如既往的叮嘱，积极参与现在年轻人的课程，和大家一样听课，活到老学到老。

医学是众多医学专家海量的研究成果所积累起来的复杂学科。这些可敬的群体研究者们发现疾病规律，研究解释区别归因，研究更新、更好的方法进行诊断，专注于研发预防控制疾病的方法手段。医学理论一浪接一浪的巨量研究不断发展充实，不断修正、完善，结合实践迅猛发展。

父亲的一生是医学的一生，他的言行一直鼓励着我前进。

（张洁采写）

本篇为殷志坚女儿殷晓星口述。

我是康复医院的一名老兵

　　沈富诚，男，1923年3月出生于江苏南通。1950年入伍，进入华东军区后勤卫生部第三后方医院，肺科医生；1951年6月9日奉命跟随第三后方医院一分队接管镇江基督医院，收治抗美援朝志愿军伤病员；1952年转业，见证了江苏康复第六医院、镇江专区医院、镇江市人民医院、镇江市第一人民医院的光辉历程。1980年调入镇江市结核病防治所，在中国防痨协会兼职30年并受到表彰。2016年获镇江市医师终身荣誉奖。退休后在镇江市第三人民医院肺科坐诊10年。

　　我参军的时候中华人民共和国刚成立，各行各业，百废待兴，人才紧缺。我们这批兵被分到华东军区后勤卫生部，我到了卫生部的和平医院，地址在山东青州，专门为华东军区各部队服务。这个部队医院曾随部队渡江南下，新中国成立后，医院的一部分干部和技术人员调去上海，另一部分人接管昆山的国民党207医院，后迁至常州与后勤卫生处医疗队合并，改称为华东军区后勤卫生部直属医院。我们这批兵是新中国培养的第一批军队卫生技术人员，在共和国初期的医疗卫生战线上发挥了很大的作用。

　　1950年1月份，我所在的部队迁至镇江金山附近，更名为华东军区后勤卫生部第三后方医院，院部设在江边马路边（原亚细亚公司内），下设两个分队（一队在桥头，二队在金山）。我们医院很快接到命令到镇江接管基督医院。我们一共来了两个小分队，我在一分队。1951年6月9日这天，我们小分队奉命接管了基督医院。交接非常顺利，双方人员合并在一起，基督医院的老员工业务精湛，英语流利，他们都是用双语写病历和交接班，在业务学习上对我们帮助很大。

　　我们接管后不久，抗美援朝战斗打响，大批的伤病员被运到后方。6月22日，两位美籍女士德养和、华保义与中方人员依依惜别，回美国去了。7月12日，医院收治首批119名志愿军伤病员。一切费用由华东军区后勤卫生部供给部供给。

　　志愿军伤病员的伤势很重，许多人都得了肺病，特别是几个重伤员，护士们不分昼夜精心照顾。病房里的条件非常差，地上都睡着伤病员，我们的药非常有限，青霉素很少，治疗肺病只能用链霉素，但也不宽裕。医疗器械也少，只有一台小型老旧的X光机。我们检查的工具只有听诊器。我后来总结，不管设备如何，医疗的观念与作风很重要。我们的设备是很差，但凭着部队优良的作风，我们做了许多手术，抢救过许多患者。

　　我们一家7口人，算得上是"大户"人家，刚开始住在医院院子里那棵老银杏树下。银杏树至今有500年了，它见证了整个康复医院的发展。我的长子晓昆就喜欢在院子的水池边玩水，医院所有医护人员的家庭都差不多，父母要忙工作，哪来时间顾孩子，他们都是自己长大。我记得当时有家孩子掉进水池里淹得半死。我怕晓昆玩水出事，给他买了几只小鸭子养。后来随着孩子的增多，住房很紧张。医院那时正好给毛云主任在王家巷买了一套大的房子，他觉得一个人住太浪费了，隔成两家又太小了，所以毛云主任就把那套房子让给了我们家住。

　　1952年8月1日，华东军区后勤卫生部决定第三后方医院全体人员及一部分部队慢性病员集体转业，属苏南行署建制，院名为"苏南第三康复医院"，院长傅达辉。所有转业人员都没有转业费，开始拿工资。10月，原镇江市弘仁医院并入医院，为苏南第三康复医院一分院，原基督医院为二分院，原部队一队、二队为三分院。

我和爱人王淑华双双转业后，医院改成了国家事业单位，开始在原来基督医院的旧址上建新楼，分成8个科室：儿科主任医师张志清、胸外科主任医师朱养荣、肺科主任周炳华、外科主任陈复新、外科副主任马有洪、内科副主任徐铭贤、内科副主任殷志坚、五官科主任周传理。

20世纪到60年代时，医务人员走上山下乡之路。淑华下放去了，但我没有去，我留在医院做结核病防治工作。那个年代有句话"十痨九死"，凡得了这个病的人，无药可治，存活期很短。那几年，我们一家7口人分在5个地方，很难相见。不分白天黑夜，我在病房里随喊随到。有一次我去理发，才理到一半，病房里有紧急情况，我就顶着一头的头发茬去了病房。患者已经气息奄奄，如果把他送过去检查拍X光，说不定在半路上就会出危险。我当时判断他是气胸，需要马上穿刺。在护士的帮助下，我果断给他做了穿刺，患者得到救治转危为安。

"文革"结束后，开始拨乱反正，许多下放的医护人员陆续回到工作岗位。当时的院长雷昌旺每天都很忙，那个时期，他帮助过许多人，尽管他也是被打倒的对象，但依然在为大家奔走，保护一个是一个。我们医院开始有了更大的发展，不断把医生送出去学习更多的新知识。这期间我参加过全国的一些肺病会议，还参加了结核病防治人员训练班及中国防痨协会江苏分会理事会等会议，通过学习提高了业务水平，更好地为患者服务。

20世纪80年代，上级部门考虑到肺结核病的传染性，认为不能放在院区，最好成立一个肺结核病防治所。就这样，我离开康复医院肺科，到运河路边上的防疫站筹建肺结核病防治所。医院的肺科1957年上半年由周炳华主任创建，由普内科单独列出，成立专科病区，主要收治肺结核、肺吸虫病患者。1962年，肺科开设专科门诊，还开展人工气胸、人工气腹等治疗项目。当时仅有少量的链霉素，PAS（对氨基水杨酸）等药物。由于咯血引起窒息情况时有发生，我和殷志坚在抢救咯血、窒息方面总结了一些成功的经验，率先在核心期刊上发表。1978年，周炳华主任退休，殷志坚调到内科负责内分泌科，后由葛明惠主任负责肺科工作，直到我1980年离开调到市肺结核病防治所工作。两年后，葛明惠主任调回常州，肺科由严国传主任负责。

我记得有一次茗山大和尚得了肺病，到我们医院来治疗。因为是特殊时期，有人提出不给他住院，只给他在门诊输液。我竭力把茗山安排进病房，并及时进行治疗，他很快康复出院。茗山非常感谢我对他的帮助，后来还写了一幅字对我表示感谢。

我因长期从事肺结核病工作，后来自己也得了肺结核病。我就唱歌，保持乐观的心态，增强自己的免疫力并一直带病工作，最终自愈。我还不幸感染上血吸虫病，锑剂治疗过敏，不能治了，幸好最后没有发展。再加上淑华的悉心照顾，终于慢慢好转，最后把成虫熬死，躲过一劫。这两次大病，我差点死掉，硬是熬过来了。

这辈子我最自豪的是成为康复医院的一名老兵，在后来的岁月里，不管我走到哪里，都把自己当成"康复"的人。我和爱人王淑华一辈子相亲相爱，她挑起整个家庭的重担，而我除了工作还是工作，在家是油瓶倒了也不扶的人。我们家 5 个孩子，全家人衣食住行的重担全落在她的身上。我的革命伴侣王淑华在米寿那年不幸因脑出血倒下，连一句话也没留给我们。长子晓昆把我接到他家照顾，可是我又不愿意拖累他，坚持一个人把浓缩的家搬进了信缘康养老院至今。

我与康复医院 27 年的缘分匪浅，在我耄耋之年，康复医院一代代的领导没有忘记我这个老人，一批批年轻的康复人出现在我的面前，看到他们我如同看见当年青春的自己。今天的康复医院何其幸，何其辉煌，是时代的荣光加身，医院才有了今天的大好局面。百年以来，康复精神永存。2022 年的春天里，我要和康复医院一起过一百岁的生日，就像康复的年轻人祝福我一样，我也祝愿百年康复百年昌盛。

（钱兆南采写）

父亲雷昌旺在特殊的岁月里
为生命护航

　　雷昌旺，男，1923年11月出生于陕西省蓝田县营上村。1936年12月参加中国工农红军，1942年入党。历任红军73师勤务员，八路军115师某部卫生员，新四军三师、四师某部副班长、卫生学校学员、军医，华东三野某团卫生队长。参加过淮海战役、渡江战役等，历经大小战斗数百次。1949年在第二军医大学学习。1952年起历任江苏太仓县人民医院院长、镇江专署卫生科副科长（专区卫生局前身）。1954年在上海第一医学院学习，后任镇江专区卫生科长兼镇江地委血防办公室主任、镇江专区干部疗养院院长、镇江专区医院（现镇江市第一人民医院）副院长。1965年任医院工会主席，1978年任党委书记兼院长。1983年离休。2016年4月15日逝世。

每一个时代都有一场文化苦旅。我父亲的苦旅是社会发展进程中的特定产物，身在其中的每个人都被时代的洪流挟裹着向前，无法后退，也无法用对错来衡量。许多往事湮灭在历史的尘埃中，不复追忆，但人与人之间留下的温情与大爱从来不因时光的流逝而消失，反而历久弥新，留给后辈以深层次的思考，以及激情燃烧的岁月中不可忘却的精神财富。

在秦岭北麓关中平原的东南部有座古老的县城叫蓝田，离西安约有四十公里。我父亲从小就听村里的私塾先生说：蓝田县历史悠久，钟灵毓秀，人文荟萃，人类的祖先蓝田猿人和我国四大名玉之一的蓝田玉就来自这片神奇的土地。我父亲的家就在蓝田县一个叫营上村的地方，这个自然村坐落在县城东南边的山坡上，南近崤山，西临辋河，向西约十公里与陈忠实笔下的白鹿原隔河相望，百姓世代以耕作为生。到我父亲这一代时，村子里有四百多户人家，像棋盘上的棋子散布着，村里大部分人家姓雷，只有少数几个杂姓。父亲出生才三个月，奶奶得病，很快撒手人寰。望着嗷嗷待哺的婴儿，爷爷束手无策，姑姑抱着我的父亲满村找奶吃。村里有生孩子的人家看到这个没奶吃的小可怜，有时候就喂他两口奶。姑姑最后找到一位阎姓人家的媳妇，正好她刚生了孩子，奶水多，姑姑就常抱着我的父亲往阎家跑要奶喝，日久生情，后来就让父亲认阎家媳妇做了干妈。

1936年的冬天，我父亲听村里的老人说山里来了红军，他们是来为老百姓打天下的，就在离他们村几十里地的另一个村庄。这个消息让才13岁的父亲心里痒痒的，他很想看看红军长什么样，如果能看一眼就好了。可是去那个村要翻过一座山，他一个人还是觉得有点害怕，便去和同村的小伙伴雷昌年商量，准备两个人同行，一路上可以壮壮胆。两个人害怕家里人知道后不让走，毕竟要翻山越岭走山路才能找到红军的扎营地，于是选择在凌晨悄悄出门，一边跑一边回头往村子里望，生怕遇见熟人。就这样两个人一口气跑了几十里山路，一路上又冷又饿也不敢休息，他们想：如果不赶在天黑前找到红军，就太危险了。山里不仅冷，还有狼，没吃没喝会出大事。父亲和雷昌年在半路上遇到一个牵马的红军战士，战士停下来问他们："小孩，想当红军吗？"我父亲赶紧说："想，想，我们就是来参加红军的。"这个红军战士说："好啊，跟我走吧。"当天傍晚，我父亲和雷昌年就到了部队，看见很多和他们差不多大的红军小战士穿着军装、头戴八角红五星帽子在操场上做游戏，好神气。父亲觉得他来对了地方，他的命运从此出现反转。而他的伙伴雷昌年没能如愿当兵，而是被他的家人找回去了。我父亲参军的当天傍晚，部队接到命令要打大仗，情况紧急，必须连夜出发，向商州方向前进。父亲根本来不及告诉家人，好在有雷昌年回家带了口信。不久，部队又返回蓝田县一次，父亲同样来不及与家人联系，过家门而去。

参军的第二年我父亲奔赴抗日战场，一直南征北战，从华北打到华中。在渡江战役打响的时候，卫生部有一个到白求恩医院学习的名额，部队决定让我父亲去扬州白求恩医院学医，这可把父亲乐坏了。这个学习的机会真正是可遇不可求的。在白求恩医院的学习还没结束，他又接到命令，去参与建设刚刚解放的大上海，他被调到上海第一军医大学习，毕业后又去了好几个地方，最后一站才到了镇江地区专署卫生科，任科长。

1950年，父亲快到而立之年了还是一个人。有一次开会时，领导走到他面前，悄悄指着台上的一名护士，问他还行吗？父亲老实地说："行是行，可她比我小10岁，人家愿意吗？"领导说，试试看。然后领导找这位护士谈话，先把父亲狠狠夸了一通，然后实话实说介绍他们认识。就这样，这位小父亲10岁的大眼睛的、叫王珍英的漂亮护士就成了父亲的对象。后来，他们领了结婚证书，成为夫妻。

当时的镇江地委要管若干县，父亲和卫生科的同志们一年有大半年时间要在这些县奔走，检查和督促各个县的卫生工作，忙得经常不回家。我们4个孩子相继出生，母亲既要上班，又要照顾我们，没少抱怨父亲对家庭的"不负责任"。

后来，父亲带着我们回到久别16年的故乡蓝田，那时候母亲已生下大姐和我。姑姑和村里人看到父亲回来了，奔走相告："成没死，成活着回来了，回来了。"成，是父亲的小名。苍老的姑姑抱着我父亲号啕大哭。

时代的车轮在一点点向前，在和平年代里，父亲作为卫生系统的领导，肩上的担子越来越重。

1963年，父亲调到江苏省第六康复医院任副院长、院长，还当过副书记、书记，一直担任院领导。这期间他也曾调到精神病医院、第四康复医院（现镇江市第四人民医院前身），哪里需要他就去哪里。我们就不停地搬家，有七八回之多。母亲带着我们真的不容易，每次搬家都把她累得够呛，而父亲把精力全部扑到工作上，都没有时间帮她一把。

父亲经常和我们说，战争年代里，他是从死人堆里爬出来的，那么多死在机枪底下的生命，那么多尸体，有我们的战士，也有敌人的。父亲说："你们呀，生在一个好时代，不要去打仗，多好的日子呀，一定要珍惜。"对于父亲的讲述，尽管我们姊妹无法感同身受，但从他那严肃的表情中读懂了一位老军人的情怀。父亲对子女的教育很严厉，但很亲和，和风细雨式地教育我们，从不打我们。在单位，他对知识分子非常关爱。他很少坐在办公室，经常下病房去看情况，解决问题，和医务人员打成一片的同时威信也很高。

20世纪70年代前后的10年里，相当一部分人很迷茫，辨不清好坏，我父亲也是迷惘的。他和同事们一样开始没完没了地写思想材料，写着写着，他豁然开朗，不再动摇自己的思想。他在材料中写道："我跟着党，跟着毛主席干革命几十年，从战争年代到和平年代，一心向党，从来不会动摇。"和他一起写材料的同事愁得吃不下饭睡不着觉，他们问我父亲："雷书记啊，你怎么能吃能睡的，你就不怕啊？"父亲说："我对党心中无愧，我干革命一辈子，我有什么好怕的呢。你们要相信，一些不正确的事件，迟早会得到纠正的。"他的话给大家增添了信心。

父亲说的"纠正"迟到了好久，但最终还是得到了纠正，这与他对党的坚定的信念是分不开的。

那些年，父亲曾救过许多的人，甘愿承担责任，从来不怕事。那时许多人响应国家的号召下放到苏北，一去就是好几年。

父亲相信这一切只是暂时的。后来父亲不再写材料了，早上到锅炉房挑水，然后去拖地，白天到妇产科劳动，洗产妇用过的血纱布，成了病区里的卫生员。到了晚上父亲去"开会"和写材料，毫无怨言。

再后来，组织上就父亲的荣誉一事派人到他的蓝田老家调查，到他曾经工作过的地方，找他的战友调查，发现父亲是老红军，当过党委书记，是真正的共产党员。父亲本来记不得哪一年参军打鬼子的，这一调查，全弄清楚了。他们在调查的时候，带着我父亲去找证明他身份的人。父亲只记得两个人，一位是指导员，一位是文书，结果真找到了父亲当年在部队上的指导员。指导员在扬州做党委书记，幸亏他还在世，否则没有人能证明父亲的身份。父亲跟指导员讲述了当年战场中的人和事，指导员也证明了他的身份，讲了当年的许多细节，当场写下证明材料，按下手印，父亲顿时如同重见天日。

父亲身份的问题终于弄清，重返工作岗位不久，镇江市派父亲成立赴苏州的学习小组，学习中西结合治疗方法，三个月后回市里做汇报，一个月内向全市推广。很多居委会很快成立了中西结合诊疗所，面向老百姓问诊。

1978年，康复医院的春天真正到来。医院撤销了革委会，恢复院长制。我父亲重新回到院长岗位。他更忙了，要研究政策，把下放的专家们调回康复医院，因为他们是医院的中坚力量，真正挑大梁的人。他们中有的人甚至在苦寒之地待了5年，有的人甚至待了十来年。父亲心里同情他们，也很着急。白天他要上班，晚上到家时，家门口就有人在等着他。一些老专家很着急，都来找我父亲申诉，请求帮他们落实政策回到医院。父亲与党委成员们一起没日没夜地整理材料，开党委会研究，先后让他们回到了原来的岗位。职工回来后没有房子住怎么办？职工回来了，子女在外地怎么办？许多职工都是拖家带口回来的，全家六七口人，连一间房子都没有。父亲到处想办法，在医院各个角落里搭房子，解决大家的住处。那几年，每天来找父亲申诉的人一个接一个，他没有一天休息过。

父亲退休后上了老年大学，学会了画国画，他的悟性很高。他在离世前的一年多时间里，每天给我们口述一小时，把他一生的革命故事讲给我们听。父亲离世后，我们将父亲的回忆录《风雨人生路：红军战士雷昌旺口述自传》整理印刷出来送给亲友和单位留存。父亲从来不让我们和别人攀比，让我们好好学习，踏实做事。父亲享受地市级待遇，晚年时医保局通知他医疗待遇享受副省级，在他离世前的三年享受正省级待遇。可是他非常自觉，住院期间让我给他看账单，发现钱用多了，就要查问，不允许用白蛋白等任何高档药。当时的院长朱夫经常来看他，让他不要过于节省。他后来都不肯进重症室，说里面费用太高，要死都要死在病房里。朱院长不肯，看他病情危重，最后以党委书记的名义"命令"父亲听从医院的救治安排，他才勉强住进重症病房。

（钱兆南采写）

本篇由雷昌旺儿子雷晓明、女儿雷晓琳口述。

我们从基督医院走来

邬秀坤，女，1924 年 2 月出生。1940 年毕业于芜湖弋矶山卫生学校，1947 年到镇江基督医院工作，曾在内科、外科、妇产科、儿科从事护理工作，参与救治抗美援朝志愿军伤病员。1970 年 1 月下放到辛丰镇卫生院，共计 9 年 9 个月。1987 年 11 月 1 日退休并留用，在医院小儿科任护士长。曾任医院"三产"公司负责人，于 1991 年 1 月离任。

从镇江基督医院过来的人随着岁月的流逝，已所剩无几，我今年已经98岁，身边的同事越走越少。沈富诚比我大一岁，我们还经常联系，互相问候彼此的生活状况。早几年我的同事周妙文和徐良馥走了，他们两个人都是过了101岁仙逝的。吴桂云前年走的，100岁整。我的一生都在医院，早把医院当成了自己的家。对医院的每个建筑、每一个科室，我都熟悉。近两年，因年事已高，我已经很久没有下过楼了，我想下楼看看，想去看看我们医院现在的样子。

我小时候就喜欢读书，后来我考取了芜湖弋矶山卫生学校，这是一家教会学校。在学校里我遇到来自芜湖的吴桂云同学，她比我大一些，没想到她后来也成为我的同事。

我17岁毕业，一时没有找到工作，有次陪同学到镇江基督医院应聘时被医院"看中"，便留在了镇江基督医院工作。到医院上班时我发现吴桂云也来了。没想到我们从校友变成了同事。后来她做小儿科护士长，我在妇产科做护士长。

我到基督医院上班时医院有两幢楼，其中的一幢是三层的小楼房，一楼是门诊，二楼是女生宿舍，三楼一半是宿舍，一半放杂物。另一幢是病房楼，共四层，一到三楼是病区，四楼做库房，放被服与医疗器械。在这两幢楼的旁边，曾经有一幢二层小楼，是孟亨利院长一家人的宿舍。当时基督医院有两名美国女士，一位叫德养和的护士做过基督医院的总管。她每天很辛苦，物资的进出，买卖物品，样样事都得找她。为了方便工作，她把宿舍搬到四楼的仓库。另一位叫华保义的女士担任化验室主任，除了做化验，她还想办法开了化验技术专修科班，招收中国学生，教他们做实验。这两位美国女士都没有结婚，一辈子奉献给医学。

这两位美国女士的模样，我一直铭记在心。她们一年四季的装束从头到脚都是中式的，身穿旗袍，足蹬布鞋。我们虽然国籍不同、语言不同，但对人类生命健康的博爱之心是相同的。德养和与华保义都是有大情怀的国际友人，她们远离家人，不远万里来到中国小城镇江，帮助镇江建立西医医院，解一方百姓之难。

基督医院收治的患者虽然是中国人，所有的医嘱却要求用英文写，这是医院的规定。我们上班和患者只能用中文交流，在询问患者情况的时候来不及用英文记录病历，都是先用中文记录下来，到了晚上病房里事情稍微少些时，才能坐到办公室把中文翻译成英文，抄写到病历中。直到新中国成立后，医院被华东军区后勤卫生部第三后方部队医院接管，才告别中英文翻译记录病历的历史，统一用中文记录。但是后来我们的张志清院长还是坚持教医生们学英语，目的是使他们能阅读英文医学资料。

受基督医院的影响，我的几个同事吃饭前都会做祷告，祈祷结束后才开始吃饭。另外，我们的身份虽然是护士，但不会直呼其名，没结过婚的女生称某某小姐，结过婚的称女士，男生都称先生。我当然是被称为邬小姐（Miss Wu）。基督医院的老人们都习惯这样的称谓，后来华东军区后勤卫生部第三后方医院接管了基督医院，军人听到我们之间这样的称呼会捂着嘴笑，他们感到新奇有趣的同时，对基督医院的医护人员又添了几分敬重。

我进基督医院是在抗战胜利后，听基督医院的老人讲，1942 年日本人强占医院后，有意留中美双方的医护人员在医院工作，但没有一个人愿意留下，集体辞职。那时候失业的人很多。巧的是，我在弋矶山卫校的同学从芜湖回到镇江，在恩培私立医院上班，喊我过去一起上班。这家医院在抗战前也是一家基督医院，院长姓高名恩培，就用他自己的名做了医院的院名。后来因为抗日战争这家医院也被迫停业，高恩培就在宝塔山路那边开了私人诊所。我们医院的儿科医生张志清和外科医生马有红在日本人接管了医院后，也开办了私人诊所。一直到抗日战争胜利后，张志清和马有红才关了自己的诊所回基督医院上班。

抗日战争结束，美国人重新接管基督医院。第二年，德养和与华保义再度从美国回到镇江基督医院，继续管理院务。原来的同事开始陆续回来上班，终于可以过上安定的生活了。

最初的基督医院床位只有 15 张，设有化验室、药房、手术室，到美国人离开时床位增加到 100 张，医务人员及工友 80 人，麻雀虽小，五脏俱全。医护人员也不多，上班很辛苦。

那个时候，我们的病区分一、二、三等病房。一等、二等病房在二楼。一楼是最普通的三等病房，有男外科、手术室、放射科、食堂，普通病房有 16 张床位。一、二等病房在二楼，二等病房有 8 张床位。所谓一等病房，并不是条件特别好，而是住的是需要特殊护理的重症患者，类似于重症病房。护士人手少，没法一对一照顾重症患者。一等病房只有 5 平方米左右，条件也很有限，两张床，患者睡一张，另一张是为陪护家属准备的。刚参加工作时，我在二楼男病房内科，二楼后来增设了 4 张小儿科床位。医院除了一、二、三等病房，还有三楼的女病房、女内科、女外科、妇产科。

我们基督医院是镇江西医中的第一块牌子，名气很大，医院的制度也很严格。除了一等病房可以有一名固定的陪护，二等和三等病房非探视时间不允许有任何家属陪护。有点相当于现代医院的ICU或急救中心，所以医护人员十分辛苦。

每天早晨查房一结束，就要马不停蹄地到每张病床前巡视，没有一个人坐在办公室里，而所谓的办公室只有5平方米，一张办公桌，一边坐护士，另一边坐医生。医生和护士只有在查房后写医嘱时才能坐到这张办公桌前，护士抄写各种资料，医生写病历。

我早晨7点就要到医院。冬天天亮得迟，点上煤油灯吃过早饭从家走着去上班。夜班非常辛苦，要连续上一个月。晚上9点接班，到次日早上7点交班，至少要到8点30分我才能离开医院。每周只能休息1天，但有1个月的年休假，所以大部分人都选择把1个月的夜班上完，然后跟着休息1个月。夜班最熬人，医生和护士整夜坐不下来，全部在病房里巡视，连讲话的时间都没有。在没有陪护的病房里，我们医生和护士就是每个患者的亲人，责任心要特别强，才能保证患者不出或少出意外。

那时候的急诊患者如果带的钱不够，就有多少交多少，正常用药。对实在负担不起的患者，医院也不要求他们交足住院费，如果出院时实在没有钱，调查病人实际情况后，可不收或少收费用。那时可能也只有基督医院能做到这样。

我和同事们工作虽然苦，但生活上被照顾得很好。每天7点钟上班后先忙工作，9点钟以后轮流回宿舍吃东西。医院为每个人准备一杯牛奶、一个面包。宿舍里除了自己铺床，其他的卫生，包括打开水等杂事都由工友来做。床上的被套、外面穿的长衫、里面穿的衣服每周二、周五也由工友收了送去洗干净，烫好送到宿舍。生活上没有后顾之忧，所有人都全身心投入工作，照顾好每一个患者。

1949年4月23日这天镇江解放，我记得满大街全是人，老百姓迎接解放军进城，每个人的脸上都是喜气洋洋的。一群穿军装的人走进我们医院。没过多久，德养和、华保义两位女士离开镇江。

1951年华东军区后勤卫生部第三后方医院正式接管了基督医院。基督医院和部队交接时配合得非常好。医院的人多了，我们可以轮班和休息。

基督医院的医护人员都是学校毕业出来的，技术过硬，来接管的中方部队人员中有部分人是半路出家，没有机会到医学院学习，基督医院的老人员主动教部队医护人员，与他们同吃同住，互相帮助，共同提高业务与政治学习，相处融洽。

刚被接管的医院住满了抗美援朝志愿军的伤病员，暂时没法收治普通患者。先前的科室也做了相应调整，全部改成外科，我被分到外科二病区。我记得从前线转运到镇江的伤病员很快住满整幢楼，没有床，便在一个大通间里打地铺。病房里充满血腥气味，我们上班非常忙碌，照顾重患者需要十二分的小心。我所在的病区当时收治了一位重病员，他从胸部到脚都是伤口，睡在床上无法盖被子，但天很冷，不盖被子更是雪上加霜。我想办法为他做了一个铁架子，架子上绑上四个枕头。病房里很冷，我怕他冻坏了，拿来电灯照着给他取暖，又在架子上盖上棉被保温，直到他康复出院。我记得他说，受过好几次伤，都没康复就又上战场，如果不是我和同事们的精心照顾，他是活不过那个冬天的。我们坚持每 2 小时就为伤病员翻一次身，用滑石粉给患者擦后背，促进血液循环，每隔 15 分钟巡视病房 1 次，随时观察危重患者的病情变化。

直到抗美援朝结束，志愿军伤病员从逐渐减少到最后清零，医院才慢慢对老百姓开放。

20 世纪 60 年代末，中央提出把医疗工作的重点放到农村去，我们医院为了响应国家的号召，向医护人员发出倡议，让年轻的医生、护士报名去农村驻扎，把医疗技术送到农村去，为广大的农村培养更多的医护人员。

下放名单很快宣布，我也在其中，那批一共有 12 个人。我清楚地记得宣布下放的日期：1969 年 12 月 25 日。

1970 年 1 月，我背着简单的行李，去丹徒县辛丰镇卫生院报到，不承想，这一去就是近 10 年。

那时的辛丰镇卫生院并不能称之为医院，条件比私人诊所还要差。病房和门诊未分开，很乱。我和二院的华医生一起向卫生院的院长提了若干条合理化建议，卫生院进行了多项整改。没过多久，医院内部开始慢慢正规化。到 1973 年，在县卫生局的支持下，辛丰镇卫生院在新址建了两幢楼，整个医院搬迁，医院的规模慢慢成形。

时间到了 1979 年 3 月份，我还在辛丰镇卫生院。有人告诉我："你上调了。"听到这个消息，我的心兴奋得快要跳出嗓子眼，可是又满脑子糊涂，这是和我开玩笑的吧，我在辛丰镇卫生院这么多年，和大家都很熟悉了，不可能知道我上调的事不告诉我吧？又一想，别人不可能拿这么重要的事跟我开玩笑，也许是真的。说实话，和亲人分别这么久，能回到城里多好。可我习惯了不向组织提任何要求，一切听从组织安排。我仍然在辛丰镇卫生院上班，也没去追问这件对我来说至关重要的事，况且组织上没有人找我谈过上调回城的事。就这样又过了 6 个月，我原来的同事在镇江市区看到我的女儿问："你妈妈怎么还不回来报到啊？"我女儿愣了一下，回答说："我妈妈没有调令，如何回来上班?"这时同事才告诉我女儿: "医院的调令在 3 月份就发下去了,现在都 9 月份了呀!"

我才知道这事不是玩笑,肯定是千真万确的,因为都有两个人知道了。我跑到公社去问调令的事,公社说没有收到,让我去人事局问。从辛丰进城一趟很不容易,我到县政府人事局去问,人事局的地点在镇江市区的道署街,在丹徒县政府院里。人事局很快查到调令,的确是同事所讲的调令上的时间。回到辛丰镇卫生院再问缘由,院领导告诉我说: "你对辛丰镇卫生院的贡献太大了,不舍得放你回去。"等我再回到县卫生局要求调回时,辛丰镇卫生院还是有人劝我留下。以前的辛丰镇卫生院连手术室都没有,是我与二院的华医生向院长提出合理化建议才建立了手术室。我和华医生负责手术室,可以为患者做下腹部手术,减少了转院过程中的危险及死亡率。

后来在辛丰镇卫生院已经走上正轨的情况下,我要求回城。他们也理解我,决定让我回镇江,并且感谢我和华医生的帮助。回医院的过程中,雷昌旺院长非常关心我的事,他那段时间工作特别忙,下放的人太多,他对每个人的事都尽心尽责。

我下放的时间一共 9 年 9 个月。我们这代医护人员改变了乡村的医疗现状,挽救了许多村民的生命。

回到医院后,人事科听说我在辛丰镇卫生院妇产科工作优秀,就让我不要回二病区外科,让我去了八病区妇产科。我听从了领导安排。那时正逢国家推行计划生育,结扎的特别多,常常是一床难求。许多患者就住在走廊里的加床上,有的甚至连床都没有,地板上铺一条棉垫子就住下了。我赶紧向医院领导请示,增设病床。

后来我成为妇产科的护士长,一直到退休。本以为从此就要离开医院,但半个月后,护理部的唐贞老师来找我,希望我回医院继续上班。因为儿科的护士长在家歇病假,没有人主持工作,于是我又到了小儿科主持工作。有一次吕振声院长在儿科病区遇到我,看到病区有了很大的改观,对我说: "谢谢你,谢谢你。"

等小儿科护士长康复回到工作岗位,我便准备回家休息。没承想我还是没有走成,又被留在了医院。20 世纪 80 年代,国家改革开放,经济蓬勃发展。医院成立了"三产"公司。医院考虑到我做事认真负责,让我做"三产"公司的当家人。这相当于一个经销部,衣服、鞋子和各种医疗器械都卖。医院里还有三辆车,大小两辆客车和一辆货车,内部职工或外单位需要都可以租用。医院围墙外建了一排小房子,门前摆放了几十个小炉子,方便患者烧饭热菜,只收少许费用，但要到我们那买票，我每天忙得不可开交。

我从 1947 年起就在基督医院工作，到 1990 年，我已经 68 岁，还在医院发挥余热。1991 年的大年初一，我提出回家休息，正式与康复医院告别。离开康复医院的 30 年中，我经常回忆过去，回忆几十年来所走过的路，作为一个从基督医院走到今天的老人，我希望我们的医院越来越好……

（钱兆南采写）

我与康复医院四十年的朝夕相伴

谭云娇，女，1927年5月出生于辽宁大连，中共党员。1951年4月9日参军，在北京装甲兵后勤卫生部任文书；1952年1月在铁道兵卫生学校学习，1955年毕业；同年在北京同仁医院儿科实习，后任军医。1958年从北京转业到江苏省第六康复医院，与基督医院第一任中国籍院长张志清一起创立小儿科。1983年任小儿科行政主任，成立儿童保健专科。1986年退居二线，1987年离休。

2022 年是我工作 40 多年的康复医院建院 100 周年，抚今追昔，我从风华正茂的小儿科医生到今日耄耋之年的白发老人，我与医院的小儿科朝夕相伴，结下了一辈子的不解之缘。

我于 1927 年 5 月 30 日出生于大连市旅顺口，19 岁起在老家当了 4 年多的小学教师。我的爱人乔世靖 1948 年从大连医学院毕业，在沈阳的第四野战军部队入伍，跟着部队辗转南下一直打到海南岛。国民党战败后，我爱人又回到首都北京。这时候，爱人介绍我到北京参军，我 1951 年 4 月 9 日入伍。一开始，我在北京装甲兵后勤卫生部做文书。1952 年 1 月，部队送我去铁道兵卫生学校学医，1955 年 1 月卫校毕业，同年去北京同仁医院小儿科实习了一年，从此，开始了我大半辈子儿科医生的职业生涯。

1958 年，我和爱人因新中国建设需要，双双脱下军装转业到了镇江，爱人被分配至市卫生局主持工作，我分到当时改名为"江苏省第六康复医院"的小儿科。小儿科病房设在原基督医院留下的一幢小洋楼上，地方局促，不足30 平方的病房内摆了 29 张病床。门诊部同样也很小，光线昏暗的走廊就是门诊观察室。整个儿科只有 6 名医生，分了两组，门诊和病房各 3 名医生。那时候大家除了白天上门诊，晚上还要轮流通宵值班。门诊患者多，医生少，门诊夜班也由病房晚班医生代值。

小儿科创办初期，百废待兴，我们面临的一切都是异常艰难的，冬天没暖气，夏天没风扇，病房没有抢救室，连新生儿保温箱都没有，更不用说如今比比皆是的呼吸机、核磁共振、CT 等现代化的医疗设施了。但是我们儿科在德高望重的张志清院长的领导下顺利开业，医院没有儿科专科的历史在 1958 年5 月 10 日这天终于结束了。

20 世纪五六十年代，由于农村缺医少药，地方不接种预防针，镇江市各种儿童传染病，如流脑、乙脑、麻疹、结核性脑膜炎等发病率和死亡率都比较高，这使得我们小儿科专科的创办意义格外重大。我们在有着丰富的儿科研究和治疗经验的张志清院长指导下，努力克服简陋条件，靠着听诊器、压舌板、X 光机这些简陋的设备救治了许许多多患儿。更重要的是，儿科医生救死扶伤的医德和责任心被树立了起来，我们视患儿为亲人，再苦再难也无怨无悔。那时候，观察室床位紧张，每张床上睡两个孩子还常常不够用，有时连医生办公桌上也睡着患儿。我们还坚持开设"无陪客儿科病房"，患儿每天的吃喝拉撒、洗脸洗脚、铺床叠被等生活琐事都是由医生、护士和护工共同去做，而且完全是义务服务，分文不收。此举在当年是很有必要的，那时候家庭收入普遍不高，一旦孩子生病住院治疗，家长要是来陪护就不能工作了，家里有可能就要"断粮"。"无陪客儿科病房"的存在虽然增加了我们医护人员的额外工作量，但为很多困难家庭减轻了经济负担，我们倍感欣慰。

1960年，医院推荐我参加了全国儿科医生进修班，在当时被誉为全国顶级的儿科专科医院——上海市儿童医院进修学习了10个月。这次机会对于我非常重要，不仅开阔眼界，为自己从一名普通的女兵迅速成长为合格的小儿科医师奠定了基础，也为今后更好地学习掌握儿科学术领域的新知识、新理论、新技能创造了有利条件，我特别珍惜这次进修机会。学成归来后，我继续学习、苦练技术，成长为主治医师、副主任医师，1983年被提拔为儿科行政科主任。1973年我在儿科团队中第一个光荣入党，之后我在科里先后发展和介绍了7名医护人员成为中国共产党党员。

作为一名转业军人、老党员、老康复人，回望我40余年的小儿科职业生涯，我和我的团队担当了呵护祖国花朵健康成长的使命。我们勤奋学习、忘我工作、钻研业务、精益求精，奉献了青春年华，换来了孩子们的幸福和健康。从医的40余年间，特别是我担任儿科行政负责人的25年和退休后返聘做儿童保健工作的10年里，我和我的团队圆满完成了各项工作任务，从未出现过一例医疗责任事故。工作中我还尽我所能积极参加镇江市卫校授课，和团队一起培养了一大批儿科医生，其中实习进修医生就多达数百人。

悠悠岁月，经我或由我组织救治、治愈的孩子不计其数，其中印象深刻的是20世纪60年代有一例新生儿肺炎，病情严重，孩子父母还在闹离婚，孩子父亲狠心撂下话："孩子治不好，我们就离婚，治好了就不离！"经过我的尽心治疗，最终孩子转危为安，夫妻俩乐呵呵地抱着孩子回了家，再也不提离婚的事。

20世纪70年代有姐弟两人同时患上了肺门淋巴结核病，我精心治疗护理了三个月后，姐弟俩终于病愈出院，孩子的母亲每逢新春佳节必会上门看望我，一直持续到现在。特别让我感慨的是，我走在大街小巷，常常碰上陌生人拉着我的手说："我们的孩子就是被你救活的……"他们的话让我心头发热，倍感温馨。甚至有已经长大成人的患儿在路上认出我，对我讲述童年治病的种种记忆。

1976年唐山大地震，我院儿科收治了唐山来的病号，其中有对小姐妹让我记忆犹新。姐妹俩大的10岁，小的刚上幼儿园，可怜她俩的父母均在地震中丧生。为减轻姐妹俩失去双亲的痛苦，我对她们格外照料。那时候我家住在医院里，我就天天将两个孩子带回家，形影不离。我给她们做饭、买衣服，只要有空就陪着她们说话、讲故事。我还有意识地动员和鼓励小姐姐将来长大后做个好医生。时隔多年后的一天，小姐姐果然给我来了电话，开心地说："谭医生，您曾经希望我长大做医生，我现在已经是一名放射科医生了！"后来，又来电报喜讯，她已晋升为放射科主任医师了。

在医院小儿科岗位上的40余年，这一路走来，多少风风雨雨，多少悲欢离合，我心依旧。1987年，我年满60岁，办了离休手续。后来按照组织安排，我又做了10年的儿童保健工作，到了70岁那年，我终于回家休息了。

转眼间，我已儿孙绕膝，四世同堂。现在我的工资情况、住房条件一切均好，虽然年纪大了，腿脚不便，出门困难，但生活中有家人的关心和照顾，我的晚年还是很幸福的。宅家时间我每天读书看报，看新闻，看医学杂志，学习早已是我一生的习惯了。

百年康复，我以毕生倾情相伴，百年庆典，我心依旧，我还是"康复人"！值此建院100周年纪念之际，我衷心祝愿我心爱的镇江市第一人民医院再创新辉煌，为医疗卫生事业做出更大的贡献！

（谭云娇本人供稿）

心内科，从听诊器到
数字减影血管造影技术

顾忆贻，男，1933 年 9 月出生于浙江绍兴，中国农工民主党党员。1952 年考取上海第一医学院医疗系专业（现复旦大学医学院），1957 年毕业分配到江苏省第六康复医院（现镇江市第一人民医院）。曾任大内科副主任、主任，从事临床医疗工作近 50 年。20 世纪 60 年代初，率先在镇江市开展心脏右心导管检查术。20 世纪 70 年代初，开展镇江市首例埋藏式心脏起搏器安置术。20 世纪 80 年代初，参与医院胸外科开展体外循环手术和二尖瓣狭窄置换术的工作。20 世纪 90 年代初，开展冠状动脉造影术、心脏搭桥手术。1981 年 4 月，加入中国农工民主党，历任农工党镇江市第四届委员会副主委，第五、六届主委，第三、四届镇江市政协副主席；当选省、市人大代表及省、市政协委员。1986 年荣获卫生部颁发的"全国卫生系统先进工作者"荣誉称号。1999 年退居二线，2003 年 7 月退休。2022 年 2 月逝世。

1957 年 9 月，我从上海第一医学院毕业。这个学校集中了全国各地的优秀学生，毕业后全部由国家统一分配。当时，上海第一医学院（简称"一医"）不像上海第二医学院（简称"二医"），二医毕业的学生只分配到上海，我们一医的学生被分配到全国各地。我毕业被分配到江苏省第六康复医院。

我到医院报到的时候病区全是志愿军伤病员，新盖的楼里也住满了伤病员，一直到 1958 年 5 月份，我们医院的志愿军全部转到泰州第八康复医院去继续治疗后，医院才陆续对外开放。我工作的内科五病区，当时是唯一对外开放收治老百姓的试运行病区。病区 8 个医生要负责 40 个患者。

1958 年"大跃进"开始，大炼钢铁，要到江边背石头，把大石头敲成小石子才能炼铁。许多人都去了，但我没有去，内科刚对外开放，需要医生。那时候医院的条件与现在无法比，只有 X 光机，没有心电图和 B 超，化验也是一般的血常规，给患者检查只能靠听诊器，全部靠医生的经验，条件还不如现在的乡村医院。

内科五病区试运行第一年不算忙，病房里患者都收不满。当时的内科其实不算内科，什么病都看，大而全，无法分科，尤其要求医生得是全才。那时候，儿科还没有建立，夜里来看病的小孩子特别多，后来张志清和谭云娇一起创建了儿科。

我们每天的政治学习很多，天天晚上要开会，吃过晚饭拿上小板凳就往食堂奔，要开好几个小时，谁也不敢走，更不敢发牢骚，难得一次不开会都很高兴。

我来的时候张志清在院部上班，他成立小儿科后就基本上在病房。他曾做过基督医院的第一任中国籍院长。那时候他快 60 岁了，还要天天上门诊、值夜班。小儿科的夜班特别忙，孩子哭闹厉害，夜里病情会加重，经常要抢救。他在镇江市医疗系统威望很高，找他的患者特别多。

唐贞的爱人朱养荣和张志清一样都很有威望，后来也当了院长。胸外科就是他创办的，他对我们医院胸外科的贡献很大。像张志清和朱养荣这样的科室领头羊一直坚守在岗位上，对患者认真负责，从不懈怠，对我影响很大。

那时候我最怕上门诊，患者多得来不及看，但不看完患者，就不能下班，常常到下午一点钟都走不了。

到 20 世纪 60 年代中期，在上级医师的辅导下，我开始开展心脏右心导管检查术，为当时胸外科开展部分先天性心脏病矫治术及风湿性心脏病二尖瓣狭窄分离术提供临床诊断参考。这件事之前没有做过，我们要开创，从不熟悉到熟悉。这项技术在上海开展得也不算很早，徐铭贤到上海进修了很短的时间，回来后就带着我一起干，并在 1955 年时筹建了手术室。那时候科里年轻的医生很少，我算一个，并且我是新中国成立以后第一个分配到医院的大学生，那时候国民教育落后，能上大学的人非常少。整个20世纪六七十年代，政治学习是第一，医疗是第二，我算是很幸运的，但也迷惘。进医院不久就遇上各种社会运动，心里不踏实，业务得不到提高，这让我很苦恼。对一个初出茅庐、才进单位没有人带的年轻医生来说，在硬件和软件都欠缺的情况下，信心备受打击。但我和徐铭贤还是在有限的条件下努力摸索着往前走，他比我年长，一般都是他带着我实践，在不断摸索的过程中虽然没走过大弯路，小弯路还是有的。

这样的状态并没过多久，我学习的机会来了。南京医学院来了四位专家长驻我们医院，把我们医院作为培养实习生基地的试点单位，医院当然高兴得不得了，如同瞌睡的人找到了一只枕头，这不是雪中送炭吗！南京的老师们经验非常丰富，医院领导安排我和实习生一起跟着他们学。他们帮助我们医院开展新项目，第一个项目是心导管术。

第二件好事接着又来了，南京医学院的培训结束，第二军医大学（简称"二军大"）也把我们医院当作实习基地，是朱养荣院长引进来的。朱院长毕业于二军大，为了医院的发展，他引进了心脑外科技术。他邀请了二军大的4位专家来做换心脏瓣膜手术，这在当时算是高尖端手术。我们跟在专家后面学习，这个过程中许多年轻医生的技术不断精进，其中有陈锁成，他在心胸外科很快脱颖而出，他在后来的从医生涯中开展了上万例心胸外科手术，取得了卓越的成绩。二军大有个蔡院长，他是心脏换瓣专家，当时全国第一例人工换瓣手术就是蔡院长主刀。蔡院长经常来我们医院指导换瓣手术，很不简单。那年他得了肺癌，还在恢复阶段，他仍坚持带着二军大胸外科医生来指导。时间长了，我和他很熟悉，看到他说话中气不足，看上去就很虚弱，我心里发酸，特别心疼他。蔡院长是个了不起的人，敬业，执着。我后来经常想起他的样子，同时也自省：我应该做一个怎样的医者？那是他最后一次来我们科指导工作。

我们的成长与南京医学院和二军大有很大的关系，是他们拉着我们一步步向前走，学习更多的新知识和新技能。每个人的成功都不是无缘无故的，是一点点的努力让自己不断进步。这时候是20世纪80年代。

1981年，在我的努力下，医院创建了超声心动图室；1984年，创建了心功能室，硬件设备又上了一个台阶。到20世纪90年代初，医院业务科室设置已经有了47个。

20世纪90年代科里开展冠状动脉造影术，为后来的心脏搭桥手术的成功打下了基础。没有造影技术，就搞不清楚血管堵塞的情况，所以造影这一关对我们来说是一场大考验。医院的X光机拍片子只能在瞬间连拍三张，远远达不到冠状动脉造影的要求。我们几个人又一起去苏州学习，回来后自己做，那时候放射科主任是李兰贵。但还是不能解决问题，拍的片子是片段式的，无法连续，没有更好的设备，就无法做这个手术，大家都很着急。

医院决定购买更好的设备，叫数字减影血管造影机（Digtal Subtraction Angiography，简称 DSA）。医院先引进了一台小型的 DSA，凑合着能用，后来才引进了德国西门子造影设备，拍出来的影像清清楚楚，有动态的。这台设备给血管造影、搭桥、安装支架保驾护航，特别是放支架，借助机器可以准确放到位。科里的年轻人越来越多，医院也是全力培养他们。如张国辉被送到美国进修两年，学成归来，发挥了很大的作用；何国平到南京学习电生理，这项技术当时在我们医院是空白，后来由他开头，带学生。因为我们医院前身是基督医院，那时候有个爱德基金会，由基金会出资，培养新人。我们医院还积极培养研究生，送到南京、上海去学习。

20 世纪 50 年代的大学生凤毛麟角，我能在当时考上大学相当难。我一直没有入党，总是觉得自己条件不够，后来是受张志清的影响加入了农工党。那年我 48 岁。后来我当了农工党主委，事务更多。朱养荣曾动员我加入共产党，他要做我的介绍人。其实，我在大学的时候就打了入党报告，但是家庭成分不好。我的父母是生意人，做印刷行业，新中国成立前夕先去的福州，再后来去了台湾。那时我在上海读书，亲戚朋友都在上海，经济上可以资助我，所以我没有跟父母走，留在了大陆。后来我从来不想入党这件事，直到加入农工党。

2004 年，71 岁，我退休。我那时任镇江市政协副主席，属省管干部，接着又留任 5 年，直到 2009 年我 76 岁那年才回家休息。一直在工作岗位上，又是医生，又是从政。

一个人，就是一个时代。就像我，一个人，经历了一个大时代。在医院干了 50 年，我对医院的感情非常深，医院如果是水，我就是一条水中的鱼，被医院这个大海滋养。从感情上来说，医院就是我的家，工作和生活上的困难都是医院帮我解决，对此我很感激。我的身体很不好，从小就是小儿麻痹症，一条腿不好。后来我又经历肠癌手术，医院对我特别照顾，给我住最好的病房，希望我舒服一些。镇江市政协主席李国忠到病房来看我，他们没有忘记我这个老政协人。

心内科在大内科里是一个重要的科室。现在的当家人是芮涛主任，他从加拿大留学归来就来到了心内科，担起了科室的重担。现在的心内科，新生力量越来越多，仪器也越来越精密，彻底告别了我那个年代靠一个听诊器看病的历史。

（顾忆贻本人供稿）

为了买新设备
和院长"较量"

李兰贵，男，1934年12月出生于江苏南京，中共党员。1951年参军，在华东军区总院高级技术训练班（大专两年）学习放射诊断技术，1951年被分配到华东军区后勤卫生部第三后方医院接管的镇江基督医院X光室，直到医院成立放射科，曾任放射科主任、医学影像科副主任。1999年退休返聘，2009年离开工作岗位。

在日本人打进南京的时候，国民政府撤退。我父亲在南京市政府机关工作，根据政府规定全部要撤退，父母带着我们开始了逃亡的生活：先到安徽桐城的农村，然后退到四川万县、忠县、重庆、涪陵，辗转五个县市，好不容易在涪陵安顿下来，可是日本飞机经常轰炸，让人整天惊魂不定，不得不又往湖南沅陵逃去，这个地方比较偏，不是日军飞机轰炸的目标，我们一家人终于可以安顿下来。

整个童年，我们全家就是在逃难当中度过的，飞机轰炸，到处破破烂烂的，我恨透了日本人，他们把我们逼得到处逃难。

我在沅陵开始读小学，这个学校是下江人捐资建的，叫七七小学。我们在那里上学，人们都叫我们下江人，下江人全是逃难过去的。我小学快毕业的时候抗战胜利，我们才回到满目疮痍的南京城，我到丁家巷小学继续念书。

1950 年抗美援朝那年我 16 岁，在南京四中读高中。我们班 30 多个同学，女生只有 4 人。我们班的男生高中大多没上完就集体报名去参军了。我也跟着同学们报名参了军。抗美援朝战争中需要大量的医务人员，一到部队我就被分到军区总院的高级技术训练班学习放射诊断。

我们班有许多来自华东各地的学生，后来成为我终身伴侣的肖转模同志在 1952 年 3 月从华东军区后勤卫生部第三后方医院二队来到军区总院高训班学习医学检验。我们就是那个时候认识的，我们学的这两个专业在当时属于冷门。毕业后我们班的大部分同学被分配到华东军区所属部队医院，少部分去了抗美援朝前线医院。1952 年 6 月，从朝鲜战场转到后方医院的伤病员越来越多，我和肖转模从军区总院一起到了由华东军区后勤卫生部第三后方医院全面接管的镇江的基督医院。接管后，1952 年 8 月 1 日后三院全体人员和部分解放军休养员集体转业，医院改名为苏南第三康复医院，院长傅达辉。接管人员清点物资，清查账目，医院对地方停止门诊，为接收战场归来的志愿军伤病员做准备。

接管前的后三院曾举办护训队，抗美援朝战争时期急需医护人员，护训队的 108 名学员毕业后被分配到了镇江和江苏其他城市的康复医院。从部队转到地方上的军人，许多人文化程度不高，医院开办小学和初中以下文化程度的文化速成学习班，至第二年，基本扫除了文盲。

我记得来接管基督医院的解放军干部有 6 人，队长房书坤，护士长刘桂玉，医生于其明、王殿英、房兆成、丛日光。

除了接管人员外，我和肖转模两个人是最早来到基督医院的工作人员，我们是军人编制，穿军装。

那时基督医院的护士只有十几人。我们刚到基督医院有许多的不习惯，比如基督医院老人员的称呼，非常别扭。美国人习惯称呼护士为某某小姐，虽然我是南京人，南京算是比较开放的城市，对这样的称呼仍然不适应，加上我们都是从部队来的，许多农村兵连汉字都认不全，更别说英语了，在用英文 Miss 称呼基督医院的护士时，总感觉舌头拐不过弯来，发音不准，还会脸红。

志愿军伤病员突然来了许多，病房不够，医护人手不够，后三院一、二队很快增派了医生护士过来。

抗美援朝战场上的志愿军战士，在野外有什么吃什么，找到的活的小龙虾用火烤一下，半生半熟就吃下肚，所以很多人患上了肺吸虫病。医院为了给他们治病，派房书坤、张志清、徐铭贤和我到浙江学习其他医院的治疗经验，那边对这种病的治疗开展得比较早。三个月学成归来，我们就干起来，边治疗边写文章，我们是国内最早报道肺吸虫病的。从 1955 年起，内科重点研究氯化喹啉治疗肺吸虫病，观察痰液判断肺吸虫病的治疗效果，这项成果曾在全国肺吸虫病学术会议上交流，张志清、徐铭贤、殷志坚都曾参加。

许多临床诊断要依靠仪器设备，但基督医院原来只有一台旧的 X 光机，不能满足临床的需要。我毕竟受过专业训练，看到医院里的 X 光室很不正规，于是把在军区总院学到的知识运用起来，开始建立科室规章制度和书写报告制度。这时 X 光室人员紧缺，急需医生和技术员，我就以师带徒的方式培训了沈夕辉和陈习华两人。

基督医院被我们接管后不久，化验室的美国女士就回国了，后来化验室就由钱恩修（负责人）、李瑞华、张心毅、冯惠兰、甘离照和卫生员徐嫂组成，肖转模来后担任副手。

为更好更快地救治志愿军伤病员，全省成立了 10 家康复医院，镇江是第六康复医院。第一、第二、第三康复医院在苏州；第四康复医院在无锡，后迁到镇江；五院在常州；七院在如皋；八院在泰州；九院和十院在淮阴。

部队医院为供给制，吃穿都是部队供给。我们医院归江苏省康复医院管理局和江苏省军区两家单位共同管理，属于双管制。江苏省卫生厅成立康复医院管理局并派人员常驻镇江，管理这 10 家康复医院。

后三院院长傅达辉，政委汤西谷，汤政委后调到太仓做县委书记。副院长陈海清是一位老红军，他走过长征路。

我们的第二任院长是赵勇，副院长王如光。为了扩大医院的规模，医院拆掉原来基督医院的小楼，建成了四幢新的病房楼。1955 年，医院才算刚刚起步。位于第一幢新楼的 X 光室正式更名为放射科。首先要解决设备问题，科室陆续添置了德国西门子 250 mA X 线诊断机，还有 100 mA 的飞利浦 X 线诊断机，这些全是统一分配来的，加上原有的"飞息"30 mA X 线诊断机，总共三台机器。当时我们的设备在江苏省康复医院系统是最先进的，在镇江市也算是比较好的。

有了新设备就可以大干一场了。现在谈谈我们科的发展，我认为可分为三个阶段。

一、X 光室到放射科阶段

科室的发展取决于人才和设备。X 光室由最初的 3 人增加到 7 人，丛日光、李兰贵、杨俊、沈夕辉、陈习华和两名技术员。随着科室的发展，蒋玲、韦元杰、宗政、高读智、景成定等陆续来到科室。

这个阶段陆续开展了支气管造影术、口服胆囊造影术、静脉注射胆囊造影术、静脉注射肾盂造影术、逆行肾盂造影术及胸部断层摄影检查。20 世纪六七十年代，随着内腔脏器人工造影剂的改进，造影药物和辅助药物的完善，导管术的开展，内腔镜、X 线影像增强屏及电视监视系统的出现和不断改进，X 线检查方法更趋完善、安全，诊断的准确性更高。80 年代，科室的检查方法亦有很大的改进。这个阶段我们还健全了集体读片制、三级核片制、病例随访制（由蒋令和我负责），每周六下午我们对随访病例进行集体回顾性讨论。

二、放射科到医学影像科初级阶段

1981 年，朱养荣当院长。改革的春风吹遍大地，医院决定建新楼，就是现在的眼科大楼。这个阶段放射科引进了一台日本东芝 800 mA 大型高千伏 X 线机、一台国产 500 mA 高千伏 X 光摄片机。除了开展日常工作，机器还用于拍摄煤尘肺的胸片（全市仅此一家），我院的煤尘肺胸片曾获得国家尘肺诊断组的嘉奖。

朱院长决定开展心脏病的手术治疗，急需影像科的辅助诊断。我第二次去了上海中山医院放射科进修，回院后在宗政主持下将西门子 250 mA 机加装了无锡生产的快速换片机（6 张/秒）和高压注射器，解决了心脏疾病检查的诊断技术，我们是镇江市第一家开展此项目检查的医院。

为了开展女性乳腺疾病的普查，科室又引进了乳腺摄片机。我去北京参加了乳腺诊断训练班，回院后开展了乳腺项目检查。

为了提高诊断水平，我们引进了德国西门子公司的 CT 机，由蒋令、宗政、蒋敏、王海及护士长颜世萍、护士宗美玲、于金碧等组成了 CT 室，这是我院医学影像科的雏形。

三、医学影像科阶段

1984 年，郑国强当院长。计划经济时代一去不复返，医院里的所有设备不再是供给，全要自己掏钱买。我们医院正在大踏步前进中，想要申报三甲医院评定，条件之一是必须要成立医学影像科，包括传统放射、CT、核磁共振、介入治疗。我们缺少介入治疗，成立介入科必须购买 DSA，我想购买大型 DSA，郑院长不同意，他准备买小型设备。我为买设备的事据理力争，但还是买了小的设备。在经济压力缓解后，医院又购买了大型设备。介入科建成，成员有曹正生、李卫、张力、赵素芳、傅建华、郦剑云。按规定科室必须有病房，收治患者。我和内科陈华主任协商，向他借 6 张床位，由我们管理，护士由病区护理部统一管理。医学影像科成立后，由蒋令担任主任，我和景成定担任副主任。

我见证了从基督医院到康复医院到人民医院再到第一人民医院几十年的发展，一辈子难以忘记。我们医院从后三院开始是团级单位建制，部队来的医生都不叫医生，叫见习医务员（排级）、医务员（连级）、室长（科主任）、队长（分院院长）。

现在我们医院很气派，设备先进，高尖端人才越来越多。我希望年轻一代要继承老一辈不怕吃苦的精神，工作上精益求精，真正为医院着想、为患者服务。我从参加工作起就开始订阅放射学杂志、外科杂志、内科杂志、小儿科杂志和骨科杂志等 8 种医学杂志。我觉得做任何事都要舍得吃苦，从苦难中成就自己和所在的单位。

我当带教老师对实习生和进修生很严格，石春和副院长当年在放射科实习过，石春和副院长至今还记得我对他的严厉。

1999 年，我 65 岁，光荣退休，返聘继续工作到 75 岁，然后离开了工作一辈子的医学影像科，成了医学影像科退休时年龄最大的人。

我院从基督医院开始发展至今已有一百年的历史，百年沧桑风雨路，我和医院一起成长。现在赶上了好时代，希望我们的医院越来越好，创造新的辉煌。

（钱兆南采写）

小儿科，我心中不灭的梦

　　马光琳，女，1937年7月生于江苏武进，中共党员。1960年毕业于上海第一医学院医疗系专业（现复旦大学医学院）。1963年由北京中国民航总局（民航医院）调至镇江专区医院（现镇江市第一人民医院）儿科任住院医师。1979年晋升为副主任医师，1992年晋升为主任医师，1985年至2000年任儿科主任。1983年被授予全国"三八红旗手"称号。1989年被南京医学院授予院首批兼职副教授。1994年当选"镇江市十佳医生"，1996年获江苏省"优秀知识分子"称号。2000年退休。

　　小时候听父母说，我出生的那年抗日战争全面爆发。1937 年 7 月的一天，我在武进县出生，排行老五。父亲在南京，我一出生，母亲就带着我们举家迁往南京。抗战全面爆发，南京已不安全，我们全家又迁往重庆避难，到 1945 年日本人战败，撤离中国，我们全家才回到南京，那年我 8 岁。从此以后，我们再也没有回过老家武进县。在重庆的时候，飞机就在我们的头顶上轰炸，全家人在乡下避难。小时候的梦境很可怕，战争的碎片，逃离的人群，父母焦虑的容颜，这场噩梦缠绕着我许多年，直到我走出家门去上海读医科大学，中国换了新模样。从走进镇江专区医院（现镇江市第一人民医院），到离开医院儿科岗位，我的梦开始延伸，全部与我们医院的小儿科有关，而且反复做着场景相同的梦，无法停止。

　　梦里，我每天从家里往一座山上跑，那座山好像叫风车山，山上有我们的小儿科病房，一张张白色的小床，挤挤挨挨的，那么多孩子或甜糯或惊恐的啼哭声在半山腰上盘旋，在我的耳边激荡。他们的声音像春天的嫩芽苞，积蓄着巨大的生发之力，在等待一场惊蛰时的雷雨，好让花朵儿快些绽放。等我拼命地爬到山上一看，房子倒了，孩子不见了，啼哭声从四面八方涌进我的耳膜，乳白色的小床支离破碎，断壁残垣。而病房外面的几只芦花鸡，一只只昂扬着头上火红的鸡冠子，展开翅膀向山下飞去，它们像无人驾驶的飞机，在天空中滑翔，没有方向……我的梦突然被一个尖锐的器械声击碎，睡眠被金属声狠狠掐断，竟不知身在何处。

　　1960 年我大学毕业，国家统一分配，我被分配到北京的中国民航总局卫生处，当时有一百多人，我们要去筹备建立民航医院。在筹建民航医院期间，我和其他人的任务是跟随飞机飞往全国各地，专门为机组上的飞行员做体检。每到一个城市，我都会寻找我的同学们，他们中有的分在非常偏远的地方，条件很艰苦。

　　1963 年全国精简编制，国家就把民航总局下面的一些机构裁掉了。我们民航医院一百多人的，安置方式是回到各自的老家去。我家在南京，人事部帮我联系上了南京的江苏医院（现江苏省肿瘤医院）。结果江苏医院看我档案时发现，医疗系毕业三年，没有临床工作的经验，不能留用。民航局人事部又帮我联系了江苏康复医疗管理总局，得知镇江的江苏省第六康复医院（当时已更名为镇江专区医院）在沪宁线上很有名，于是民航总局就把我安排到了离南京最近的镇江地区的这家医院。

　　从北京到镇江报到，一路向南，雪花飘成了白毛风。出了火车站一看，我的天哪，一片低矮的土房子映入眼帘，房顶上积着厚厚一层雪，我心里陡然发凉。我喊了一辆三轮车，把行李拖上车进城。越往市区走情况越好，当我在医院大门口下车时，心里乐开了花。进了大门，好大的一个花园，树木高大，一边是基督医院建的房子，另一边是康复医院新建的病房楼，医院里还有一座高高的小山。虽然是冬天的景致，也很壮观。

接待我的干部是董文斌主任，非常和蔼，他是老革命，帮我安排了宿舍。医院宿舍楼就在医院大门的马路边，一共三层，董主任帮我把行李拎上楼，并交代我工作安排在了医务科。

那时候医院的管理是部队作风，文化生活非常丰富，有篮球队、百人大合唱团，经常有诗歌朗诵比赛等多种活动，像一个大家庭，食堂的伙食也特别好，我至今都记得那些好吃的菜。后来床位不断增加，工作忙碌，这些活动少了许多。

才到医院，我就遇到大内科的顾忆贻医生，得知他是我的校友，比我大4岁。我认识他的时候他的腿就不好，小儿麻痹症，却是一位坚强的人，他走路很不方便，稍不注意就会摔倒，很不容易，但是他非常乐观。

有一天张志清院长到医务科来办事，得知我是医疗系毕业的，就说："你是学医的，在医务科可惜了，去当医生吧，正好我们小儿科缺人，到小儿科去。"可我没学过儿科专业但张志清说："你有学医的基础，不要怕，边学边干。"后来医院送我去上海第一医学院附属儿科医院进修了半年，这次学习对我来说如脱胎换骨，后来我写的论文就是小儿科方面的。

到康复医院工作，是我人生的大转折，是我这辈子最幸运的事。我们医院领导和医务人员打成一片，特别是张志清院长，待人温和，对患者特别好，不管是高官还是百姓，他都一视同仁，他给我们树立了良好的榜样。还有谭云娇主任，对我的影响很大，她是军人，心直口快，做事雷厉风行，执行力很强。整个医院是部队的特色，军队和地方的医生共事，一部分人穿的是军装，一部分人穿的是老百姓的衣服，非常和谐。

张志清和谭云娇他们一起创办的小儿科很有特色，况且有这样的领路人，是我们儿科医生的幸运。在张志清院长的带领下，我们科是一个团结友爱、学习气氛浓厚的大家庭，他要求我们每个人都要订《中华儿科杂志》和《临床儿科杂志》，还要求我们每个人都要把从杂志上的学到的内容做成卡片。我们每个人都有几百张小卡片，随时拿出来温习。医院为我们请了英语老师，每天晚上7点到9点学英语。下班后我们赶紧回家吃饭，然后赶到教室上课，尽管白天上班非常忙碌，晚上很疲惫，但大家坚持学英语，从不懈怠。有位女医生为了不落课，甚至把孩子带到教室上课，还带着尿布。我很困，上课的时候忍不住打起了瞌睡，为了不掉队，我使劲儿掐自己的大腿，让自己醒过来。我的论文就是在我坐月子时坐在床上写的，当时床上铺满了各种参考资料，经常连夜写。后来这篇论文刊登在《临床儿科杂志》杂志上，对我的晋升起了很大的作用。

可能是我天生对小孩子有感情，喜欢孩子。我记得有个孩子先天性心脏病住院，交住院费的钱不够，我马上拿出20元给家长。那天我下班，抬头一看医院大门口的墙上贴着一张很大的红纸，是一封写给我的感谢信。作为一个年轻的儿科医生，特别是自己当了母亲后，我和患者之间的感情更如同亲人一般，每个孩子都如我自己的孩子一样可爱，让人怜惜。

我觉得医学是用一个心灵去温暖另一个心灵的科学。医学，不仅仅是身体工程，更是灵魂工程。

小儿科不像别的科，儿童大多不会表达，全靠医生的临床经验来判断。我上第一个夜班就碰到一个患者。那是一个冬天的凌晨2点多钟，一位从农村来的母亲抱着三四个月大的婴儿来挂号，一边跑，一边哭喊："医生，医生，快救救我的儿子，救救我的儿子。"

孩子长得很漂亮，嘴唇发紫，全身冰凉，面色苍白，每分钟呼吸四五十次，气急。我用听诊器一听，满肺里"呼噜，呼噜"的水泡音，按照一般的临床经验：肺炎，赶紧抢救。强心剂，抗感染的药全用上了。观察了大约20分钟，婴儿一点反应也没有。我再仔细观察孩子时闻到了一股特别的味道，询问孩子的母亲才知道她当天打过农药。通常情况下她到家第一件事必须洗手换衣服，可是嗷嗷待哺的孩子让她顾不上换衣服和洗手，直接抱起了孩子喂奶。

我赶紧用手电筒照孩子的瞳孔，已缩小，原来是孩子母亲身上的农药渗透到了孩子的皮肤和呼吸道里导致孩子吸入性农药中毒。

我的第一反应就是赶快用农药中毒的特效药，静脉注射阿托品。5分钟后，孩子的瞳孔慢慢散大，皮肤的颜色转过来，再用听诊器听肺部的啰音，好转。第一个急诊，就给了我下马威，这个孩子如果诊断错误，不及时用上阿托品，肯定救不过来。那时我太年轻，又是第一个夜班，没有经验，既紧张又害怕。

突然间的一个变化，会让你措手不及。那时候没有一值班、二值班，只有一个值班医生，当班的医生责任重大可想而知。后来夜里凡是病房里有危重的患者，值班医生一旦无法处理，就会冲到新马路16号我家楼下喊："马主任，马主任，快下楼，来重病号喽。"我家住五楼，我赶紧穿衣服下楼冲到病房抢救孩子。经常忙一晚第二天仍要正常上班，没法休息。我们小儿科医生早已习惯，觉得就应该这样做，也没觉得苦。

医院对外开放以后，镇江市有50%的儿童看病来康复医院。一是张志清是有名望的儿科医生，二是因为康复医院在市中心，地理位置特别好。每逢上夜门诊，基本都要看一百多个患者，到早晨下班时，我的腿已经无法站起来，走路非常困难。儿科医生，要么是坐下去起不来，要么是不停地跑停不下来。我现在回想起来都后怕，那么多患者，一个医生超负荷运转，万一出差错了怎么办？后来医院增加了夜门诊的值班医生才解决了这个困境，但医生还是忙得发疯。患者围得里三层、外三层，门诊医生只要坐进诊室，就别想抬起头来。病房里、走廊里全是病床，在没有办法的情况下，我们向放射科借了一个房间做病房。

1965年7月，医院设镇江市中心血库，成立工会，雷昌旺任工会主席。1966年4月，葛至刚任党委书记。就在这一年，中国有140多万名卫生技术人员，高级医务人员90%在城里（其中70%在大城市，20%在县城）只有10%在农村。随后政策调整，大量的城市医生和知识青年开始到农村去助农帮农，城里的医务人员去帮助培训农村稍有文化的赤脚医生，这些医生如雨后春笋般成长起来，服务于农村医疗事业。

1970年前后，我们医院陆续下放医务人员125人到市、县、乡镇医院去助农助医。

我当时怀孕，工宣队照顾我没让我到农村去。后来医院组织我和其他几个科的医生到溧阳的一个果园里去办培训班，给那里的赤脚医生上课，有些学生甚至是生产队的兽医。培训学校规模不小，有学生宿舍，分了几个班，有几百名学生。我负责讲儿科学，那些年轻的赤脚医生非常好学。我们几个科的医生在那里待了一年多时间，还没等培训结束，这个班就因为"文革"解散了，学生全部回家。我后来回城参加了巡回医疗队，到江边灭螺。

1967年7月25日，门诊停诊。一年多后，医院和原镇江市人民医院、中医院、传染病院等7个医疗单位合并，院名改为"镇江市人民医院"。

医院的大门对着西门桥，我夜班的时候老远就能看到家长抱着小孩子从西门桥过来。有天晚上，从高资送来了个小男孩，全身紫的，冰凉，神志不清，体温40℃。一问病史，拉脓血大便，这是中毒性的菌痢的症状，一般性的菌痢没有这么重。急诊室光线昏暗，我们打着手电筒给孩子找静脉输液，他失水非常严重，再不输液可能就抢救不过来了，孩子的父母哭得声嘶力竭，给夜晚中的医院笼罩着一层深深的恐惧。经过一夜的抢救，天亮后这孩子喊："爸爸，母亲，喝水。"如果没有小儿科急诊，我不知道那个时候有多少孩子会因找不到医院看病而无法得到救治。

我上班从不怕苦不怕累，不上晚班在家休息反而休息不好。镇江的老百姓有个习惯，特别是农村的老百姓，如果家里患者抢救不了快不行的时候，他们大都在黎明前把患者从医院拖回家。一辆大卡车开进医院的大门，吱吱呀呀的开门声关门声，大卡车"轰隆，轰隆"的声音，伴杂着患者家属的哭声，人声嘈杂之极。我家就在医院大门边上，多少个黎明前，突然被这样的声音惊醒，我的心悬在半空中，不断颤抖，心想：会不会是我们小儿科的孩子没救过来。我后来经常做一些怪梦，这些离奇的梦与当年医院的各种声音有关，特别是与我的小儿科有关。

1979年我已经是副主治医生，曾经到过全国很多地方，会讲各地的方言，上海话、四川话都能讲。镇江医学院开设儿科专业，聘请康复医院的医生去讲课，医院让我给学生讲课，我讲课幽默，同学们很喜欢听我的课。我的备课材料常被拿到医学院去做观摩教材。后来南京医学院的医生在我们医院实习，我也当过他们的带教老师。镇江市卫生系统医生护士参与投票评选，我被选为"镇江市十佳医生"，这是全市卫生系统及患者对我最大的认可。在教学过程中，我把好苗子留在了小儿科当医生，比如康裕斌，这个孩子工作细心，厚道踏实，待人真诚，小儿科就需要这样实诚的医生，我就把他留了下来。

镇江大港新区医院成立，医院派我去协助他们建立儿科。我的任务是每周去上专家门诊，中午给妇产科的新生儿做检查，下午处理病房里的疑难问题。我每次都是坐公共汽车去，半个多小时的车程，车内很拥挤，没有座位，我就带张报纸坐在汽车过道上。平时如果他们有急事，我随时要去帮他们处理。大港医院倪志宏主任手下有6名年轻的医生，倪主任能力很强，把年轻医生们照顾得很好，这个小集体就像20世纪60年代康复医院的小儿科一样，大家心特别齐，如同一个大家庭，个个都爱学习。我和他们同进退，一共待了五六年时间，管理各种医疗事务。现在大港医院的条件很好，患者多，医生也多起来，解决了新区儿童看病的问题。退休以后，我很想念他们，他们也想我。那一年我再去新区医院儿科时，医院里拉起一个横幅"欢迎马主任回家"。我忍不住流下了激动的泪。

靠专科建设把特色科室的业务水平提上来，才有利于医院的发展。我们医院的小儿神经免疫与感染科有一把手主任顾绍庆；小儿神经科有曹巧云、孙国俊；小儿哮喘专科有季海娟、戴江；小儿内分泌科有康裕斌、洪庆荣，专门看矮小症、性早熟；小儿心血管科有王海波等。儿科的建设非常不易，儿科的医生更不容易。我们的小儿科在全市率先建立了新生儿病房，主要是针对刚刚出生的患儿。刚出世的小生命娇弱无比，对一些生下来就不太健康的婴儿，普通儿科病房救治的条件远不够，我们病房里准备了三四个暖箱为这些幼嫩的小花朵保驾护航。这个病房里的医生需要十二分的小心，神经要高度集中，风险大，任务重。在黄蜜嘉主任的带领下，新生儿病房里的医护人员抢救过无数个濒临死亡的小生命，这个专科口碑好，影响很大。我们还有两个很不起眼但也很重要的专科：小儿肾病专科，主任赵瑶婉；小儿血液专科，主任王素兰。孩子就像大地上的一粒粒金种子，是人类的未来。几十年来，我们一代代小儿科的医生个个都很出色，治疗了许多疑难杂症。

医院的发展，一要靠硬件，二要靠软件，这软件就是每一位医生叠加的总和之力量。我还记得和郑国强院长跑到市领导夏良震家去申请买 CT，我们要建门诊楼，扩大医院的规模，就得有精良的设备支撑医院的发展。

我还帮助各辖市区处理一些医患之间的小纠纷。临床医生与患者沟通要讲究语言艺术。我就遇到一位丹阳的医生在和患者沟通时因为语言不当，产生了医疗纠纷。一个得了急性出血性小肠炎的孩子病得很严重，接诊的年轻医生说："你家这个小孩病得很重，可能会死的！"结果这个孩子真的死了。就这句话如一声惊雷，彻底把孩子的家长激怒了。孩子的父母把责任算在医生头上，认为医生觉得孩子可能会死，从一开始就没有尽最大努力去抢救孩子，可是医生的确用了百分之百的努力救治，却无力回天。作为一个临床医生，要懂得心理学，特别是在与患者家属的沟通上，语言的艺术至关重要，要体谅家属的心，让他们慢慢接受亲人的病情，理解医生的努力，尽量避免医患纠纷。沟通得不好，既浪费医生的精力，又影响患者的治疗，还会在社会上造成不良影响，给行业抹黑。医务人员对患者良好的态度能化解许多纠纷，医生的责任，不单是医术要高明，心里还要想到患者。从心灵的深处把患者当成自己的亲人，在上班的过程中就会有不一样的感觉，就少了许多负面的情绪。

我的青年、中年、老年都是在医院度过的，镇江康复医院就是我的第二个家。

我记得医院的每一位领导和同事对我的悉心照顾，有些人从我的生命中匆匆而逝，但他们生命中散发的气息，仍然在我生命的时光中激荡，他们每个人留给我的记忆都是刻骨铭心的。没有记忆的生命是枯萎的，一个人的记忆不仅是家史，也是社会史。

　　我当了 38 年的临床小儿科医生，退休又返聘 10 年，还是在小儿科，48 年的小儿科生涯中，我记得太多的人和事，这里是我一辈子爱、一辈子想、一辈子放不下的地方。因为只要你入了这一行，心永远是悬在半空中，哪怕到合眼的那一天，都清晰如昨。我爱我们医院的小儿科，小儿科的每一张病床都曾有过小儿科医生的手温。镇江是我的第二个故乡，镇江康复医院是我的第二个家。

（钱兆南采写）

发展护校，
甘做绿叶也护花

　　唐贞，女，1933年出生于江苏昆山，中共党员。1984年2月，被聘为镇江市第一人民医院护理部主任。先后开办护士学校，任护校班主任，其中护校学制2~3年的培训班6次，8个班，学员454名；学制半年至1年的培训班14次，16个班，学员526名。1985年、1987年秋季，分别举办了镇江地区卫校和镇江市第一人民医院护士班，各招50名初中生，学制3年，任教务主任、护理部主任（兼）。1999年退休，返聘在病案室工作，2004年离开工作岗位。

　　我记忆中的童年一直是跟在父母后面四处逃难，像黑白电影里支离破碎的画面，看不见父母和姊妹的笑容。用"苟延残喘"这个词来形容 20 世纪三四十年代老百姓最真实的生活，并不为过。国家有难，百姓何安？

　　尽管生活困难，但父母亲支持我们姊妹多读书，靠知识改变自己的命运。1948 年，我 15 岁，考取了苏州的博习医院护士学校（现苏州卫生职业技术学院）。这个学校在当时的地位相当于后来的北京协和医学院。当年的博习医院是美国南方监理会在中国苏州创办的一所西医医院，是苏州最早的教会医院。这家基督医院有专门的高等医学堂，培养西医高等人才。我和同学们就是在这个医学堂学护理的。这家医院和镇江的基督医院性质相同，只是创办的时间更早，规模更大。在 1919 年筹得 20 万余银圆，其中有 5 万元由洛克菲勒基金会捐助，1920 年医院旧房舍全部拆除、整体重建，到 1922 年重建落成。医院无论在建筑、设备、人才、管理、运营上，都堪称一家现代化医院。门诊楼坐北朝南，是一座二层楼的殿宇式建筑，外墙用数万块"陆慕金砖"砌就，这是专为皇宫烧制的细料方砖，可见当时的奢华。博习医院初期有 8 幢楼，床位 30 张，由柏乐文、蓝华德两位美籍医生主持工作。

　　在旧时代，女孩子能上学的本来就很少。在战乱的年代，能在这样的学校读书，我感到非常的幸运。

　　1951 年，华东军区后勤卫生部第三后方医院奉命接管镇江基督医院，收治第一批抗美援朝战斗中受伤的志愿军。这时候我从苏州博习医院护士学校毕业。在抗美援朝战争的后期，大批的志愿军伤病员回国治疗，国家决定在华东地区的江苏、浙江、安徽三省成立志愿军康复医院。江苏省成立 10 所康复医院，其中江苏省第六康复医院在镇江，第一、第二、第三康复医院在苏州，第四康复医院在无锡，后迁到镇江（现第四人民医院），第五康复医院在常州，第七、第八康复医院分别在如皋、泰州第九和第十康复医院在淮阴。全省突然增设这么多医院，但护士的编制却很少，我们这批刚刚毕业的护士很快被分配到这 10 家康复医院，但护士仍然紧缺。

　　1951 年 6 月我被分配到江苏省第一康复医院二病区内科（在苏州）。我们一个班 14 个人，全部分到各个医院当了护士长。

　　志愿军伤病员大多是枪伤，二病区的内科改成了外科，收治 124 位伤病员，有 8 位是重伤瘫痪伤患者，吃饭要喂，大小便全要在床上。他们无法活动，无法自主大便，通常 5 天内护士就必须动手抠一次大便。他们真不容易，抠大便要翻身，可是他们身上到处是伤，翻身太困难了，疼得不行。我们要在病历上记录这 8 位伤病员的大便时间，一点也不敢大意，否则患者受不了，太痛苦了。我们都是十八九岁的小姑娘，但是面对的是重症伤病员，所有的娇气全部要收起来，必须克服心理上的困难为患者处理大小便。

有些家庭条件比较好的护士，从小娇生惯养，年龄又小，多少有些小姐脾气，让她们打针发药没有问题，但为患者抠大便这活，她们心里无法接受，便萌生了要离开的念头。我作为护士长，要找她们谈心做思想工作。8 个病区，每一个病区都有穿军装的指导员，院长赵勇和政委都是军人，政治部主任是教导员，他们每周都给大家开会。通过学习，大家意识到照顾好伤病员的重要性，通过表扬与批评相结合的教育，年轻的护士们很快端正了工作态度，迅速成长起来。我记得指导员很会做工作，对年龄小的护士们说："伤病员跟你们发点脾气也是正常的，他们为了国家去打仗，九死一生好不容易才回来，没有他们，我们连饭都吃不上，甚至会去逃难。他们如果不是为了我们，也不会受伤，你们要感谢志愿军战士誓死为国而战，老百姓才有好日子过……"

经过精心治疗与护理，身体康复的伤员越来越多，患者一批批离开康复医院，还有部分好转后用拐杖的伤员回到当地的拥军疗养院继续治疗。一直到1958 年，伤病员只剩下几人，合并到了其他医院。

我和朱养荣先后来到康复医院，我们从同事到恋人的过程很长。我分到康复医院当护士长的时候，他还没有来上班，他当时在上海中山医院培训。

每次医院开会，领导都会表扬朱养荣同志。我们几个小护士从来没有见过这个叫朱养荣的人，心里就嘀咕，这个朱养荣同志究竟哪里好呢？怎么每次开会都表扬他。

几个月后，这个我们从未见过却对他名字很熟悉的陌生人站到了我们的面前，而且他到了我所在的病区当主治医生，在共事的过程中，我才知道他真的是一位非常优秀的人。

他来医院的那年是 1953 年，我 19 岁，他 29 岁。

20 世纪 40 年代，读书人少，特别是从农村出来当兵的人读书更少。朱养荣也是农村兵，读过几年私塾。他和我们开玩笑说："在部队里，我还算是个小知识分子，部队领导就培养我做卫生员，看药的名字也看得懂。我从卫生员做到见习军医。"

从他的口中得知，他 1942 年参军，从卫生员、见习军医做起，新中国成立后部队保送他到中国国防大学读医科，因为要学化学、物理，才能懂药理，许多人学不了物理、化学，中途退学。但他坚持下来了，而且一直是"三好学生"，大学毕业后又去了中山医院继续进修。他就是这样成为一名顶呱呱的军医，直到分配到江苏省第一康复医院。

　　1954 年志愿军伤病员治愈陆续出院，部分患者转院到当地疗养院。1955 年 5 月 10 日，伤病员全部清零，医院面向百姓开放门诊和病房。我们病区的人员又重新调整，军人转业到地方编制，我被送到母校苏州卫校继续学习，我的老师还在学校，师生相见很是亲切。这两年时间里学习任务很紧，康复医院需要管理型的护理人员，两年后我又到镇江康复医院当老师。

　　到镇江后，虽然我和朱养荣都在同一个病区，但两个人的关系并没有公开，我们的工作都很忙，一周只休息一天，他还要到上海去听报告。我在苏州的时候一直与他通信，到镇江后同事们隐约知道我们在谈恋爱，经常拿我们开玩笑。后来我们的恋爱关系公开了，大家都衷心地祝福我们。

　　到 1956 年，我们才与双方家长见面，并于当年结婚，1957 年我调到江苏省第六康复医院工作。

　　1959 年 2 月，我生下儿子，国家正处在困难时期，许多人家都是吃了上顿没下顿。1961 年 5 月份，才两岁的儿子病了，病得不轻。儿子的病是营养不良，全身浮肿，特别是肚子，肿得透亮，皮肤下全是水。躺在床上的儿子，哭声弱得像一只小猫在叫，望着他我的心在滴血。我和朱养荣讲："怎么办？怎么办？你快点救救儿子。"我没想到朱养荣是这样回答我的："唐贞，现在病房里有一个军区的战士，他胸部受枪伤，躺在医院等我去救他一命。我去，就能救他，我在家里守着儿子，但救不了他，你知道我不是小儿科医生。唐贞啊，你把我们的儿子交给小儿科的医生，张志清和谭云娇都是儿科专家，一定能救活他。你一定要理解我！"

　　朱养荣对我说完这些话后就去了病房，把我和儿子扔在家里。我真的不能理解他，抱着儿子眼泪直流。他去抢救枪伤战士的时候，军区领导得知我家中的情况，专门派小儿科医生来给我儿子看病。可是儿子的病情反反复复，心跳快得要命，几次发病危通知书。是张志清放下手里的一切，带着谭云娇来到儿子的床边，由他们俩负责救治。

　　那些日子，朱养荣对我说过几次同样的话："唐贞，儿子实在抢救不过来，这是他的命，你不要太伤心。就算是我站在他床边也救不了他，病房里有张志清院长，还有谭云娇主任，他们都会尽力抢救。你看军区的领导还派人来帮助。我们尽人事，听天命。"

　　在张志清和谭云娇的努力下，儿子后来一次次闯过难关。说实话，我当时很绝望，好久无法理解朱养荣，他的心就是这么"狠"，心里只有他的患者，没有我们母子。几十年过去了，这件事我从来不想说，也没对别人说过，怕控制不住自己。现在回想起来，当时真的无法理解他，他怎么能做得到？

我们那个年代的人就是这样单纯，心里只有患者，我又何尝不是这样做的呢。为了患者，朱养荣经常几天几夜不回家，更不可能管一对儿女。他就在食堂里拿粮票买点吃的，而我的工作也很忙，两个小孩子在家，再饿也要等我回家才有饭吃。作为科主任，他肩上的担子很重，很难顾家。那时候每个科的科主任都是这样。

1958年医院对外开放后接到江苏省卫生厅的通知。要求江苏省第六康复医院办护士学校。第一个班在当年9月开学，筹备只用了两个月时间，收一百多名学生，分成两个班，三年毕业。这么短的时间里，医院条件有限，要两间教室上课，要解决学生的宿舍，要任课老师。我们的教室就选在现在的肿瘤病房的地下室，这幢楼最早是基督医院的病房楼，台阶的斜坡子下面有一个假一层地下室。

我走马上任，先编教学大纲，分班分课时，两个班的老师和班主任一肩挑。没有老师，去请科主任来教课。体育老师就请我们的团委书记担任，他是部队转业干部，可以教学生打球。没有语文、数学、英语老师，我就到其他学校去请。我们本院的科主任也参加教学，比如高一峰、顾忆贻他们都当过护校的老师。没有教具，我们自己制作。麻雀虽小，五脏俱全，最终护校像模像样地办了起来。每天课堂要求学生提问，现场打分，老师们备的课都要给我看，每个学生的成绩要与平时的课堂表现相结合考评。

1958年因为"大跃进"，学生们的课上上停停，要到农村去帮医助农。大炼钢铁要小石子，同学们集体去江边背石头回来，敲成小石子，非常辛苦。我们还要送肥料去石马乡。送肥的粪车是从西门桥边上清管所借来的，一个班派5个人拖粪车，轮流去。一个人拖，两个人在旁边推车，里面的粪会溅出来。夏收夏种的时候，我们去支农，到葛村去帮助农民收稻子。我们找不到地方洗澡，就找一个小池塘，两个人守着，轮流洗一下。

第一个班的学生就是在这样的环境下成长的，成绩都很优秀，我一辈子记得她们的模样。这一年办班真的不容易，但成果喜人。一年下来，我特别累，也特别开心，从早忙到晚，顾不上家。白天上课，晚上要查房，等所有的人都关灯休息了，我才能回家。这些学生后来分布在各家医院，都是中坚力量。我记得这个班有位叫钱美玲的护士，她和爱人还带着两个孩子离开镇江，去支援在边远山区的贵州六枝办医院，她后来回到镇江在江滨医院当了护士长。

1959年医院继续让我办班，招收了一个班50人。医院里还是没有地方当教室，学生全部住到镇江宾馆。这个班只坚持了一年就结束了，因为后来人越来越多，老师难找，班主任就我一个人，没有教室，没有办公室，在没有办法的情况下全部转到常州护士学校去继续上课。

我又回到病房当护士长，病房的条件依然艰苦。病房里三个卫生员，每周有四天三个人，有三天只有两个人，一个人上早晚班，一个人上白班。上夜班的人要休息，如果有人生病，护士长就得顶班，打扫卫生，冲厕所。最痛苦的是要去锅炉房把热水挑进病房。我没有农村生活的经历，从来没摸过扁担，一桶水在肩上，摇摇晃晃走一路洒一路，一边重一边轻，到病房时水洒了一半。患者家属看到我挑水跌跌绊绊的样子，个个抢着去帮我挑水，让我跟在后面走。上午忙完这些事，中午要给患者开饭，三种不同的饭菜全部要提前订好，然后一份一份送到病房里。外科患者手术多，要禁食，一个手术患者每天补水量至少 3 000 毫升，我们还要去制剂室用箩筐抬盐水，一筐 30 瓶，每天都要去抬。季节更换时，要去仓库领蚊帐和竹竿子，实在忙不过来时，就请实习生帮忙。天凉了要去仓库拿被子，这些全部是护士长的事。

1970 年的班上，有个很优秀的学生叫周伟民，去桑给巴尔医疗援助 3 年，回来后调到二院做副院长，退休前是镇江市医保局局长。他从一个初中毕业生，一直坚持学习，从护理行业这棵小树长成一棵大树，真的不容易。这一届还有黄铮、杨琛、赵荣珍都非常的优秀。

1971 年，医院又开始办护士班。镇江市第五中学 90 名初中毕业生，全部分到医院学护理，我们医院分了 50 人。这一年，我还是做班主任。章洪喜是这一届的学生，他手特别巧，做事非常稳重。后来他继续深造，一直做到骨科主任。肖兵是四院麻醉科主任。石曼丽是手术室护士长，一个手术室的护士人员有 80 人左右，相当于一个小医院，必须要有综合素质很强的护理管理者。孙桂芳到了南京医学院设备材料科任科长。

送走这批学生后，医院让我去学习内科，杨兆昇主任成了我的老师。我很用功，在他的教导下，很快就能独当一面，能单独值班，就这样我又当了 8 年的内科医生。

1978 年恢复高考，江苏省卫生厅决定办 10 个护士班，镇江城区的医院有两家，我们康复医院和第二人民医院。镇江是行政专区，下设 11 个县市，包括丹徒、句容、扬中、宜兴、溧阳、溧水、金坛、武进那时都属于镇江地区的县，这些地方全部开设了护士班。武进护士班的班主任就是常州卫校的退休老师，这位老师让 10 个班通过会考来考核学习效果。结果我们康复医院班的 52 名学生的平均总成绩排第一名。这些孩子有许多非常优秀，大多是高中毕业生，其中有一个叫陆苏苏的姑娘，高考只差一分与大学失之交臂，而她的妹妹多出一分，被北京纺织大学录取。她如果考不上镇江的护士学校，一辈子就要在农村种田。她对我说："能到镇江来上卫校，心里真美。"

那时候考不上大学的高中生，有的在家当代课老师，有的回家种田。有一个叫吴秀凤的学生，高考落榜后当了女民兵营长。我们这个班，好些学生回农村当了赤脚医生，也有的后来进了城。卫校改变了许多农村女孩子的命运，我这个当老师的基本上不要管她们的学习，她们什么样的苦都能吃，什么罪都能受。后来这个班的48名学生中，有44名来自农村的高中生，只有4名初中生是城市户口。我们班的助学金分三等，一元、两元、三元。我跟同学们说，大家都可以拿三元，但镇江市户口的只能拿一元，家里父母有工资的拿两元，你们自己说了算。结果大家都非常自觉。医院食堂供应一日三餐，几乎没有多少开销，农村的孩子有了这三元助学金，生活日用品全部能解决，少了这三元，是万万不能的。少数几个镇江户口的学生受大家的影响，改掉了城里人的娇气。

这个班的学生毕业后都非常优秀，比如王菲，后来随爱人调去上海交大附属医院。刚开始她只是一名普通的护士，后来她被调进病房当护士。他们科的护士都不会写重症患者护理计划，因为没有人教过，但王菲在我的班上学习时，我教过他们写护理计划。当上海交大附属医院的护士长要求护士们学习写护理计划时，王菲手到擒来，很快写好，让护士长刮目相看。在护理教学上，我通常走在别人的前面。王菲从两年制的护校毕业，到上海，没多久就当上了护士长。她从上海回镇江跟我讲这些，我很感动，无论什么行业，一定要有创新，才能走在行业的前头。这个班的胡秀凤、孙敏敏、芮茄莲、王亚琴、高纪英她们慢慢脱颖而出，后来都成为护理部主任，还有许多当上护士长。林娜后来在镇江市市级机关医院当副院长。许亚文任我们医院团总支部书记、院党办公室主任。

1979年的班继续开办，收50名学生，加上原来的一个班，一个大班，一个小班，3年制。但学生中城市户口多，初中生多，大都是十四五岁的小姑娘。我经常拿大班与小班比较，让小班以大班做榜样。医院的办学条件依然艰苦，办公楼上的一间很小的宿舍，100名学生全部挤在一起。9点钟下晚自习，像赶鸭子一样把她们赶到楼上的宿舍。这幢办公楼，白天要办公，学生是不可以上去的，只有晚上她们才能回到楼上的宿舍。这么多女孩子，厕所只有两个蹲坑，后来才加了一个蹲坑。后来为了给她们改善环境，在木匠间隔壁改造了两间大平房，一个房间做宿舍，一个房间做教室。上午的课要上到中午12点，学生们吃饭时间也要错开，等患者和医务人员吃过了，学生们才能去吃。

这个班出了一位叫宋文燕的优秀学生。在没有电脑以前，计算靠拨算盘。

所有的数据都要统计出来，宋文燕干的就是这件事，她在医院的信息科当主任，一路摸爬滚打下来，各类数据了如指掌。还有时秋香、孙小庆、章燕、田原、唐爱萍、张彩华等人都担任了单位的领导。我和张彩华在学生们10年聚会的时候相遇，她跟我说起去上海的经历："唐老师，我好不容易调到上海第六人民医院，但只能在医院门诊喊号。在原来的医院当护士长，到上海连一名护士都没当上。一次偶然的机会，有个重患者突然把血吐到我的身上，她就一个人，突然发病，是我帮助她的，后来患者的家属写了封感谢信送到医院。这件事我没有告诉任何人，认为帮助患者是正常的事。我的举动让护士长惊讶，后来他们把我调到病房，直到调到老干部科当护士长，管理两幢楼的老干部病房。"我们的护士是在艰苦的条件下成长的，都能吃苦。

1982年，我又回到外科当护士长，我的先生朱养荣于1981年6月当院长，雷昌旺院长退休。1984年，护理部主任退休，需要有人接班，可是朱养荣不同意我当护理部主任。在1983年以前和以后，从来没有选护理部主任一说，就这一年坚持选举护理部主任，因为我是朱养荣的妻子，他不想让别人说闲话。就这样全体护士到三楼会议室投票公开选举，最终我当选为护理部主任。

在我当护理部主任后，有一次遇到五官科的狄主任，他说："唐贞，每次开党支部会议都看不到你，你都是主任了，怎么不申请入党？"我只好说："我家庭成分不好，没有资格入党。"

"那你快点打个入党申请报告，我当你的入党介绍人。"

50岁这一年，我光荣地加入了中国共产党，宣誓的时候，我哭了。

到1985年的时候，镇江市护士班招收50名学员，还是3年制。我不仅是护理部主任，同时兼护校主任，校长是袁志诚，也是兼职。这个班的学生同样很优秀，其中有一个很优秀的护士叫贡浩凌，后来晋升为护理部主任，再后来升为副院长。一个护理部主任能当上副院长实属不易，她是康复医院有史以来第一个护理部主任当副院长的。她后来调到市卫生监督所当所长。有一天，我突然在电视上看到她身穿白色制服的样子，在镜头下面，她齐耳的短发，戴着大盖帽，是那么的美丽大方。这个班1987年毕业，之后又办了一个班，到1990年毕业。班上有个学生叫贾静，毕业后去了普外科。外科患者腹部手术多，很脏，味道大，但贾静专门研究腹部外伤患者的护理技术，她为患者换药时不断总结经验，发明了许多新方法，对患者伤口护理取得了重大的成就，现为中华护理学会伤口造口失禁专委会专家库成员。还有一个学生戴莉敏，现在是内分泌科护士长、主任护师、江苏大学硕士研究生导师、中华糖尿病专科护士师资班成员、中华糖尿病护理专委会专家库成员、江苏省糖尿病专科护士实习基地及医院糖尿病学科带头人、镇江市"169 工程"科技骨干。她在糖尿病护理方面做出了特殊贡献。

1987 年又招收初中班 50 名学员，3 年制。我这半辈子都和护士教学打交道，有苦也有乐，最大的快乐是为护理战线培养了很多的人才，看到他们的成长，我十分欣慰。

1990 年，我退休。还没等我回家，袁志诚副院长就找我，让我继续再干，去做病历质量控制。这项工作其实是吃力不讨好，专门去找医生的茬子，得罪人的事。为什么要留下我做这项工作，因为我曾经当过 8 年的内科医生，带过许多大学本科实习生。在理论上，我无法和别人比，毕竟不是医科出身，但在实践上，还是可以的。在朱养荣的鼓励下，我走进了病案室，在检查病历的过程中发现了不少问题。有的医生因为忙，把手术部位中的"左侧"写成"右侧"，其实并不是他手术错误，而是书写错误，要把病历纠正过来。查到这样的情况，我就在病历中夹张纸，到病房找医生，悄悄地让他们修正。经过修正的病历，最后都被我评上甲级病历。因乙级病历要扣 2 分，丙级病历要在医院大会上批评。查病历，要有耐心，要态度好，实则是帮助医生成长。

2004 年 3 月 31 日，我整理好了所有的资料，和医院告别。这一年我 71 岁。康复医院从这一年以后才不再开办护校，我在医院的几十年间，护校机构一直存在。

回顾护理事业的一生，从一名普通的护士到护理管理者，深感现在的护理事业在各方面发展都非常好，我的学生分布在各家医院，许多人成为这个行业的翘楚，用她们的坚守与努力为广大患者提供最优质的服务。

我至今记得朱养荣那时候只要是做手术，回家吃饭时，孩子们就会问他："爸爸，今天患者好吗？"如果看到爸爸笑眯眯的样子，两个孩子就知道爸爸今天做手术很成功，这顿饭会吃得有滋有味。如果患者情况不太好，需要随时抢救，孩子们会叫爸爸吃了饭快点回病房。那时候我们家没有电话，一到晚上，医院总值班室经常打电话喊："朱院长，快点到病房，抢救患者。"电话铃声经常在深更半夜响起，影响邻居们休息。

我们两个人从来没有到过公园，朱养荣从来没有时间带我和孩子出去，他的心全在患者身上。有时候，我叫他带小孩子出去玩玩，他说："唐贞，你就饶了我吧，我得去看患者。"在他心中，患者永远第一。

我把朱养荣留下的许多东西交给了医院，他在 88 岁那年永远离开我和一对儿女，他希望我带着他的愿望快乐地活下去。

（钱兆南采写）

一袭白衣守护光明

　　谈祥玲，女，1939 年 7 月出生于江苏南京，中共党员，毕业于南京医科大学医学系，1969 年调至镇江专区医院（现镇江市第一人民医院）眼科工作，1982 年任眼科行政副主任，1984 年任眼科主任。曾任江苏省医学会眼科分会委员、江苏省防盲技术指导组成员、镇江市医学会理事、镇江市医疗事故技术鉴定专家。在全市率先引进眼显微手术，率先施行白内障现代囊外摘除及人工晶体植入术。研究设计直接检眼镜下封闭裂孔，1994 年获市科技成果奖。曾获江苏省残疾人康复工作先进个人、"视觉第一中国行动"江苏省医疗扶贫工作先进个人。

　　人生是个不断选择的过程。在人生旅程中，每个人都会在十字路口徘徊。对于人生抉择，有时是主动出击的，有时是被动接受的。1962 年，我从南京医科大毕业分配到江苏省第二人民医院，起初最想进的是妇产科或者小儿科。当时负责眼科的医生年龄不小了，所以院领导希望我能从事眼科工作。于是，我误打误撞成为一名眼科医生。1969 年，我转到了镇江专区医院（现镇江市第一人民医院）工作。

　　从毕业时的风华时代到奋战临床一线的峥嵘岁月，再到现今桃李满天下的退休生活，蓦然回首从医的匆匆岁月，我的成长之路在每个十字路口的抉择，都顺应了内心最真实的呼唤。

　　我刚刚接触眼科时，基础比较薄弱。因此，我开始加强眼科基础理论的学习和临床工作。我们医院的住院医生都是要值班的，兼顾门诊和病房，一年四季，周而复始。打牢专业基础的同时，我接触到越来越多的患者。我发现，白内障、青光眼及一些外眼病的病例较多，便逐渐开始加强对这类病症的研究工作。

　　眼科很多病例都是要做手术的，但眼科设备基础相对薄弱。1966 年，《中华眼科杂志》报道了国内首例冷冻摘除白内障手术报告，这给了我很大启发。比起以往的白内障手术治疗方法，这种白内障冷冻摘除术更先进，疗效更好。1971 年，我院眼科便着手开展这项工作，在省内也是比较早的。这类手术在当时是非常先进的。

　　随着眼科的发展，眼科的显微手术已成为非常重要的课题，是里程碑式的进展，也是革命性的创新。这类手术需要在显微镜底下进行，所以引进眼科手术显微镜成为关键问题。于是，我院敢于创新开拓，在镇江市率先引进了手术显微镜。

　　万事开头难，我们因陋就简，有什么条件就用什么条件。尤其是 20 世纪 80 年代，物资匮乏，医院也没有太多资金。然而，开展眼显微手术必须要有显微镜，这在当时是一笔非常惊人的费用。巧妇难为无米之炊，该怎么办？我们只能自己想办法，四处找工厂帮忙。

　　功夫不负有心人，我们成功了！我们找到了镇江光学仪器厂联合研发。这家工厂原本生产的显微镜并不能直接应用于眼科临床，工程师根据我们的要求生产出简易的手术显微镜，后又经过改良设计成适合做眼科手术的专业设备，免费提供给我们使用。这种医疗和工厂相结合的模式，对科研的帮助非常大，促进了科技的发展。紧接着，我们顺利地在镇江康复基地开展了首例眼科显微手术。随着医院的不断发展，我们科室渐渐有了更好的手术显微镜，这台初代显微镜就被安置到门诊，用于一些常规手术治疗。

20世纪80年代中期，我率先施行白内障现代囊外摘除及人工晶体植入术，开创人工晶体植入新技术。这项手术我们开展了很多年，为响应省残联和省卫生厅的号召，我们把先进技术带到县卫生院，开启非常繁忙的工作，推动康复事业的发展。

科研成果离不开孜孜不倦的学术研究和丰富的临床实践。在我的职业生涯中，白内障是眼科常见病，我们看的病例太多了。以前，每年都有几百例，现在都是几千例，患者数不胜数。随着显微手术进一步的开展，我们开拓了更多手术，比如角膜移植手术，可以医治过去不能治疗的眼病，让患者恢复视力。

对患者来说，他们是科技发展最大的受益者。我们的成功案例不胜枚举，有的是孩子，保住了眼睛，可以继续学业；有的是年轻人，保住了良好的视力，可以在工作中继续奋斗；还有很多老年人，让他们在晚年生活中，没有失去光明，可以尽享天伦之乐。

医生，最可贵的是医者仁心。当你有了助人决心，看到他们的视觉品质和生命质量因为你的专业帮助而获得提升，你会非常有成就感。

眼科还有一个更为复杂的重要眼病——视网膜脱离。从20世纪70年代开始，我就钻研视网膜脱离病例，进行这方面的学习和积累。

1974年，我在我们医院第一次进行了视网膜脱离手术。我记得患者是位男性，手术很成功，把视网膜贴了回去。第一例成功案例确实大大地鼓舞了我，让我更有信心在这方面进一步钻研。

经过系统的探索和研究眼底镜直视下视网膜破孔的修复，是视网膜脱离手术很大的进步。随着病例增多，我们积累了相当丰富的经验，把这项研究作为科研项目立项。视网膜脱离手术关键是封闭裂孔，研究设计直接检眼镜下封闭裂孔，经临床应用成功，1994年获市科技成果奖。

1989年，我们创建了眼科中心，床位23张。科室先后分配进9名医师，队伍不断壮大，开展准分子激光治疗近视眼手术。为满足帮患者摘掉近视眼镜这一社会需求，我们眼科开展了一个重大的开拓项目，顺势引进了德国准分子治疗仪，帮助患者治疗近视和散光，建立了眼视光学专业。

科技在不断飞速发展，设备随之更新迭代，人才也一样。我们眼科培养了很多高层次人才，帮助了很多的患者。康复人正是因为对工作，有一份专注；对患者，有一份责任。兢兢业业坚守岗位，在帮助患者的同时，也成就了自己。

现在，我院眼科队伍不断发展壮大，已建立了多个重要的病种专科，比如石春和副院长主持的白内障专科。他是实践经验丰富的专家，曾被外派到南美洲，也曾开展过上千例白内障超声乳化手术。回国后，他在专科方面发挥积极作用，攻克了种种技术难关，同时还承担了眼科的行政管理工作。在他的带领下，康复眼科人才梯队不断壮大，技术代代相传，涌现出一批优秀的中青年专家。

我印象比较深刻的是贡亦清。他专攻玻璃体视网膜专业，眼科的玻璃体切割手术做得相当好。玻璃体视网膜是眼科的疑难杂症，这个年轻人读博专攻这一领域，所以在这方面的造诣很深。我记得他是 1994 年南京医科大学眼科系毕业的，在眼科专业的理论基础比较扎实。他刚刚做医生的时候，我就发现他的诊断水平比较高，不像初出茅庐的医生需要经验积累才能适应，他几乎一入行就能快速进入较好的阶段。

各个专科有各个专科的负责人，他们也在培养接班人，整个团队逐渐成长起来。比如，张芹主任组建了眼视光学方面的团队。进行准分子激光治疗的多数都是年轻人，她常常要在假期做手术，休息时间很少，需要付出很多。这些医生都很乐于奉献，精神可嘉。

筑梦百年，我们康复人一直遵循"秉德、敬业、求真、维新"的院训，在这种求新探索、积极开拓的氛围里茁壮成长、创造辉煌。青年一代常会来看望我，我就叮嘱他们，人才选拔的标准是德才兼备，要选拔那些刻苦钻研、一心为公、为事业奋斗的人才去组建团队。我们只有不负青春、无私奉献，医学才能蓬勃发展，科技才能不断进步。

（张洁采写）

写在建院百年之际

　　法锡源，男，1939 年 6 月出生于江苏武进，1958 年毕业于镇江医专（镇江医学院），分配到镇江专区防治所和专署卫生局工作。1962 年调到镇江专区医院（现镇江市第一人民医院）胸外科，先后两次在省卫生干校、上海肿瘤医院进修。1963 年创建病理科，任科主任。曾任江苏省医学会病理学会委员，兼任第一、二届省细胞学组组长，镇江市医学会理事。1985 年起，进行早期胃癌的研究，使早期胃癌检出率达到国内先进水平，获得镇江市科技进步二等奖。1999 年退休。

人生苦短，但经历各异，可以默默无闻，可以五光十色，所走的道路，可能顺畅平坦，也可能会崎岖不堪。

人生，论生命，其实有二：一是自然生命；二是事业生命或职业生涯。就我此生，自然生命已到耄耋之年，可谓福寿双馨；事业生命，应该说，道路大体畅顺，医院奠定了我一生事业的平台，值得回眸。

1962 年，我走进当时所称的"镇江专区医院"，是镇江历史最久，规模最大，影响最广的医院。前身是美国基督教长老会于 1921 年开始建造的，名为"基督医院"。日伪时期，被日本人占领，改称为"同仁会医院"。日本人投降后，复称"基督医院"。新中国成立后，1951 年 6 月 9 日，医院由华东军区后勤卫生部接管，更名为"康复医院"。并在原址建两个病区，在 100 张床位的基础上，大举扩建，增加至 8 个病区，450 张床位，规模空前。1960 年 5 月，康复医院改制，由华东军区移交镇江专区地方管辖，遂更名为"镇江专区医院"，实际承担着 11 个县、市的医疗专业指导和人才培养任务，享誉大江南北。1970 年 6 月，医院交由镇江市卫生局管理，先后更名为"镇江市人民医院""镇江市第一人民医院"至今。今年医院已经建院整整 100 年了。

进入医院工作，至 1999 年退休，长达 38 年之久，可谓经历了我事业的一生，迎来新的世纪。当此耄耋之年，医院百年诞辰之际，作为一名老员工，对人生事业经历的这段道路，做些回顾，颇感欣慰。

应该说，从事业上讲，我此生能在这所医院工作是幸运的。医院给我提供了一个很好的工作平台，也是我事业上的"家"，激励我创业和"治家"。鉴于正值医院百年喜庆，这里不谈我个人的事业，只记下我所经历的医院"家境"。

在医院工作近 40 年，总的说来，给我留下的印象是美好的。之所以说美好，可以用"人和心齐，专科特长，学风纯厚，行事务实"十六个字来概括，这是医院多年来的良好传统。

人和心齐，是搞好工作的重要前提之一。相对而言，20 世纪六七十年代是最好的时期，医院上下，人际关系融洽。

从干群关系说，医院领导丝毫没有特殊化，医院大都是老红军、老干部，是革命先辈，在生活上，却与普通职员一样，同居一个院落的百年老屋，不分档次，朝夕相处，他们关心群众的生活与工作，非常贴心。

从医院关系来说，大家各尽其能，各守其职，密切协作。工作中只有学术之争，绝无权力之争。科室之间关系协调。日常会诊，各抒己见，是很平常的事，以认真搞好医院工作，服务于患者为目标。

专科特长，是提高专业水平的重要途径。我院在镇江乃至在省内同等医院中，专科建设是较早而全的。在外科领域，早在 20 世纪 50 年代，胸外科在省内外已有一席之地，颇有影响。20 世纪 60 年代，科室在"普胸"的基础上，开始发展"心胸"，其他如耳鼻咽喉科、泌尿外科、骨科等，都各有千秋，具有一定的业务基础和社会影响。在内科领域，肺科是当时全市独有的科室。随着医疗事业的发展，消化科、内分泌科、心血管科、肾内科、风湿科等，都相继建立和发展，在全市乃至全省都有较大影响。

医院科室也有较迅速的发展。放射科人员团队较为整齐，在市内最先引进 CT 等先进设备和技术；检验科在全市最早开展染色体的培养和分析等造影学技术，在省内也位于前列；病理科也是省内医院中早期建立的科室之一。

学风淳厚，营造了医院专科水平的提高和发展的大成绩。医院总体医疗水平的提高和发展，离不开各科室有理想的学术带头人。当时，医院有一批"书呆子""专业狂"和学术交流的热心人，多年间，学术气氛很浓厚。除日常会诊讨论交流之外，还经常举办全院性的专题学术讨论，如对于尸检病例的临床病理讨论会，对汲取医疗经验和教训，提高医疗水平具有特殊意义，大家都踊跃参加。又如为跟上前沿科学方面的发展，组织全院性的系统医学讲座，20 世纪 70 年代，免疫学在国内外兴起，医院组织了全院性的有关免疫学的系统讲座，从解剖学、组织学等基础学科到临床医学，按专题落实到主讲人，颇具水准，先后进行十余场次。

在科研方面，由于科室间的密切协作，诸如对早期胃癌的研究、深部细胞病理学细针穿刺造影技术、染色体培养分析技术等，当时均属医学前沿的课题，经共同努力，都达到省内乃至国内先进水平，在省内外具有一定影响。

可贵的是，无论学术交流和科研工作，都并非医院领导下达的任务，甚至得顶住莫名的阻力，不图名利，自发地开展的。

行事务实。即求实务实，是医院的良好风尚之一。鉴于医院历史悠久，同时有解放军部队医院的基因，是个良好的平台，医务人员都有较强的纪律性和事业心，工作踏实。他们也有较好的实践机会和能力，中老年医生乐于施教，放手操作，青年医生的技术水平提高较快。20 世纪 70 年代之前，医院是全市唯一全天候日夜开展急诊的，在医疗水平和医疗服务上，都得到社会群众的认可。由于工作积极主动，紧跟时代发展，当时，一些学科，如胸外科、消化科等临床科室在市内长期保持领先水平，一些医技科室也紧跟专业技术前沿。

此外，多年间，我院对推动省、市医学事业的发展，也发挥了积极作用，做出了贡献。参与组织地区性的学术交流会，至今已持续近 50 年，推动了省内不少医学学术组织的成立，或担当组织领导工作，协助省学术领导部门多次在镇江召开全省，乃至多地区学术大会，获得省内外同仁的赞誉，同时也扩大了医院在省内外的影响。

　　总之，在我近40年的工作期间，除了"文革"特殊时期外，医院工作总体上是良好的，不但具有较高的医疗水平和潜力，而且传统道德风尚也受大众称颂。无论是不懈努力的学习风尚，还是继续保持踏实的工作作风，抑或是各科室之间，人与人之间精诚合作的精神，都是我心目中优良的院风，是值得思忆的人生经历。衷心期望新一代的康复人将医院的优良作风发扬光大。

（法锡源本人供稿）

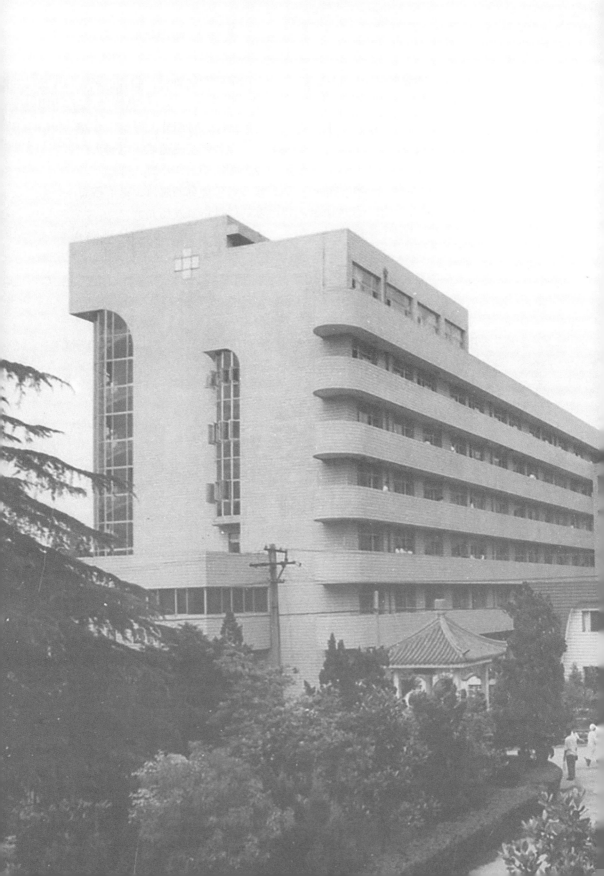

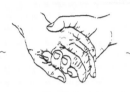

第二部分

在改革开放的
洪流中

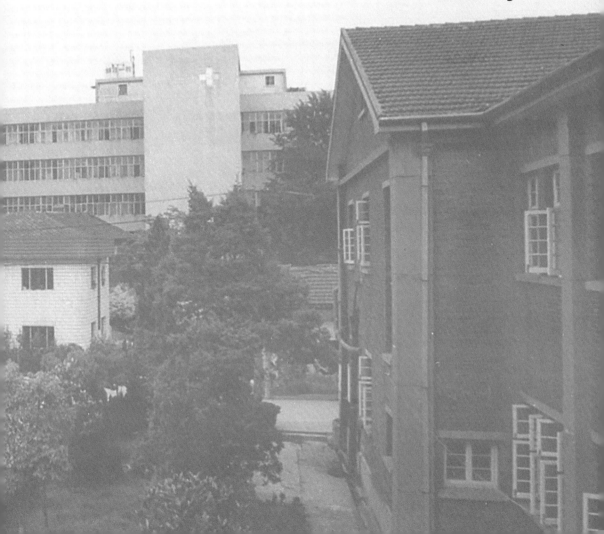

同医院共成长
——写在院庆 100 周年之际

郑国强，男，1939 年 9 月出生于江苏镇江，中共党员。1963 年毕业于南京医学院医疗系，同年在北京中华医学会总会编辑部工作。曾任镇江市第一人民医院院长、特需病房主任；中华医学会江苏分会、江苏省医院管理学会理事，镇江市医院管理学会副会长，第二军医大学、南京医科大学、江苏大学兼职教授，《江苏医学》《江苏临床医学杂志》编委、《镇江医学》副主编。曾获得"全国卫生系统模范工作者"荣誉称号、享受国务院特殊津贴。

今年是镇江市第一人民医院建院 100 周年，我与她共同渡过了 50 多个春秋。在医院我从活泼的青年成长至稳重的中年，走向了白发的老年；在她的哺育培养下，我从一位初出茅庐的大学生，经过学习和锻炼，成为一个成熟的医生，还光荣地加入了中国共产党。医院给了我无比的厚爱，在此我深深地表示感谢，并铭记心中。

记得 1965 年 7 月 11 日这一天，我到镇江专区医院大内科报到，成为一名住院医生。在徐铭贤主任、殷志坚副主任的领导下，在师兄顾忆贻等医生的指导下学习、工作，在大内科各个科室轮转、培训。当时的医院设备简陋，只有听诊器、老旧的 X 光机、心电图等。

1966 年，医院遇到社会突发事件，8 个病区停止收患者，病房里住满了从无锡、常州等地来的年轻人。只有医院的东北角有几间观察室，可放 28 张观察床，作为临时病房。我在张志清副院长、殷志坚副主任的带领下，接管这个临时病房，为患者看病。

1976 年 7 月 28 日，唐山发生大地震，医院召开紧急会议，由我和任志高、罗席珍、章洪喜、魏云陵，以及随队的食堂朱兆金师傅赴南京与江苏省医疗队会合，奔赴唐山。唐山市中心地带，满地尸体，惨不忍睹。我们戴三层口罩，还是能闻到尸体的腥味。我们在农田里搭起帐篷，席地而睡、坐地吃饭。医疗队冒着频繁的余震坚持工作。唐山之行，我这辈子都记得，更觉得自己作为一名医者，在人类的灾难面前是何等的重要。

1978 年以后，普内科发展较快，医务人员不断得到补充，医疗器械也逐渐添置，业务技术水平水涨船高，内科已成立心血管、消化、呼吸、内分泌、血液、肿瘤等科室，并陆续派出中、青年医师去上海、北京、南京专业对口进修。我和顾忆贻分别到二军大长征、长海医院进修心血管内科。

1978 年 8 月，我被派到非洲几内亚去执行援外任务。到了那里才知道生存环境比想象中的还要恶劣，吃的水要自行打井，天气炎热，蚊虫肆虐。更重要的是信息闭塞，没有电视、电话，书信和报纸至少一个月才能由信使队送来一次。在国外，我唯一的消息来源就是听收音机。年末，我从英国 BBC 广播中听到中共十一届三中全会召开的消息，会议作出把党和国家的工作重点转移到经济建设上的决定，这预示着改革开放的春天即将到来。

1982 年，中央提出干部选拔要年轻化、知识化。经领导研究决定提拔我当副院长，协助朱养荣院长管理医疗上的业务。1984 年 6 月，院行政干部实行聘用制，由张家楷担任党委书记，我任院长，袁志诚任副院长、李宝泉任党委副书记。医院设立了院办公室、门诊部、护理部、医务科、总务科、人事科、保卫科、财务科，各项工作走上正轨。此时，镇江市人民医院更名为"镇江市第一人民医院"并称"镇江市红十字医院"。

我上任四个多月，就遇到市八叉巷小学危房倒塌压伤学生事件，医院立即派出小分队抢救，同时在病区加床。我和副院长袁志诚立即赶到第一线安排抢救工作，共收治学生23名，教师1名。次日，省教育厅领导李雪清，镇江市领导李赐勋、黄选能来院慰问受伤的师生。

从我当院长起，国家就给医院"断奶"了。以前医院添设备都是统一免费分配，到了20世纪80年代一切都变了，计划经济时代一去不复返，进入了市场经济时代。职工大部分工资、奖金和设备全部要医院自己解决。卫生厅领导说："你们要转变观念，由计划经济向市场经济过渡，要讲究竞争和创新，你们竞争、创新不超过别人，医院就有办不下去的可能。"市场经济这头"狼"说来就来了。

面对市场经济，医院制定了四大发展策略：第一，借钱买机器，在市领导的大力支持下，向银行、工厂、保险公司等单位以低息、无息和财政贴息的方式借钱购买了我市第一台CT机，约300万元。在那时，这可是建一幢大楼的钱。第二，借"机"下蛋。借CT的收益，利用还借期的空间，融通使用，让死钱变成活钱，又购置了全省第一台1.0超导核磁共振并引进了头颅伽马刀，使诊疗水平更上一层楼。第三，借外补内。仅有了硬件，还不顶用，医院需要大量的人才。为了提高医护人员的医学科学知识和英语水平，在爱德基金会的帮助下，我们医院1986年引进了2名美国医学专家到医院来工作2年，促进了医疗技术水平和医护人员英语水平的提高。第四，借才引路。朱养荣是上海二军大毕业的，通过他的热线联络，请院外医科大学的高端人才来我们医院，培训我们的医生。我记得上海二军大附属医院的蔡用之院长对我院胸外科就有很大的支持，带动了我院的科研和技术的进步，促进了医院门诊和住院患者数量的增长，病床从原来的500张增加到后来的730张，医院发展初见成效。

当初我接到院长任命时，其实感到很迷惘，于是我写了一封信给既往熟悉的北京协和医院的大内科主任张孝骞教授，向他请教。他很快给我回信："郑大夫，我的建议是，你当院长完全没有问题，但不要丢下医疗业务，我在湖南湘雅医学院当教务长的时候，仍旧给患者看病。这样做自然有其道理，你院长和医生一肩挑，对你的管理能力有好处，你当院长就能知道医生、护士需要什么，患者需要什么；同时，院长和医生双肩挑可以更好地与社会联系，与政府沟通，争取支持，建设好医院。你只当院长不当医生，就是无本之木，无源之水。"张孝骞是我们中国医学界的泰斗，他的这一席话，让我醍醐灌顶，知道了自己应该走什么样的路。后来我一直坚持临床工作。在我当院长的时候，仍坚持看门诊、查病房，按期阅读自费订阅的《中华内科杂志》和《中华心血管病杂志》。虽然辛苦，但很充实。

在我任院长期间，我在不断地摸索如何当好院长，如何改变职工的生活现状，提高福利待遇，特别是解决职工的住房和收入问题。医院先后兴建了桥东宿舍、党校宿舍、卫校宿舍和东岳巷宿舍，还购置了一些商品房。1989 年9 月 14 日外科大楼落成，时任省顾问委员会常委王一香、副市长应国根等应邀出席并为大楼落成剪彩。此后医院还兴建了 CT、磁共振影像楼，购买了电力路旁边的地块，用于兴建现在的门诊综合大楼，为创三级甲等医院打下牢固基础。我们医院就是在这样的情况下接受改革开放挑战的，尽管是摸着石头过河，但总算蹚过去了。

我离任的一份审计报告中显示：到 1997 年年末，固定资产从 1984 年的原值 296.4 万元，增长到 6280.54 万元，在 14 年间增长了 21 倍，净增 5984.14万元，平均每年以 26.43% 的速度递增；新建了外科大楼、医辅楼、放疗中心；变电所增容改造；购建、集资、补贴了 478 套（户）职工宿舍，铺设安装了管道煤气；等等。

我 65 岁退休后，又留用 15 年，在特需病房当主任，干我的老本行心血管病专业。从我 25 岁到康复医院，至 80 岁完全退休，这一路走来，尽管吃了许多苦，流了不少汗，但还是很欣慰的。

一所医院，百年不衰，充满活力，靠的是什么？是群众需要、是与时俱进、是不断创新。未来岁月，我们只要坚持救死扶伤，发扬革命人道主义精神，诚心诚意地为患者服务；坚持不断学习，提高本领，以高超的医疗技术为群众服务，我坚信医院的下一个百年将会更美好。

（郑国强本人供稿）

我当院长 17 年

朱夫，男，1960年3月出生于江苏丹阳，中共党员。硕士研究生，江苏大学教授，镇江市第一人民医院原党委书记、院长，中国医院协会会长助理兼标准办、评价部主任，江苏省十一、十二届党代会代表，镇江市第五、六届人大代表，中国医院协会标准化管理专业委员会副主任委员、中国卫生经济学会医院经济专业委员会副主任委员、中国管理科学学会医疗健康管理专委会委员、中国医院协会地（市）级医院管理分会常务及专业组长、江苏省医院协会常务门急诊管理及医院管理评价研究专业委员会副主任委员。先后被授予"全国优秀医院院长""最具领导力的中国医院院长""全国医院文化工作先进个人""江苏省卫生系统抗击非典先进个人"等荣誉称号。

2002 年 3 月，我被任命为镇江市第一人民医院院长，一直到 2018 年 8 月退居二线到中国医院协会工作。也就是说，我担任了 17 年医院主要领导。这段时期，医院经历了波澜壮阔的医改、2003 年非典的艰难考验、汶川地震的洗礼、制定了医院建设发展长期规划、创成了三甲医院、通过了 JCI 评审、创建了一批国家省市级临床重点专科和重点实验室、医院党委连续多年被评为省市先进基层党组织，实现了基本现代化医院的目标。建设和改革是每个时代不间断的接力赛，今天我们医院所拥有的一切，是一代又一代人赓续努力的结果。当我回望过去，最难忘的是与之共同奋斗的全体职工！

上任伊始，正是医院改革试点的窗口期，也是医院跨越发展的关键期，矛盾很多，困难重重，机遇与挑战同在，希望与困难并存。面对医院发展的困境，我顶住压力，和医院领导班子成员共同努力，想了很多办法。我用的是"逼上梁山"这样的话，是的，被逼无奈，只有在困境中求发展。

怎样摆脱困境？我们走了几步先手棋，在当时可以说，步步惊心，招招艰难：一是改革体制，二是成本核算，三是明确目标。

我说的改革体制，就是按照精简高效的原则，实行"大部制"改革，将原有的 29 个职能科室精简合并成 11 个部门，裁减了食堂、制剂室、幼儿园等部门，这样的改革理念，在当时就是很先进的。说起来好处多多，不会扯皮、推诿，服务临床一线、服务患者，责任清晰、效率提高。

然而，问题来了。要撤掉这么多部门，原来的那些中层干部如何安排？僧多粥少啊，我因此很伤脑筋。将心比心，他们会不会有失落感？脸上会不会挂不住？家里人怎么看？但我至今都记得，没有一个干部为了自己的职务来找我说情。许多人原先是一把手，变成了副手，我找他们谈话时，没有一个人有怨言，都明确表示服从组织安排。这样的高素质，这样的高风亮节，这样支持医院的工作与发展，叫我如何不感动！

关于成本核算，还是那句话，不精打细算，日子过不下去。是现状迫使我们想办法，来进行成本核算和精细化管理。医院进行成本核算，在全省甚至全国我们都是领先的。后来出版的《江苏省医院成本核算与管理规范》，就是在我院制定的成本核算方案基础上，做了修改后形成的。可以说，这项工作当时在江苏有着率先、示范作用。

再就是明确目标。没有目标就没有方向，没有方向，就没有前行的动力。我当时提出了"建设基本现代化医院"的战略构想和长远发展规划，是这座百年医院的传承和发展的必由之路，我们必须把大家的心拢起来。2002 年 6 月，我在医院策划召开了历史上第一次全院职工大会，以往只开过班组长以上会议或者某一个领域的专题会议。医院没有大会场，我们特地借了镇江影剧院做会场，在大会上我脱稿讲话，提要求，鼓士气。我提了八个方面的要求，希望全院职工共同努力。事实证明，这次会议效果非常好，这是一次统一思想的大会，一次凝聚人心的大会，一次描绘医院发展蓝图的大会。

既然目标已经明确，思想已经统一，那就要有新的举措，新的要求，新的服务理念。

正好这一年年底新大楼落成，医院要搬进新的场所，为了让全院医护人员全新亮相，我做出决定，把原先的棉布工作服全部换成涤卡工作服，新的工作服挺括、亮眼，给人焕然一新的感觉。行为规范上，我提出要改变服务理念和服务方式，这方面要求比较细，有许多具体要求，甚至接打电话，我都要求首先说"您好"。硬件硬了，软件也跟上了，人心也齐了，医院哪有不好的道理？

我当院长 17 年，有两句话，是一直讲的，也是这样来要求大家的。

一是把患者的利益放在前面，把职工的利益放在前面，作为一把尺子。二是对事不对人。

医院救死扶伤，必须以维护患者的利益为衡量标准，在这一点上，我毫不含糊，态度坚决。我提出了"对方需求"的服务理念，不断改革创新医疗服务模式，改善患者的就医体验。

为了给患者提供全程、全方位而又个性化的诊疗服务，我又提出并推行了多学科协作的诊疗模式，将医院肿瘤放疗、化疗按部位进行了整合，搭建起肿瘤多学科综合诊治平台，并率先将该理念和经验拓展至亚专业、单病种，开设了甲状腺疾病、卵巢多囊综合征等以疾病为中心的多学科诊疗门诊；成立了乳腺疾病诊治中心，将乳房外科、乳腺癌放化疗等科室整合，实现乳腺疾病筛查、诊断、治疗、随访及康复等一体化管理。

为了让患者接受更便捷的服务，我提出要不断优化服务流程，转变过去的"等待式服务"为"主动式服务"。开展了"床边会计"服务，为全院住院患者提供床边住院和结账服务，变"让患者跑"为"我替患者跑"；开展住院"陪检"服务，专业陪检团队有效减轻了患者家属的负担；开通"患者健康门户"，患者可凭个性密码在家查询检查检验结果和病历；提供 100 辆开放式轮椅服务，当时为全国三甲医院首创；高标准改造门诊卫生间；走进特殊患者家庭开展专科护理随访服务，设立了 24 小时为患者服务的呼叫中心；等等。

再就是要维护职工的利益。我做了一件影响医院长远发展的事，那就是实施院科两级负责制，推行院长聘科主任、科主任聘医生为核心的全员聘用制；同时，建立以绩效工资改革为核心的分配制度改革。从 2002 年开始，将医院岗位划分为 5 类进行分别考核，推行以服务质量、服务数量和群众满意为核心的考核和激励制度，实行多元化改革。那真是起早贪黑啊，我的主要精力都放在这个方案上，只用了一个星期，方案就制订得差不多了，得到了当时领导充分的肯定与支持。绩效考核方案旗帜鲜明，以服务质量、服务数量、群众满意为核心，呈现的是技术水平和服务水平。记得当年签订目标责任状时，气氛好得不得了。那热闹的场面，大家兴奋、积极、激情满怀的精神面貌，至今想起来依然让我为之动容。我们的医生都是好医生，我们的职工都是好职工，都是想干事的。只要确立下目标就能激发起动力。事实证明，绩效考核产生的效果非常明显，整个医院干事业的氛围浓厚，精神面貌焕然一新，散发出积极向上的活力。此后医院一直稳坐全市医疗单位"第一"。随之而来的，就是医生护士职业荣誉感大幅提升了，医院凝聚力进一步增强了，甚至有些跳槽出去的专家，又主动要求回来了。

把职工的利益放在前面，还体现在关心他们的成长进步上。我们制定了一系列的政策措施，来鼓励大家参加继续教育，提高学历。所有院领导都参加了各大名校的系统管理专业知识培训，管理科学化水平大幅提高。对职工拿到硕士、博士学位的，给予补贴和奖励。我们还鼓励医护人员出国留学或者做访问学者，由于出国学习的机会太多，有一阵子，竟找不到人出国了。

我们也鼓励大家搞科研，重奖那些在科研上做出成绩的医护人员。如血液科的领军人物钱军，是全国血液病学术影响力排名前一百的医学专家，血液肿瘤的表观遗传学研究居于国内先进水平。钱军刻苦钻研，常常夜里 12 点了，他还在实验室里搞科研。像钱军一样潜心科研并取得科研成果的专家，医院还有不少人，我们都有明确的奖励措施，真正做到了奖励先进，激励后进。

我当院长 17 年，在全院职工的共同努力下，也创造了医院历史上的许多个第一或唯一，至今说起来，我还为医院有这样的成就感到自豪：

心肺联合移植生存时间全国最长。早在 2003 年，就成功施行心肺联合移植手术，填补了省内空白，为当时全国心肺联合移植患者生存时间最长。

综合 ICU 床位最多，总床位达到 60 张。重症医学科（ICU）创建于 2003 年，已建成为国家临床重点专科。是当时全国三甲医院中拥有综合 ICU 床位最多的医院。

城市医联体，全国最早。建立了我国第一个以我院为核心的集团化城市医联体，实现"小病在社区、大病去大医院、康复回社区"的就医、健康管理体系。按照标准化、同质化要求，建立完善分级诊疗体系，社区影像、心电图全部上传到医院本部进行解读，每年为乡镇、社区医院做上万个病理标本和影像，真正做到了为老百姓服务、为老百姓减负。分级诊疗模式得到国家卫健委的肯定和表扬，并在全国层面推广，这项工作，在全国都叫得响。

全成本核算，全国最早。在全国率先实施成本核算、会计核算和绩效核算的三轨并一，医院运行效率与效益有效提高，现已实现"预算—成本—会计—绩效"四位一体，得到财政部、国家卫健委、省卫健委领导的充分肯定和推广，多次在全省、全国会议上做经验介绍。

纵观这些成就，不谦虚地讲，我们医院对国家的医改，还是有贡献的。我多次受邀参加全国、全省的相关工作会议，我院一系列改革举措得到国务院医改办、国家卫健委、中央编办等中央部门和领导的充分肯定，许多做法与经验被总结上升到顶层设计的政策措施中。比如，建立医保谈判协商机制、建立现代医院管理制度等改革建议被 2009 年《中共中央 国务院关于深化医药卫生体制改革的意见》等文件吸收采纳。

回顾自己的职业生涯，我个人成长的每一步，都与这座百年医院密不可分。无论是光荣还是梦想，无论是成功还是遗憾，我个人的命运与这家有着悠远历史的医院的发展甘苦与共，不得不说，这是我和医院的缘分。1983 年 7 月，我成为医院的一名神经外科医生，后来我兼任医院的医务科副科长，1995 年 4 月被提拔为院长助理，1998 年成副院长，2002 年任院长。值得一提的是，1995 年 8 月到 1998 年 8 月，我被调到镇江市卫生局（现市卫健委）任医政处处长，正是这一段局机关的工作经历，为我后来走上医院管理岗位打下了坚实的基础。

大家常说，百年修得同船渡，我要加一句，万年修得同事缘。我当院长 17 年，我总觉得，唯有与同事宽厚相待，相互尊重，才能调动各方面的积极性。我知道，作为一把手，唯有做到了"一碗水端平"，才能服众；唯有"对事不对人"，才能让大家心情舒畅地干事创业；唯有"领导就是服务"，才能创造一个好的干事氛围。这是我服务于医院的赤子之心！

我当院长 17 年，取得的成绩应该归功于全体职工，当然工作中还有不少遗憾，还有不少事情没有做好，或者说做得还有些欠缺、还不圆满。有人问我把专业丢掉是否后悔，我的回答是：要是能够重来一回，我还是会这样选择，但一定会做得更好。现在，我只有把这样的愿望，送给我挚爱的医院，送给正在医院奋斗的人们，愿你们前程似锦，遗憾少一些，自豪多一些，为百年康复添砖加瓦！

（蔡永祥采写）

用我的心护佑你们的心

陈锁成，男，1942年出生于江苏丹阳，中共党员。1963年毕业于镇江医专（现江苏大学医学院），1973年就职于镇江市人民医院（现镇江市第一人民医院）。曾任江苏省胸心外科专业委员会委员、江苏省胸心外科临床重点专科学科带头人、江苏大学外科学科带头人、中德（江苏）心脏中心中方主任、镇江市胸心血管外科中心主任、镇江市第一人民医院胸心外科主任、江苏大学和苏州大学硕士研究生导师。2001年起先后为20位患者施行心脏及心肺移植手术，使医院成为全国能够开展心肺联合移植手术的唯一一家地市级医院。有2项科技成果获江苏省政府科技进步三等奖，有9项科技成果分别获得江苏省卫生厅新技术引进一、二等奖，有8项获镇江市政府科技成果一、二、三等奖。先后荣获"江苏省科技先进工作者""镇江市科技标兵""镇江市五一劳动奖章"及"镇江市有突出贡献专家"等称号。2009年2月获院终身教授。

我在镇江医专读书的那四年，正逢国家三年困难时期，国家又处于多事之秋。国家兴亡，匹夫有责，同学们边学习边关心国家大事，当我们知道远在台湾的蒋介石反攻大陆的消息，个个热血沸腾，纷纷弃笔从戎，投身到保家卫国的阵营中去。那年是 1962 年。

到我们学校招兵的是 12 军 31 师，这个军的 93 团前身是朱德警卫红军团。来带兵的卫生队队长精心挑选了 7 名同学一起带到 93 团，我被分到了 7 连 1 排 3 班。我们连队有马场，我和战友们经常要到沭阳靶场割马草，作为农村兵，我比别人更能吃苦，割草总是最多的一个，经常受到连长的表扬。

我们这批兵没有机会上战场，全部退伍。但我很感谢当兵的岁月，锻炼了我的意志力，增强了我的体力，让我后来的从医生涯有了很强的韧性与不服输的意志力。

我退伍回镇江专区。第一站去了一家企业的医务室，业余时间学习和宣讲"马列主义"著作。没多久，市委组织部找到我，希望我去二院普外科当医生。

1971 是我人生中的分水岭，意味着一个新天地的开始，我和同事们开始做各种外科手术，我非常开心，一年多后二院领导把我派到镇江地区外科医生培训班学习。

两年后的 1973 年，培训班结束，镇江市卫生局张学东局长找到我，想把我调到镇江市人民医院（现镇江市第一人民医院）胸外科。那时候科主任是朱养荣。我就问张学东局长："人民医院胸外科一年做多少例手术？"他回我说："一年 30 多例吧。"我想这也太少了点，有点不想去。不久之后我还是被卫生局调了过去，从此在这里扎下了根。这得要感谢一个人——朱养荣院长，是他向张学东局长及医院副院长王映谦提出把我调到胸外科来，后来也是他们成全了我的心胸外科事业。

朱养荣是胸外科的元老，他非常惜才。到医院半年后他就让我开肺部手术。记得我给一位姓孙的患者开刀，他得了肺结核病，肺部烂了个大洞，手术难度大，颇具挑战性，手术很成功，让我找到了自信。8 个月后朱院长让我开食道癌手术。

我希望自己强大起来，学习更多的知识，才能有底气站到手术台前做更多的手术。每周休息日，我就从家拿上两个馒头当午饭，直奔医学院的尸体解剖室做胸部解剖试验，将胸部的每根血管、每根神经都摸透。我想的是：一个胸外科医生，一定要过解剖这一关。这一去就是 3 个月，风雨无阻，我成了解剖室的老熟人。

在没有心电图的时候，内科医生只能靠听诊器，后来有了心电图，但报告是心电图医生出的，其他医生只是看看心电图报告而已。我认为作为胸外科医生应该会看心电图，于是决心学习心电图。几个月后，我已经能看懂心电图，内心雀跃，心电图知识给我后来在做胸外科手术及术后处理时插上了一对翅膀。

除了如饥似渴地学习我还在自己的工作岗位上苦练内功。每一次上手术台后，只要是我主刀，就一定会把这个手术过程中遇到的问题如实记录下来，并进行反思，通过查阅资料，不断总结。我的病案笔记是从 1975 年 8 月 22 日这天开始的，至今未中断过。病案笔记到今天已经有八九十万字之多。我想，一个人成长的过程中不可能不犯错误，特别是我们外科医生，工作压力大，忙碌，长期的劳累，犯错误的可能性更大。我记录病案的过程就是让自己不犯大错误、少犯小错误、争取不犯错误的历程。反复警醒自己，不断纠正自己，才是记录病案的初衷。手术台上的医生，随时都可能会遇到突发事情，需要你在瞬间做出判断并去处理。处理得正确，患者就活过来了，处理得不正确，一条命在瞬间就能从你的面前消失。我后来发现有些医生面对患者的死亡，并不能对他内心有什么触动，有的人认为患者的死亡再正常不过，已经没有很深的触动了。但如果把每个患者都当成自己的亲人，他就不会抱着无所谓的态度，就会去主动追踪这个患者的死因。是否有更好的方法，患者是否能活过来，等等之类的问题都需要每一个医生去反思。哪怕上了手术台，突然发现患者的情况并不是你预知的情况，你都要镇定并准确判断，这就需要你平时的知识积累与强大的心智。

有人说我是"陈巧手"，几十年来做那么多手术没有失败过，这是别人对一个普通医生最高的赞赏。我写病案笔记的过程中也是在沉淀自己的从医经验。那么多面孔在眼前出现，无论是逝去的，还是活着的，他们鲜活的面孔在我的面前跳动，那是对生命的无尽希望。我希望自己的笔记能为后来的医者们留下有用的东西，也不枉从医一生。

我跟年轻的医生说，希望他们写点病案笔记，不断总结自己。我的办公室橱柜里有两样珍贵的东西：堆得高高的病案笔记本，还有多年来订阅的医学杂志。它们穿越岁月的尘埃向我走来，看到它们，心中倍感温暖。俗话说，好记性不如烂笔头，我还有两大堆不是病案的笔记本，一堆是在国内外进行学术交流参观手术时的笔记，另一堆是英语单词记录本。我上镇江医专学的是俄语，后来要看大量的英文资料，我开始了自学英语的二万五千里长征之路，一直到现在还在学英语。

　　1979年，我到了长海医院进修，这是关键的一年。我们医院建立心血管外科，朱养荣院长对我说："陈医生，我们要搞心血管外科，必须有体外循环仪器，你先去学习体外循环技术，学会后回来再带学生，等他们学会了，你重新上手术台。"谁都晓得：作为一个外科医生离开手术台，就意味着离开工作岗位。有句话外科医生常挂在嘴边：宁愿站在手术台上死，也不愿意跪着生。做体外循环，就是为人作嫁衣，做开刀医生的垫脚石，但总要有人做基石，科室的心脏直视手术才能开展起来。我同意了朱院长的建议。

　　因为我们是白手起家去创建心血管外科，我在长海医院学习体外循环技术期间，一有空就和有关同志一起去购买体外循环用的一些必需物品，包括不同型号的管道，滤网，大的盒子，每次返镇，我们带着一堆大小不同的包，就像跑单帮一样，当时只要我提出，朱院长都力排众议全力支持。当我学习结束时，体外循环必需的用品也备齐了。

　　1980年9月2日，我们正式开始做第一例先天性心脏病手术，患者是一位10岁的男孩，患有室间隔缺损，为了确保万无一失，我们请来上海胸科医院的医生主刀，组成了6个人的一套班子，我负责体外循环机。第一例手术大获成功，紧接着第二例、第三例……

　　没有一个外科医生不想上手术台。我人生中的第二个分水岭来临，真正与自己热爱的事业接上了头。朱院长真的是我的贵人，他兑现了让我搞体外循环前的承诺，让我到长海医院进修学习。到1982年10月时，按朱院长的要求，体外循环机操作的人员已经培养出来了。我去了梦寐以求的长海医院。时间对我来说就是生命，我把这次学习当作一次朝圣之旅，带着一颗朝圣的心去学。

　　我去长海医院进修时，不是以进修名义去的，而是以借调名义去的，所以我不需要到门诊值班、轮转，整天在病房。生活轨迹就是宿舍、食堂、病房三点一线。在长海医院期间，我恨不得把一分钟掰成两半用。有时一个月值班16天，连续5周没有休息过，3周内做15台手术，困得不行了就睡在楼梯旁打个盹。

　　一年半的进修到期我按时返回医院。我在长海医院进修期间，参加了43次瓣膜手术，38次先心手术，其中有20次先心手术是我当主刀，我还做了数十台普胸外科手术。

　　在长海医院，我还做了一件他们医院从来没有人做过的事——我把他们医院从1978至1984年开展的心脏手术中的所有死亡病例全部找出来，我想弄清楚：这些患者的死亡原因是什么？如果去补救，结果会是什么？只有通过追问他们的死因，从病案中寻找蛛丝马迹，经过查证得到结论，才能厘清患者死亡的原因，才能提升自己。我知道这种办法笨，相当于逆向行驶，但我愿意一搏。

1985 年 10 月全国召开心血管外科会议时，朱院长问我是否愿意参加，我自然是求之不得。朱院长再次成全我，我们一起去参加了这个技术革命的重要会议。会议结束后让我去沈阳军区总院学习先心法四手术，突破这个瓶颈。当时这家医院有许多人来学习，进手术室时如果抢不到好位置就无法看得清楚。我每天早上第一个进手术室，搬一张圆凳子站在主刀医生后面，这样我才能看清楚。我也看他们做别的手术，一有空就去他们 ICU 监护室，去看手术后的患者怎么处理，晚上再去看患者的结果如何。回到宿舍，我开始做参观手术的笔记，把每一个步骤默写下来。

一家医院能开展先心法四手术就意味这家医院的先心手术技术水平从一般性进入复杂性。从沈阳回镇江后，朱院长问我："我们能不能独立开展先心法四手术？"我说："能。"他说如果能你就收患者。1986 年 4 月我收了一例先心法四患者，是句容下蜀人罗女士。我开始做术前准备，但是科内、医院并没有多少人支持我做这样的手术，如果失败，后果不堪设想。那个时代无疑是保守的但朱院长决心已下，为我保驾护航。

手术前的一天下午，我和朱院长站在双井路一棵树下，为这个手术谈了一个多小时。这哪里是治病救人，更像是上"刑场"。当天晚上我一夜没合眼，反复在想手术方案可能会出现的漏洞，也想到了和朱院长长谈的内容，但并没有想自己日后的前途问题，也不容我去想。天亮后，我爱人看着我浮肿的眼睛，心疼得眼睛都红了，她悠悠地说："你这个样子还能上手术台吗？"

手术按部就班进行，每一个步骤都是那么严丝合缝。手术一结束，我跟着患者去 ICU，和患者共处一室 5 天 5 夜，吃饭由孩子送进病房，与"坐牢"无异。手术第二天，我拔掉了患者的气管插管，时隔不久，患者咳痰时咳出血来，我即刻给她用上了止血药，但不见好转。怎么会出血？我紧张了。打电话给沈阳军区总院心外科求助，那边的朱主任告诉我："没有关系，继续这样治疗，她会好的，以前我们也遇到类似病例。"原来这个患者有过咳血史，痰中带血是正常现象。可是我真的担心极了，朱主任的回答给我吃了一颗定心丸，让我心里有了底。当时我想这个手术如果失败，我的前途就到头了，还有朱院长得为我背黑锅。现在想来，这就像一场赌博，赌的是一条 16 岁少女的花季生命，外加我和朱院长的命运。

我连续开了 3 例法四手术都成功了，用事实证明了自己的实力，后来小罗术后恢复得很好，还结婚生子。

40岁那年除夕夜，我的身体遭遇了滑铁卢。晚上洗漱时突然跌倒了，儿子立刻冲进来，见我脸色苍白、不省人事，吓坏了，立即通知我们病区医生护士，推着平车将我送到消化内科。消化内科的同事随即为我申请输血，当输完600 mL血后，我的神志清楚了，只听到杨主任说："他是累的。"他又给我做了胃镜，说："整个胃黏膜充血，少许部位有渗血。"

这次胃出血的原因在哪里？别人找不到，但我自己清楚。1988年前后，我总觉得关节痛，尤其指关节，当时我并不在意，认为是平时使用过度造成的，有时我有意放慢工作节奏，有时痛时吃颗止痛片，但仍不能解决问题。这时我开始怀疑是否得了类风湿关节炎，一查血，果然类风湿因子是阳性，再查还是阳性。

天无绝人之路。在我得胃出血后不到一个月，我到同学王永远、邵秀娟夫妇家去吃饭，得知我得了类风湿性关节炎，王永远拿出一张纸，很快写出一张中医方子，叫我回去就照方抓药去。我按照他的吩咐做了，等我服到两剂半左右的药酒，我的手脚趾关节再也不痛不肿了，活动也自如了。过去滴酒不沾的我，从此也学会喝点白酒了。我非常感激我的两位同学，是他们拯救了我的身体，拯救了我的事业，他们也是我人生中的贵人。

我们医院的胸心外科创建于1955年，跨越大半个世纪，至今已开展上万例胸心外科大手术，心脏单瓣手术成功率达97.8%，多瓣膜置换、复杂性先天性心脏病数千台，主动脉瘤切除及不停跳冠状动脉搭桥早已成为常规手术，我也成了省内知名心胸外科专家。

1989年，我遇到一个大路镇的患者，她患有重度先天性心脏病三尖瓣闭锁，需要做Bjork-Fontan手术，手术水到渠成，术后这个患者一直活得很好。我把这个成功的手术写成一篇文章发表在《中华胸心血管外科杂志》，这是心血管外科领域最高级别的杂志。一年后，杂志社来信问我获过什么奖？我当时都不知道报奖，只想把事做好。这本杂志是我在心脏手术过程中不断提高的优质蓝本，每期杂志都能看到国内外的学术动态，成了我在医学界攀登的一个窗口。

1995年之前，虽然我为科室为医院做了很多工作，开创了不少过去科室没有做过的手术，但随着朱养荣院长的年龄越大，他感到力不从心，需要一个合适的接班人。就在1995年的下半年时，我想辞职去上海，正好有人帮我联系了上海、杭州两家医院。1996年的元旦前一天，我向医院人事科长提交了辞职报告，人事科长随即将报告交给郑国强院长，郑院长后来找我谈话时对我说："当我看到你的辞职报告时，两只手急得发抖。"他与卫生局领导商量后，请来了市委陈文香书记和我谈心，陈书记与我谈了很多，谈到最后时，他说："你要什么条件提出来我一定帮你解决，我是一个婆婆妈妈的书记，但我说话算数。我的条件是你不能走，镇江人民需要你，医院需要你。听我的话明天就去上班。"我们先后大约谈了三个小时。

一周后，卫生局张银生书记，医院郑国强院长、徐道喜书记、人事科长伍建江和我坐在徐书记办公室。我提出 6 项条件：（1）搬迁病房；（2）建立 6 张床位的 ICU 病房；（3）建立动物实验室；（4）购买 6 台监护仪；（5）添置一台进口呼吸机；（6）批准成立镇江市胸心外科中心。镇江市委方之焯书记亲自来医院调研后，决定把老干部病房全部让给我们。可是 6 张床的 ICU 病房怎么办？最后确定将 3 间病房打通，中间隔墙的顶部用钢板搭在两边墙上承担顶部的承重，其他几个条件也相继解决。

这期间由于朱养荣院长年事已高，不再担任行政主任，我却没有经过行政副主任过渡直接受命成了行政主任。

20 世纪 90 年代，国内有不少大医院都开展了冠状动脉搭桥手术，江苏省最早开展这项手术的是苏州大学第一附属医院，他们利用苏州得天独厚的条件，与国外医院合作，每年都能请国外专家帮助他们开展几例冠状动脉搭桥手术。我心里也在"蠢蠢欲动"，想要开展冠状动脉搭桥手术。

我开始做进一步的手术准备，为谨慎起见，我请了浙江医科大学陈如坤教授和他的一位同事过来帮忙，手术当天，我们一起为患者取了左前臂的桡动脉作为桥血管，一头缝在患者的前降支狭窄的远端，一头缝在升主动脉壁上，查无吻合口出血，确定无误后关胸安返 ICU 病房。次日，当患者拔除气管插管后，他对我说的第一句话就是："陈主任你为我搬除了一块多年压在我胸部的石头。"术后患者痊愈出院。从此以后，冠状动脉搭桥成了我们科的常规手术，再也没有遇上多大阻力。

随着心胸外科手术成功率越来越高，新的局面不断打开，开始引进研究生，由于我们科的技术实力和科研实力雄厚，2001 年被评为省级重点专科。我们科成为省内地市级医院唯一的省重点专科，也是镇江地区外科领域唯一一家省重点专科。

国际上搞心脏移植很早，但国内很少。1978 年的时候，上海曾开展过心脏移植手术，患者活了 109 天去世。我当时从来没有想过做换心脏手术。20世纪90年代初期，哈尔滨医科大学夏秋明教授开始做这项手术，后来福州的医院也开始做。我才觉得我们的心胸外科也应该行动起来了。

当时心脏移植被誉为"二十一世纪医学之巅"的器官移植，在 20 世纪七八十年代是不敢想象的，特别是心肺大器官联合移植，被公认为一个国家、一个医疗单位医学水平的标志。在没有接触到这个领域时，我对心肺联合移植从来没有奢望过，但经过不懈的努力，我们终于达到了这个水平。1998年，我到北京开会，遇到福州协和医院的廖崇先院长，因为他们已经开展了心脏移植工作，会议一结束，我就盛情邀请他到我们医院。我的目的主要是请他来看看我们的住院病房、ICU病房、手术室能不能达到开展心脏移植的条件，他来看后，认为我们医院已经具备了开展心脏移植的条件。

我们就开始做心脏移植的准备。硬件条件具备了，需要移植的患者在哪里？于是我们开始到病案室寻找近几年来在心内科住院的扩张性心肌患者的病历，根据病历上的地址，分成丹阳、扬中、句容、镇江郊区4个组，我负责郊区组，另外小组分头到各地去找患者，死亡的要弄清楚原因，活着的要询证他们目前的生存状态。最后把我们四组寻找的资料进行了总结归纳。

2000年伊始，我开始做心脏移植动物实验，实验早期，手术不算顺利，随着实验次数多了，我们开始熟练起来。最后终于停止了实验，准备实战。

2001年1月20日，这个吉祥的日子我永远记得，任何时候都能倒背如流。我们正式开始做心脏手术。请来上海中山医院的王春生医生主刀，我当助手。手术非常顺利，接着又做了第二例。到了第三例，我就坚持不请外援。

世界上心脏移植手术方法有三种，标准心脏移植法、双腔静脉移植法和全心脏移植法。从手术技术操作看，双腔静脉移植法最容易，全心脏移植法最难。从移植效果看，全心脏移植法最好。我做了16例心脏移植，绝大部分采用全心脏移植法。在全国心脏移植大会上，我做了发言，受到好评。我的论文发表在移植杂志上，该项目获得江苏省卫生厅新技术引进二等奖。

医生是为患者而生，一切为了患者的需求，医生必须终身努力学习，研究学问，不断攀登医学高峰，在心脏移植领域也是一样。例如2003年7月，我们科收治了一位33岁的女性患者（徐女士），入院诊断为先天性心脏病、巨大房间隔、艾森曼格综合征，右心衰竭。通过一般手术方法无法获得救治，唯一的手术方法就是心肺联合移植。我查阅当时国内心肺移植资料，仅见8例报告，术后存活最长时间为81天，为了这例患者，我带着科内有关同志到杭州浙江大学医学院附属第一医院参观学习。我们抓紧进行徐女士手术的准备工作，包括又做了一次心肺移植的动物实验。在手术前一天，她再次发生心衰。再不进行手术，她的生命很快就会停止。为了保证这个手术成功，医院领导两次召开有十八个科室参加的协调会，吕振声书记专门做术前动员，朱夫院长担任总指挥。7月28日，手术从下午3点10分开始，我们医院的2号手术间有

20 多个参与手术的人员，下午 6 点 28 分供体心肺离体 170 分钟，在徐女士的胸腔里重新恢复工作，直到次日 0 时 30 分钟手术才结束，手术历时 9 小时 20 分钟。转入特护病房，负责术后监护的医生护士日夜坚守在患者身旁，术后 3 天拔除气管插管，7 天后拔除两侧胸管，10 天后患者能下床活动。术后 1 个月，因为她是我们科的重症患者，一直住在监护病房，与外界缺乏沟通，生活单调枯燥，结果发生反应性精神病，不肯吃喝，这可急坏了特护她的冯丽萍护士长，尤其吃排异药时简直就像打架一样，先后请来精神病院会诊达 10 余次。有时候患者下床不肯穿鞋子，冯丽萍护士长怕她受凉生病，急得蹲在地上给她穿鞋。两个半月后经药物治疗和精神抚慰，患者才完全恢复正常。2004 年 7 月 28 日是她术后一周年纪念日，我们医院为她举行了隆重的庆贺仪式，当时中央电视台及《人民日报》均做了报道。后来我们又做了 3 例心肺移植手术，其中一例术后存活将近 10 年。

我们的第 7 位换心患者小钱，2006 年 2 月 28 日做的手术，那年他才 31 岁，但给我的印象就像个老人，全身是病，他的心功能等级很差，达到四级，基本上是睡在床上。我为小钱做的是全心脏置换，这是最好的手术方案，也是最难的方案。他换心脏后结婚生子，现在女儿已经 10 岁，上小学四年级，活泼可爱。手术后十几年间小钱一切如常，在一家国企工作，只是没有人知道他曾换过心脏。他对我说："陈主任，你给了我第二次生命。"

2015 年又是不平凡的一年。我们给一例扩张型心肌病晚期同时合并 A 型主动脉夹层患者做了心脏、升主动脉、主动脉弓移植加降主动脉支架植入手术，这个手术成功后，通过江苏省医学情报研究所检索国内外文献，结论是该病例属世界首例。关于这次手术的文章发表在《中华胸心血管外科杂志》上。多器官衰竭的外科治疗这一课题获江苏省医学成果三等奖。当时全世界只有美国、日本和我国台湾地区各报道过一例，美国、日本采用分期手术方法完成，台湾地区虽然采用一期完成，但他们在心脏移植的同期应用人造血管完成升主动脉、主动脉弓替换。而我们要采用应用同一供体同期完成心脏、升主动脉、主动脉弓移植加降主动脉支架植入手术。

这台手术让我终生难忘，这是我从业生涯中最值得骄傲的一次重大手术。我和团队成功开展了全球首例复杂心脏手术。这位患者是我的丹阳同乡，他这年突然感到胸闷气急心慌，因病情太重，四处求医无门。不甘心的他慕名辗转找到我。我给他做了检查后吓了一跳。结论：扩张性心肌病晚期，心功能达到四级，心脏占了他整个胸腔的 70%，比他的头都大；主动脉夹层直径达 70mm，已累及主动脉弓及降主动脉，诊断为 Stanford A 型夹层动脉瘤。像这样的手术必须同期进行心脏移植+升主动脉+主动脉弓及降主动脉手术。我们科的心脏移植手术虽然已作为常规手术，心肺联合移植也有3例成功，主动脉瘤手术已成功450余例，但并没有这两种疾病同期治疗的先例。

老实说，面对这样难度的手术，我也是老虎吃天——无从下手。我准备放弃时，患者"扑通"一声跪在我面前，求我救他一命。

文学家说，诗人把诗写在纸上，农民把诗写在大地上，而我们当医生的应该把诗写在手术台上，写在病床前。

医生最大的责任是把生的希望留给患者，把困难留给自己，否则还要我们这些医生做什么？于是，我开始发动全科查询国内外相关文献，为救他一命全科总动员。经过认真仔细的分析讨论，在满足手术条件下我们才开始动手做手术。

12月16日，当获得与这位患者匹配的供体的消息后，朱夫院长担任总指挥，调动全院相关科室协助我们；时任常务副院长蒋鹏程在手术室全程指导，时任院长助理毛镇伟带领任正兵、戎国祥等医生负责供体现场的采集。我和丁国文、尹俊等20余人的手术团队走进手术室。当晚7点44分，供体的心脏在停跳279分钟后在患者的胸腔内恢复了有力的跳动，手术室里发出阵阵欢呼声和掌声。手术历时10小时整。患者的神志清醒过来，第14天拔掉了气管插管，1个月后患者在护士的搀扶下走出监护室，他流下了感恩的泪水。

我当行政主任的这些年，一个感触是，一个科室一定要有传承，一定要培养人才。

1997年9月的一天下午，我被邀到江苏大学参加一个学术会议，就在这次会议中我认识了德国柏林心脏中心的副院长翁渝国教授，他是德国籍华裔，报告结束后，我邀请他到我们医院做一台心脏瓣膜置换手术，没想到他拒绝了我。但是，在我反复盛情邀请下，他答应来我们医院看看，条件是不做手术，我也答应他，不让他做手术。第二天他来后，先后带他参观了我们的病房、ICU，后来我又带他进了手术室。这时，一台双瓣膜置换手术在有条不紊地准备着。我们两人坐在一边，尽情地交谈，谈的主要问题是业务，我问他："你对COX迷宫手术怎么看？"他坦率地回答："我没有做过这一手术，没有体会。"他反问我："你做了吗？"我告诉他："做了。"我向他谈起我做这个手术的感受，后来我们又连续探讨了几个手术中的技术问题，我们越谈越投机。在他面前我谈不上是高人过招，但他却对我也刮目相看，看看我们的设备也不错，这时麻醉医生叫我："陈主任，可以上手术台了。"我看了看他，问他："你上不上手术台？"他说："你还要我上手术台吗？"我说："当然需要。"他说:"我上手术台可以,你当主刀,我当你的助手。"我说:"你当助手就不要上了,我有助手。"听了这话,他再也不出声了。

我们两人洗手消毒后,我让他站在主刀位置上,我站在他的对面当助手,手术进行得非常顺利。后来,医院聘任翁教授为胸心外科名誉主任。我们的联系随着时间的推移,越来越多了。

2003 年,经江苏省卫生厅批准,我们成立了中德(江苏)心脏中心,我为中方主任,翁教授为德方主任。我先后派出 15 位同仁去他们医院进修学习,其中有 3 位获得世界著名大学德国洪堡大学医学博士,还有一位直接从德国赴加拿大多伦多大学完成了博士后研究,使我们医院相关科的医学水平提高了一个新的台阶。

我还认为,作为一个省级临床重点专科一定需要重视科研,科研是科室的未来,成果是同行及社会的承认。作为一个称职的科主任,应该是既有临床经验又有科研成果的复合型人才。科研分两类,临床型和研究型。研究型需要专业导师指导,由受过专门培训的人员完成。临床型得经过自身学习、实践、思考、积累、总结去完成。我应该属于临床型,我已在国内医学杂志发表文章 70 余篇。我的文章都是靠平时积累完成,这些临床科研的基石,都是临床经验的总结,来自临床,服务临床。

文章就是知识与技术的结晶,并不是为了获奖而写的,更多的是为了将这个行业发展壮大,更好地服务于患者,引领这个行业。有许多同行在杂志读到过我的文章,当在现实中见面的时候,我才知道我发表过的文章与得过的奖已被许多人知晓,并影响了这个行业。从我踏进镇江市第一人民医院大门起,直至 2012 年 11 月 9 日,我 70 岁为止,只要我不离开镇江,每晚 7 点 30 分新闻联播一结束,我就走向病房去看患者,然后回到办公室看书,晚上 10 点后才回家。很多时候我把医院和家混为一体。

我的许多患者一到出院时,就把感谢信、锦旗送给医务人员,我们也乐意接受。我这一辈子,最要感谢的是成千上万让我诊治过的患者,他们让我从一个青涩的医生逐渐变成了成熟的医生,还成了所谓的专家。这个过程只有经历诊治过的患者和我自己知道。所以,我不需要患者的感谢,我要真诚感激我的患者。

我在人生最好的年华做了最热爱的事业,感恩镇江市第一人民医院给我的平台,让我们每个人的点点滴滴汇成了今天镇江市第一人民医院的洪流,走向未来。

(钱兆南采写)

医生是我的终身职业

　　袁志诚，男，1945 年出生于江苏镇江，中共党员。1970 年毕业于南京医学院（今南京医科大学），1971 年入职镇江市人民医院（现镇江市第一人民医院），1978 年创建神经外科并光荣入党。先后担任医院神经外科主任、副院长，曾被授予省、市级"有突出贡献中青年专家"，被评为"全国先进工作者"，享受国务院特殊津贴。2016 年退休后仍充分运用老专家的经验和专业特长优势，发挥余热，奉献社会。

我出生在一个农民家庭，父亲是一名地下工作者，1940 年就加入中国共产党。我从小接受家庭的红色熏陶，从记事起，父亲就教我，听毛主席的话，跟着共产党走，要为人民服务。党将我培养成为一名大学生、光荣的医务工作者。我的每一步足迹，每一点进步，都离不开党的关怀和指引，离不开党的培养和教导。

1965 年，我考取南京医学院医学系，学习了不到一年，1966 年 5 月"文化大革命"开始，到 7 月基本上全部停课，直到 1969 年的上半年才复课。1970 年 7 月，毕业分配到了镇江小力山煤矿，在煤矿推大车运煤，进行劳动锻炼，直到 1971 年 10 月才正式分到镇江市人民医院（现镇江市第一人民医院）普外科工作。

20 世纪 70 年代初，医院人手少，没有工作经验的我一到医院就被分到门诊工作。我在门诊上一边看业务书籍学习一边为患者看病，不懂的就虚心请教老医生，下了夜班我常常不回家休息，到门诊手术室进行"义务劳动"，帮忙去做腋臭手术、包皮环切手术，练习手术基本功。一有空就跑到手术室看其他医生做手术，主动担任手术的第二助手，近距离学习手术的细节。

抱着一种多学点东西的心态，我利用一切时间多练手，锻炼自己的基本功。当时的想法很单纯，我是一名医生，怎样才能为人民服务？光有热情是不够的！最重要的是有为人民服务的本领。

到医院工作，不到半年的时间，我就能带实习生开阑尾手术。从切皮到手术结束缝好皮肤，15 分钟就能完成一台阑尾手术，当时医院没有其他外科医生能超过我的速度。一年后，我就能单独做胃切除手术；第二年，单独做脾切除、胆囊切除手术。

1976 年，我对所有普外科手术都能独当一面了。这年 8 月，医院送我到南京工人医院（现江苏省人民医院）进修脑外科。1977 年 5 月进修结束，回镇江开展了脑外伤手术、脑脓肿、脑肿瘤切除手术。当时没有脑外科的专科教科书，没有 CT、核磁共振，只有 X 光机，靠脑血管、脑室、椎管造影来作辅助诊断。我自学英文，查阅大量国外文献，在摸索中实战，在实战中提升，钻研总结出知识和技巧。

我前进的每一步，都离不开组织的精心培养。1978 年，为了更好地服务患者，医院党委研究决定创建神经外科，刚刚 30 出头的我被组织委以重任，和邵玉新护士长一起负责神经外科筹建工作。

1978 年 12 月 8 日，是我一辈子都忘不了的日子，这一天，医院神经外科正式成立。刚刚成立的神经外科在市卫生行政部门还没有编制，没有正规病房，就落脚在一个破旧的血库房，连我在内只有 2 名医生、4 名护士、11 张病床位。平时，我们两个医生轮流值夜班，今班明休，我们戏称之为"红绿灯工作制"。一旦有手术，我们两个医生就要一起上阵，谁也不能休息。

面对创业初始的重重困难，我只有一个信念：不辜负组织上的信任与期望，一定要把这个科室搞起来、立得住。当时，确实也有人泼冷水："小袁，神经外科建起来容易，想发展难，你就等着散伙吧。"我只是笑了笑，没吱声，我要用实际行动来证明他是错的。

1978 年，组织上批准我加入了中国共产党。我认为，这比我担当神经外科主任的担子更重，做一名合格的共产党员必须精通自身的业务，才能在群众中起到更好的模范带头作用。治病救人，不仅要有高尚的医德，还要有精湛高超的医术。

在临床工作中我从不满足于现状，对于书本上介绍的或看到其他医生的手术方法，我会思考它不足的地方，并对现有的方法进行改造。当应用经过我改进的方法取得好的疗效时，就在科内推广应用，这个创新的过程让我也从中汲取到快乐。

在给一位塌方压伤的昏迷患者做完手术后，为了密切观察病情变化，我坚守在他的病床前，七天七夜没有回家，终于把他从死亡线上拉回来。

为了抢救一例高颈段脊椎肿瘤出血患者，我忍着自己的颈椎伤痛为他进行急诊手术，结束时已是凌晨，我的颈椎疼得整整 5 天 5 夜无法入睡，不得不住院治疗。可当听说医院抢救患者遇上困难时，我二话不说，立刻戴着颈椎牵引器上了手术台，患者需要我，我不挺身而出怎么对得起患者？患者得救了，我却痛得浑身大汗，在别人的搀扶下才回到病房。

因为基建的原因，医院的神经外科先后搬过 5 次家，从旧血库，到地下室，再到集体宿舍。一直到 1989 年，医院外科大楼落成，神经外科终于有了像样的病房。

1984 年，我牵头为一院引进全市首台 CT 机。那个年代，CT 机在全国都罕见，江苏省的拥有量也是屈指可数。为此，我两次进京，办理审批手续，据理力争，最终成功签批，医院落户了第一台 CT 机。

CT 机的引进，使医院的诊疗水平有了巨大的提升，不仅让镇江地区人民能够得到更好的治疗，甚至与周边城市合作，南通、扬州、盐城等地的患者也来做 CT 检查，我十分自豪自己能够为老百姓贡献一份力量。

我们在奋斗中求生存，在艰苦的条件下去奋斗，神经外科全体医护人员兢兢业业，无私地奉献着自己。40 多年来，科室飞速发展，技术逐渐全面，在颅脑外伤、颅内及脊髓肿瘤、显微神经外科、脑血管介入治疗等方面的技术在全省处于领先水平，多项技术的成功率达 100%，有的技术甚至达到国内先进水平。

2000 年 4 月 25 日，我荣获"全国先进工作者"称号，赴京参加全国劳模大会。2005 年，一院神经外科被评为省级临床重点专科。

我总结了神经外科在一院历史上的 10 个"第一"：

第一个被《健康报》头版报道的新技术（大网膜脑移植治疗缺血性疾病）。

第一个被镇江市人民政府和江苏省人民政府评为有突出贡献的专家，享受国务院特殊津贴。

第一个被卫生部评为全国卫生系统青年岗位能手。

第一个受邀在江苏卫视作专题节目，向全国乃至全世界展示。

第一个获得两项国家专利。

第一个被江苏省高教委评为教授职称。

第一个获江苏省科技厅社会发展项目资助的省级科研课题。

第一个在全国开展应用胎儿脊髓及大网膜移植治疗外伤性截瘫患者。

第一个在全国开展应用脑室—上矢状窦分流术治疗脑积水，并在《中华小儿外科杂志》上国内首次报道。

神经外科人付出了无数的辛勤劳动，守卫着全市人民的健康与安全，承担着救死扶伤的使命。

健康所系，生命相托，任何时候我们都要把患者放在第一位。我的经验是，知识不光是书本上的，一定要在临床实践中不断提高、不断创新，特别是要走到病床前，细致观察，做出判断，及时处理。退下岗位之前，我一年 365 天，只要在镇江，天天到医院，天天必查房。只要是我开刀手术的患者，我都要亲自到病房换药。

退休之后，我依然保持工作日上班的习惯，依然每天早上查房，依然坚持参加早会，讨论病例的注意事项。医院聘我为终身教授，我要继续为医院培养人才，发挥余热。

有一次，科室收治了一名脑转移瘤的患者，决定手术。我知道后反复观看患者的核磁共振，发现这名患者的脑转移瘤并非只有报告上的两个病灶，另外还有一个，也就是说一共三个。我立刻打电话到手术室给正在手术的医生，告诉他们这个遗漏。果然在手术过程中，证实了我的发现，最终患者的三个肿瘤得以全部切除，有效避免了肿瘤的复发。之后，我还与主治医生讨论怎样读片才能全面发现病灶，帮助他们积累经验。

　　有人说现在搞临床工作太苦太累，好多年轻人不愿学医。对此，我并不赞同。看病救人做手术，我把它当成一件艺术品创作的过程，我为患者"精雕细琢"，治愈患者就好比雕刻出一件精美艺术品。患者康复出院，给我带来的快乐和成就感是别人无法体会和享受的。

　　我很幸运，付出了很多，也得到了社会的认可，组织的肯定。从普通医生到终身教授，从省、市"有突出贡献专家"到全国先进工作者，我感谢医院，感谢组织，我所工作的每一个岗位都离不开组织的充分信任。

　　现在一院神经外科在亚专科上有脑肿瘤组、内镜组、外伤组、脊柱组、脑血管病组，能够开展包括脑血管病介入、其动脉瘤栓塞术、颈动脉狭窄支架植入、脑血栓取栓、脑缺血搭桥手术、颈动脉斑状块内膜剥脱术、动脉瘤夹闭术等手术。

　　如今，一院神经外科已发展成为我市规模最大、治疗能力最强的神经外科中心，在省内外都有着较强的学术地位和专科影响力。2017 年，被评为国家高级脑卒中心，2019 年建成镇江市脑卒中救治联盟，并成为理事长单位。科室人才梯队健全，看着一批批年轻医生的进步，让我充满了幸福感。

　　今年 77 岁的我，从医整整 50 年了，每当治愈的患者复诊时来看望我，他们脸上真诚的笑容、发自内心的感谢，就是给我最高的嘉奖。

（马彦如采写）

不为良相，亦为良医

柯梦笔，男，1945 年 11 月出生于湖北大冶，中共党员，出身中医世家。1970 年毕业于南京中医学院（今南京中医药大学），1978 年考入江苏省首届中医内科医师提高班，师从国医大师徐景藩教授。曾为镇江市第一人民医院中医内科主任，江苏省中医药学会理事、省中医内科分会副主任委员、省中医心血管专业委员会常务委员、省市医疗事故技术鉴定专家库成员。1999 年获镇江市科技进步三等奖。2002 年 10 月被江苏省卫生厅、江苏省中医药管理局评为"江苏省名中医"。

1978 年 8 月的一天，我接到院医务科的电话，让我到雷书记办公室去一下，他有事找我谈。雷书记名叫雷昌旺，是我们医院的党委书记，也是位老红军。在雷书记的办公室，他对我说："你是我们人民医院第一个中医大学毕业生，你父亲也是镇江名中医，你的基础比较好，各方面都做得不错，门诊同志对你的反映都很好。最近，省卫生厅要举办一个中医内科医师提高班，目的是培养我们江苏省的中医骨干。我们向市卫生局争取了一个名额，推荐你报名，你要好好复习，争取考上这个班，进一步提高自己，回来后更好地推动我院的中医事业。"雷书记说得语重心长，对我的触动很大。在医院，领导重视西医是普遍现象，但重视中医并不常见，这次推荐我报考省首届中医内科医师提高班，我感到很惊讶，也很欣慰，说明医院对中医是重视的。心里想着决不能辜负领导的期望，抱着志在必得的心态，边工作边全身心投入复习之中。

10 月份，我到南京参加了考试，考了一整天，上午四小时，下午四小时，非常紧张。考完后，心里也没有底，忐忑不安地等通知。到 11 月底，终于等来了录取通知书。

这个提高班是在 12 月份开学。开学前，雷书记又找我谈了一次话。雷书记说："考上了，就要好好学，有什么困难就来找我，我帮你解决。学成回来，要勤勤恳恳工作，认认真真看病，把医院当成家。"雷书记的话让我心里热乎乎的。领导这样关心我，不仅仅是关心我个人，更是关心我们医院的中医事业，一种责任感油然而生。我没理由不好好学，再苦再累也要学出成绩来。学成后，一定要按照雷书记说的那样，把医院当作家，为医院认认真真、勤勤恳恳工作，服务一辈子。这种责任感伴随着我从青年走到今天。退休以后，很多医院向我抛来了橄榄枝，要聘用我，但我哪儿也不去，就继续为康复医院工作。我现在每周工作都排得满满的：周一上午是高级专家门诊，下午是专家门诊；周二带队到大港，参加我院开展的"专家团队送医送药到基层"帮扶活动；周三是全天专家门诊；周四带队到官塘，还是院里的帮扶活动；周五是专家门诊。每天都要看七八十个患者。虽然很忙碌，但我内心很充实。我就认这个理，有了医院才有我，没有医院就没有我，医院就是我的家。

开学前，父亲送我一句话："不为良相，亦为良医。"父亲是镇江市中医院的创始人之一。这句话是他的座右铭。现在，他把自己的座右铭送给我，意图非常明显，就是让我接好中医事业的接力棒。领导的嘱托，父辈的期望，让我感到了一份沉甸甸的责任。

带着这份沉甸甸的责任，我进入江苏省首届中医内科医师提高班，开始了紧张而充实的学习生活。后来我了解到，为办这个班，省卫生厅动用了厅里的资金，这是破天荒，可见在当时是多么重视培养人才。那次共有 200 多人报考，最终只录取了 14 人，地级市的南京、镇江、无锡、徐州、盐城、连云港各 1 人，苏州和南通各 2 人；县级的淮安、东台、高邮、赣榆各 1 人，全是男同志。我能在如此激烈的竞争中获得学习的机会，唯有珍惜来之不易的机会，好好学习，刻苦努力，别无选择。

这个提高班为我打开了一个全新的世界。当时为我们授课的老师全是名中医，全国首届国医大师都来给我们讲课。我有幸成了国医大师徐景藩教授的学生。在这一年半的时间里，老师们精心地教，14 位学员如饥似渴地学。通过对中医理论知识的深入学习、对经典著作和医案的深入温习，还有临床的实践，我们收获很大，工作能力、业务能力和科研能力都得到了很大的提升。不仅如此，我对"不为良相，亦为良医"这句话也有了更深的理解，真正把它视作自己的座右铭。一年半的时间很短，但让我受益至今。

学习结束后，我回到医院继续工作，牢记雷书记的嘱托，勤勤恳恳工作，认认真真看病，为推动我们医院中医事业不断向前发展尽自己的绵薄之力。

那一年半的学习，让我学会了在工作中处处做个有心人，工作之余勤于笔耕，把自己在临床中的心得体会记录下来。我先后在《中医杂志》《中国中西医结合杂志》《上海中医药杂志》《江苏中医药》等全国和省级 20 多家中医杂志发表学术论文 40 多篇，其中多篇被卫生部主编的《长江医话》《中医年鉴》和《当代最新中医验方集成》等书及《中医文摘》收入。

那一年半的学习，让我学会了将中医经典进行变化、创新后，娴熟地运用到临床实践中，较好地诊治疑难杂症和重症，更好地服务于患者。

1984 年夏天，我院内科组织抢救了一位男性患者。他因服用安乃近，造成全身上下生满了大疱，还往外淌水。按常规，这种危重病的抢救都是由西医完成的。医院请了南京的专家过来会诊，他们了解到患者除了激素不过敏外，对其他西药都过敏，无法进行有效治疗，建议中医会诊治疗。我替患者把了脉，看了舌苔，西医确诊他为药物过敏引起的大疱表皮松解型药疹。这种病在学术上称为"3C 综合征"，死亡率很高。对这样的医案，书上是有记载的，但在现实中，我是第一次见。我结合患者的实际情况，对古方进行了加减，开了方子。患者服药不到 20 天，水疱、疹子都下去了。到了第 25 天，患者就痊愈出院了。患者出院时，脚底脱下的皮像双草鞋。俗话说："不死也要脱层皮。"这句话用在这位患者身上，真是再贴切不过了。后来，我把这个医案整理出来，题目叫"中药治愈大疱表皮松解型药疹一例"，很快就在《中国中西医结合杂志》上发表了，说明这个医案很有代表性，很有成果价值。

也是在 20 世纪 80 年代，我还治愈过两个急性未明热患者，让我很有成就感。

一位患者住在镇江五条街，男性，已经退休。他莫名其妙地天天发热，住我院内科，每天都要用抗生素，治疗十多天仍不见效，遂请中医科会诊。我对他望闻问切，发现他舌淡，苔白，脉弱，面色发白。这种情况属于中医上讲的"气虚发热证"，书上、老师都讲过此证，但临床很少见。我运用甘温除大热的方法，开了"补中益气汤"替他治疗。患者服药三天，烧就退了。

还有一位患者，每天下午两点开始恶寒发热，烧至 38～39 摄氏度，再过一两个小时，自己出汗退烧。这种状况持续了 20 多天，挂了很多水、吃了很多药，都没有任何效果。我根据患者的病情和体征，诊断他为《伤寒论》中提到的"少阳证"，这种病寒热往来，又称"时疟"。我给他开了三副中药。这位患者交了钱后，来问我："医生，你知道我是哪里的吗？我是邗江的。我的病在邗江、扬州的医院治疗 20 多天没有效果才来镇江找您治疗的。您开的药钱还没有我路费贵哩。"原来，他怀疑我开的药没有用。我对他说："难道贵的药才有效吗？再贵的药，不对症，一样没有用。"患者将信将疑地走了。三天后，他来复诊，高兴地对我说，他已经好了。

记得镇江焦山的茗山大师在 20 世纪 50 年代，曾赠予我父亲一副对联："医无高低，救人为最。药无贵贱，对症为良。"作为医生，治病救人是我们的责任和义务，不能因为钱，给患者开那些很贵的药，只要对治病有效，哪怕是三毛钱的药，也要开给患者。

"不为良相，亦为良医"是我父亲的座右铭，后来又成了我的座右铭，我也希望成为所有医生的座右铭。我今年已经 77 岁了，在我有生之年，希望能够为我们医院的发展再发挥一点余热，再多看几个患者。雷书记说的"把医院当成家，勤勤恳恳工作，认认真真看病"，我一直记着哩。

（尤恒采写）

我从天府之国
到江城康复医院

张顺兴，男，1944年生于江苏无锡，中共党员。1967年毕业于上海第二医科大学。1968年在四川6802医院外科工作，1985年调入镇江市第一人民医院，1993年获镇江市有突出贡献的中青年专家、镇江市"169工程"学术技术带头人。1996年任泌尿外科主任，1998年任大外科主任，曾任中华医学会江苏省泌尿外科学分会会员和镇江医学会泌尿外科学会主任委员等。1987年开展"同种异体肾脏移植"手术，同年开展的"人工授精"获得成功。1989年起又率先开展多种腔内泌尿外科手术和气压弹道碎石术等，填补市内空白。2004年2月退休。

　　我们家祖上是无锡人，父母亲在上海生下我们兄弟，直到我考进上海第二医学院（现为上海第二医科大学）读书，都没有离开过上海。其实在报考专业的时候，我从来没想过当医生。我们那年代出生的人，都晓得一句著名的口号：学好数理化，走遍天下都不怕。我的数理化成绩较好，填报志愿时想选理科，但班主任非要让我报考医学类，高中毕业时我16岁，高考后被上海第二医学院录取，学制6年。"文革"开始的第二年我大学毕业。我们那年毕业的大学生不能留在上海本地，全部由国家统一分配到全国各地，就这样我被分到了四川万县的6802医院，在那里一待就是17年。后来我在的这个医院与其他医院合并，我便有了回江南的打算。真的是机缘巧合，镇江医疗系统这年正好在引进人才，我便与镇江的朋友取得联系，作为人才引进到镇江，于是带着妻儿从天府之国迁到古城镇江。

　　至于为什么要到镇江来，我在6802医院的时候就听说过镇江的江滨医院在战乱年代时西迁，被迫搬到重庆北碚老城区牌坊湾河嘉村，新中国成立后才迁回镇江。我想，能到这家医院落地生根也好。

　　我以为镇江只有这么一家大医院，到了镇江才知道这个城市有两所规模较大的医院，还有一家是镇江市第一人民医院。就这样我被分到了镇江市第一人民医院的泌尿外科，我爱人分到了马光琳主任所在的小儿科做医生。

　　初来乍到，张眼四望，当时医院里的硬件环境堪忧。郑国强院长到我们科来，对我说："张医生，有台血透仪你们科要把它用起来。"我跑过去一看，这台血透仪是废品，没有办法用。郑院长说："别急，别急，咱们一步步来，我来想办法给你们买新家伙。"

　　郑院长笑眯眯的样子，看起来很轻松，其实内心是很焦虑的。当时就算有上千万元摆在那，如果分到每个部门，也只是杯水车薪。他这个院长很不好当，到他这任院长时国家进入改革开放的转折点，人们的思想还来不及转变，各行各业原来的铁饭碗突然被打破，自求生路，从计划经济时代转变到市场经济时代，医院首当其冲，也得自己找食吃。无论是谁当这个院长，纵有三头六臂，也难弄到真金白银。

　　我是一个很有个性的人，也是想做事的人。到了医院泌尿外科，我就希望能做点实事，可是设备太落后了。我开始向郑院长提出买设备，而且我的要求还很高，我认为只有有了好的设备，才能把医生的潜能激发出来。当时不仅仅是我们泌尿外科需要设备，所有科室都缺设备，特别是放射科与检验科。我当时也很理解郑院长，为了医院的发展他求爹爹告奶奶，四处奔走，想尽办法筹备资金购买我们需要的医疗设备。

我来的那年，医院住宿条件很差，我家住在医院对面的拉丝厂的平房宿舍，房子很烂，每逢下雨天，外面下大雨，屋里下小雨，家里角角落落放满瓷盆接雨，特别是在夜深人静中，雨打瓷盆的声音声声入耳，滴滴答答到天明。为了房子的事，郑院长想尽了办法。医院也不断为我改善住房条件。

医院能发展到今天的规模，郑国强院长功不可没，他真的很不容易。虽然资金有限，但在采购设备上却不肯降低要求。他曾对我说："要买就买最好的，要把钱花在刀刃上"。可是钱呢？天上不会掉馅饼。在买等离子电切镜的时候，有人支持，也有人反对，每个科室都需要买好设备，可是僧多粥少。当时急需解决的除了设备，还有医院职工的住房问题，安居才能乐业，也有人认为应先解决医院职工的住房问题。郑院长在大会上说，锥子只能一头锋利，我们得先发展科室建设，才能更好地解决住房问题。

那时购买一台进口电切镜除了人民币，还需要外汇券 3 万美金，两项加起来折合人民币至少 30 万元。

怎么办？必须先要弄到外汇券才能买。我和郑院长当时是这样谈的："人民币你来想办法，外汇券我来想办法。"郑院长急了，到哪去弄这么多外汇券去。其实我的心里也没底，能不能弄来数额这么大的外汇券？可是我已经把大话放出来了。然而，办法总会比困难多，在多方面的帮助下，外汇券的事终于解决了。准备好资金，郑院长和我们泌尿外科陈向东主任一起去上海谈价钱，把这台宝贝买下来，当时心里面那个高兴简直无法形容。这台设备当时全镇江市只有我们医院有。我很感谢郑院长的成全，在后来遇到许多事，他都非常支持我们。我们科很快为患者做了全市第一例经尿道前列腺电切手术，患者术后恢复得很好。一台好的设备，对当地老百姓来说是福音，他们就不需要舍近求远到南京、上海等地去做手术。

我来的第三年，在 1987 年 7 月 21 日这天，我们泌尿外科进行了异体肾移植手术。这样的手术在哪里都属于比较高的级别，为开展异体器官移植，在老主任沈嗣煊的带领下，我们跑了 5 次上海，向同行专家们请教，也请专家到镇江来指导，对每一个细节与步骤进行各种风险评估，确保万无一失，最终移植手术非常成功，填补了镇江市的空白。在这个患者手术后十年时，我们医院为他开了欢庆会。像这样的手术不仅仅需要泌尿外科的努力，更需要院领导和全院各科室的支持。这台手术得到了院领导郑国强、袁志诚的大力支持，尤其是袁院长还和我们一起研究手术方案。院领导为这台肾移植手术大开绿灯，其他科室也积极响应，参与会诊。特别是麻醉科在这台手术中至关重要。这次肾移植手术的成功是大家的功劳。另外在全科医护人员的共同努力下，我科超声引导下前列腺网状支架治疗获市三等奖；经尿道等离子前列腺剜除术（华东六省一市第一台）开创了前列腺增生治疗的又一微创新技术，吸引了全省同行到镇江来开研讨会并获省二等奖。

改革开放后的医院，每天都在发生变化，在郑国强院长的努力下，各科室陆续添置新设备，我们大外科也在发生变化，不断拓展新的业务。有了更多新设备的加持，我院在后来的几年间陆续开展新技术，血液科开展骨髓移植术，肿瘤科开展大肠癌综合治疗，普外科开展肝移植术，眼科开展角膜移植术，多项技术填补镇江市空白。

我们泌尿外科创建于1956年，是镇江市第一家泌尿外科专科，当年只有3位医生，主任是于其明，他从上海六院进修回来后，开展泌尿外科常规手术及多项高难度手术，如"肾癌根治术""全膀胱切除术加肠代膀胱术"，均处于市内领先水平。到我任主任的那年已过去了9年，我们科才增加到8人，在我退休的前两年，泌尿外科被市卫生局批准为镇江市临床重点专科。

我们大外科有14个科室，我是大外科主任兼泌尿科主任，我于2004年退休，年轻的新生力量不断涌现，在我之后是陈向东主任，再后是崔飞伦主任，尤其在崔主任的带领下泌尿外科飞速发展，目前已成为江苏省的临床重点科室。后浪推前浪，一浪更比一浪高。

近几年，在一些发达城市开始推广机器人手术，一台机器人就是两三千万元。有了机器人使患者受益，康复医院现已开展了机器人手术，为镇江市民提供了更加优质的医疗服务。

我们医院的医生都希望通过自己的努力为集体争光，团队精神很强。我从20世纪80年代中期调到康复医院后，院领导派我到上海、南京等地参加过技术再教育培训班，把所学知识应用到临床中去，为广大患者服务。我院大部分医生都参加过各种不同的学习班，受益匪浅。我们医院的领导顾全大局，心很齐整。郑院长跟我说："张医生，要做就做到最好，遇到困难我们一起来解决。"这让我很是感动。

康复医院的管理水平很高，这是我在康复医院工作19年最大的感受。我们医院的繁荣发展与不同时代的当家人一直以来重视人才的培养和关怀有密切关系。我刚到医院的时候，泌尿外科没有人在省级以上的刊物发表文章，我后来在科室会议上对大家说：从现在开始，科室每年在省级以上的医学刊物上必须发2篇以上的文章，因论文同样是考验一个医生理论与实践相结合的重要窗口。在医院让我最佩服的两个人，一位是郑国强院长，另一位是学者型的医生钱军，他们一个是管理型的人才，一个是学者型的人才。他们的共同点是都是干实事的人。钱军已成为血液科的领军人才，在全国排名前十五位。这是他勤奋努力的结果，荣誉终会降临到有真才实学的人头上。

大半辈子过来了，我从上海到四川，从四川到镇江，与医学结缘至今，在最好的年华与最心仪的医院共同前进，与康复医院的命运同频共振过，这份情一辈子难以割舍，舍不得离开我深爱的医疗事业。我曾和科里的年轻人说："我希望你们能超越我，一个医生在行业内仅优秀远不够，还要卓越，是从技术到思想上的卓越。你们只有比我更好，科室才能更好，医院才能给予你们更广阔的发展平台。如果你们不能超过我，一定是你们没有好好努力。"我只有带好年轻人，才对得起这个行业。医院一定要加强人才培养，加强专科建设。在行业精细化的进程中，专科分得越来越细。只有做好精细化治疗，专科人才才能在行业中凸显出来。一个好的科主任，可以让一个科室活起来。1985年康复医院把我引进过来后，在前任沈嗣煊主任的带领之下，泌尿外科慢慢活了起来，尽管我那时候只是一名普通的医生，但我有自己的想法。让科室站起来，要有德才兼备的人才，也需要大家的共同努力。科主任要以技术、医德为重，并且要忽视身外之物，才能带领科室走向卓越。

（钱兆南采写）

穿越生命禁区的
医者深情

　　李巧玉，男，1962年2月出生于江苏镇江，中共党员。于1986年分配到镇江市第一人民医院工作，现任外科第一党总支书记、神经外科主任，主任医师、教授，医学博士，硕士生导师，江苏省医学会神经外科分会委员，《中华实验外科杂志》编委，《中国临床神经外科杂志》编委。曾获全国、省、市卫生系统青年岗位能手，江苏省"333工程"培养对象，江苏省医师奖，镇江市十佳医师，镇江市"有突出贡献中青年专家"等称号。获江苏省科技进步三等奖1项，江苏省卫生厅新技术引进二等奖2项，江苏省医学科技三等奖1项，市科技进步二、三等奖6项。开展新技术新项目20余项，其中多项填补市内空白。擅长显微条件下各种高难度手术，部分手术在国内处于先进水平。参与创建和发展的市一院神经外科，为国家级脑卒中中心及省级临床重点专科。

2022 年我们康复医院就建院 100 周年了。百年康复，岁月如歌，在历史长河里留下了无数感人的故事。我从 1986 年毕业来医院，在康复从医也有 30 多年了，抚今忆昔，百感交集：做一个医生，也许出发时是为了家人，到后来一定是一切为了患者。

我立志当医生，与我的母亲有关。我 11 岁那年母亲生了怪病，先后多次到镇江、扬州看病，前后折腾了半年以上，都没能诊断出是什么病。因为家在高桥，隔江隔水，到镇江到扬州，交通都非常不便。记得最后一次到扬州看病，哥哥连夜骑着自行车带着母亲，到苏北人民医院时已是中午 12 点了，刚好是吃饭时间，医生下班了，在医院的台阶上，医生们下台阶，哥哥扶着母亲上台阶。看到医生要走了，哥哥不顾一切地拉着一位医生，请求他给母亲看一看。就在台阶上，这位医生停住脚步，跟母亲说："你张开口让我看看。"当即叹息说：晚期了，没有办法治了。这才知道母亲是患上了食道癌，当时肿瘤已经长得堵住了喉咙，无法想象母亲忍受着多大的痛苦。当天晚上回到家，哥哥把医生的话一说，全家人一起抱头痛哭。那种绝望的痛苦，我至今记忆犹新。后来母亲在家按一些乡人提供的土方医治，不久后的一天夜里突然大出血，几分钟后就在父亲怀里撒手人寰。

如果能早点得到确切诊断，如果在发病早期就得到治疗……我含着眼泪，默默下定决心，长大一定要当医生，当一名名医。我刻苦学习，高考时所有志愿都是医学院，不是医学院坚决不填，后来被南京医学院录取。

在大学时第一次了解神经外科。当时我们有个老师是全国知名的神经外科专家，他讲课时充满感情地讲解神经外科的微妙、精细和神奇，穿行在生命的禁区，瞬息之间就能创造奇迹……一种神秘感，一种对高难医术的挑战心理，激起了我强烈的向往之情。在之后的学习中，我不断地探索神经外科的知识。天天泡图书馆，搜索所能找到的神经外科知识。在江苏省人民医院实习时，也毫不犹豫地把重点放在神经外科。1986 年分配到镇江市第一人民医院时，曾有老师让我当内科医生、骨科医生，我都果断拒绝了，坚决要求去神经外科，心心念念要当一名神经外科医生，期待创造生命的奇迹。

然而，第一次到我们医院的神经外科时，我被吓了一跳。当时医院的神经外科设在地下室，不仅小，而且阴暗潮湿，跟我实习时省人民医院神经外科明亮的病房、整洁的环境，相去甚远。那一刻心理落差真的很大。环境差不说，整个科室说起来有四个人，一个主任，一个医生在外进修，只有我和另外一位医生两人轮流值班，一人值 24 小时，我们戏称自己是红绿灯组合，一个行，一个停。有时处理患者稍微拖一下，就只能休息半天，然后就要开始第二个

24 小时。

好在年轻，能吃苦。好在是自己的选择，无怨无悔。

一件事给了我非常大的震撼。那是刚刚当医生时，急诊室送来一个年轻的女孩，车祸致腹部大出血。我一直跟她说着话，听到她的声音越来越小，越来越模糊，就在我写个病历转个头的时间，她已离开这个世界了。从完全清醒到失去生命，就只有几分钟！这让我充分认识到医生的责任。当医生是神圣的，是性命攸关的。以后抢救每一个患者时，我都全力以赴地去抢救。

时间就是生命。外科医生最能真切地体会到这一点。相差 10 分钟，可能就是一个天一个地，一个生一个死。

我至今记得刚到神经外科时的一台脑外伤手术。那天晚上下着大雨，一个安徽来的小伙子，从煤车上摔下来，摔伤了脑部，当铁路工人把他送到医院时，人已经深度昏迷，双眼瞳孔放大，由于扒煤车，浑身都是黑黢黢的。

因为情况紧急，现场也没有家属。我们两个医生抬着患者从急诊室到了手术室。当时年轻有力气，抬着患者就跑。由于下大雨路滑，在手术室门口的坡子上，我还摔了一跤，膝盖都跌伤了。迅速手术，两边同时开颅，清除血肿，颅内减压……因为抢救速度比较快，后来这个小伙子恢复得非常好，几乎跟正常人一样。出院的时候，患者家属买了鞭炮，从我们医院一直放到镇江火车站。当时在整个镇江引起不小的轰动，《镇江日报》也报道了。

我们医院神经外科创始人是老主任袁志诚。当时条件艰苦，袁主任亲自帮患者洗伤口、理发，亲自帮患者吸痰、抽血、输血……时间全部用在患者身上。身为医者，一切为了患者，我就是从袁主任那里学到的，并且一直以此要求我们的团队。

有一点我特别自豪：我们的科室特别团结。这不仅因为我的技术好，大家都服我，更因为我愿意毫无保留地教大家技术，全力以赴支持大家学习。动脉瘤栓塞，巨大颅内瘤，特殊部位、高风险部位的肿瘤手术，等等，很多高难度手术，有的医生暂时还不能做，但他们都愿意跟着我做手术，因为能够学到东西。有一个不怕苦的科室，团结的科室，能干事的科室，才能真正做到一切为了患者，这对患者来说，是真正的福音。

2017 年我们医院出了一本书《生命之渡》，写了一些医生的故事，其中蔡永祥写我的一篇，题目是"刀尖上舞蹈的人"。在刀尖上起舞，形容我们神经外科医生真是恰如其分。要保证成功率，不仅要求技术过硬，而且要求团队精诚合作。在我们科室，每一场抢救，都是全力以赴，在场医生全员参与。

事实上，作为国家级脑卒中中心及省级临床重点专科，现在科室每天都有手术，每年要做 1000 多台手术，算来我自己已经做了 3 万多台手术，其中不乏技术要求非常高的动脉瘤等手术。每一台成功的手术都会带来成就感，所以在刀尖上起舞的人，既辛苦也幸福，然而在刀尖全神贯注救人的背后，也有不为人知的苦痛。我一辈子最愧对的是我的家人，特别是我的父亲。

记得那一年我刚当上主任不久。一天，正在准备手术，突然接到哥哥的电话，说父亲发高烧，很重，快要不行了，痰咳不出来，让我回去。患者在手术台上等着呢，都安排好了，我怎么能回去？我只好告诉哥哥：等手术结束，等我把患者处理好了，我就回家。结果几个小时以后我从手术台上下来，哥哥的电话又来了，说父亲已经去世了。我顿觉浑身冰凉。父亲，您为什么不等我呢？我至今记得当时接电话的那个场景，那种痛彻心扉的感觉终生难忘。父亲死于窒息，一口痰堵在喉咙里，生生憋死了。如果我回去他绝对不会死！我会把痰吸出来！这个病不应该致死，这是我自己想起来就觉得非常痛心，且抱憾终生的一件事。父亲去世时只有 69 岁，我对不起我的父亲。

还有一个对不起的人是我女儿。有一天晚上我在医院值班，我夫人当时是本院护士，也值夜班。半夜三更的，值班室的门突然开了，一个小小的身影冲进来哭着说：爸爸，我怕。我吓了一跳，原来是我女儿。她当时只有 3 岁多一点。大冬天，她赤着脚，穿着睡衣，站在我面前哭着。我立刻把她抱起来。无法想象，她是怎样从医院对面的宿舍一个人穿过马路，一直走到我的办公室里来的。万幸路上没出事。之前我夫人带她来过几次我的办公室，小小的她居然就记住了。半夜她睡醒了，觉得害怕，就跑过来找我。她赤脚站在水泥地上哭的样子真让人心酸心疼。女儿小时候实在是太可怜，就像我们当时的邻居老太说的，这孩子就像没有父母的孤儿一样哦。真是的，医院双职工大多就是这样愧对自己的孩子。现在女儿已经成家了，有了自己的孩子，看到她的孩子，我常会回忆起这件事。

这个倒也罢了，无非就是孩子小时候多吃点苦，我还对不起的一个人是我的丈母娘。

前年我丈母娘 89 岁了，晚上在家里突发脑出血，被迅速送到康复医院，正在抢救，这时候又送来了一个动脉瘤患者，动脉瘤患者的病情更紧急，而且这个手术难度也比较大，科室里其他人没有把握做。当时我对我夫人说：我先把那个患者的手术做了，回来再来给你妈做手术。当时已经是晚上九点多钟，等我做了将近三个小时的手术出来，已临近半夜 12 点，匆匆往丈母娘那边赶，刚走出手术室，前面来了一个医生告诉我：李主任，你丈母娘刚刚去世了。那时候我完全没有意识到他在说什么，脚步不停，还想着去做手术。我丈母娘是次日 0 点 8 分去世的。

伦理学领域有一个知名的电车难题，说一个疯子把五个无辜的人绑在电车轨道上，一辆失控的电车朝他们驶来，这时你可以拉一个拉杆，让电车开到另一条轨道上。然而问题在于，那个疯子在另一个电车轨道上也绑了一个人。你该怎么选？

哪一个病情更紧急，哪一个生命更年轻，医生的判断，几乎都是直觉，根本来不及多想。特别是在患者与家人之间，作为一个医生，职业的天性，也使我们根本就没得选。

我常跟科里的同事说，要做好一个外科医生，就要做好一个心理医生，跟患者交流也是一门医术。

我非常尊重的省内几位全国知名的神经外科专家，比如省人民医院的侯金镐主任、南京军区南京总医院神经外科创始人刘承基主任等，是正儿八经的大家。他们不仅医术极高，也特别平易近人，乐于赐教，对待普通医生，对待患者，都非常尊重。跟患者谈话特别亲切，像家里的长者一样和蔼可亲。我希望自己也是他们那样的医生。我喜欢与患者交流，并尽量用患者听得懂的话来讲。要不要开刀，什么时候开？你讲了患者就懂了。有时候有的患者会说，你讲的管床医生没有讲。我告诉他，不是没有讲，是术语比较多，你没有完全听懂。

我要求我们的医生医术要精益求精，与患者交流也要精益求精。有很多患者不是病死的，是吓死的。这时候，医生善于交流，就很重要。比如垂体瘤患者中大部分是女性，她们来我的专家门诊，我做什么事？主要给她们做心理辅导。

垂体瘤绝大部分是心理原因造成的，劳累、紧张、烦神、焦虑，造成内分泌紊乱，内分泌长期紊乱就会刺激垂体增大，垂体增大以后就会长个小瘤子，就是垂体瘤。很多患者的垂体瘤都是很小的，但是症状很明显，比如闭经、泌乳，看了多少地方，总是看不好，就更加焦虑。越焦虑，病就更不容易好。

我告诉她们，这个是很小的病，一定要放松心情。不要想太多，不要老想着这个病，心情好了，瘤子逐渐会缩小，病就慢慢好了。来我门诊看病的朱老师，后来还加了我的微信，天天跟我在微信上聊天。最近一次复查，朱老师惊喜地告诉我，瘤子没有了。

不管做成了多大的医生，不管挽救了多少人的生命，总有一些时候力不能逮，不一定能救得了所有的患者，也不一定能救得了自己的家人。30 多年来，我做过的手术挽救了很多人的生命，也得到很多的赞誉，也有人称我为"神医"，但我想说的是：医生不是神仙，没有一个医生不想治好患者的病。

不久前，有一个动脉瘤患者在检查过程中出现了瘤子破裂，我们迅速抢救，10分钟内就堵住了裂口。但是瘤子破裂很严重，出血太多，没抢救过来。动脉瘤很凶险，一般第一次破裂50%会死亡，第二次破裂百分百会死亡。家属不理解，认为我们医生抢救不及时，治疗不彻底。主治医生对我说，他很伤心，他真的尽力了，抢救也不可能更及时了。我告诉他，不必伤心，我以前也常常会遇到这样的事，常常委屈得落泪，饭都吃不下去。但是检查是必然的过程，在这个过程中瘤子破裂是没有办法的事情。如果不做检查患者绝对没有救。

神经外科医生，常在生命禁区穿行，几乎每天都在创造生命的奇迹。当一个神经外科医生，是我这辈子最无悔的选择。作为一名从医30多年的神经外科医生，我想说，在治病救人的路上，精湛的医术是重要的，如果医生能得到患者家属的理解与配合，患者的抢救与治疗效果会更好。而对患者好，是我们共同的最大的心愿。

（陈洁采写）

我和镇江一院
心内科共成长

　　张国辉，男，汉族，1960 年 8 月出生于江苏镇江，中共党员。博士研究生，硕士生导师，教授，主任医师，享受国务院政府特殊津贴，镇江市第一人民医院原大内科主任、心血管内科主任。江苏省医学会心血管病专业委员会委员兼结构心脏病学组组长、江苏省老年医学会心血管专业委员会常委、中国心脏联盟心血管疾病预防与康复专业委员会江苏联盟第一届副主任委员、国家心力衰竭医联体江苏省省级指导委员会委员、中国胸痛中心认证委员会委员、中国心衰中心执行委员会委员兼核查专家、中国卒中学会心血管分会会员、中国房颤中心联盟第一届委员会委员、镇江市医学会心血管专业委员会原主任委员。德国埃森大学西德心脏中心访问学者，美国 Vanderbilt 大学访问学者。先后入选江苏省"六大人才高峰"高层次人才、镇江市"169 工程"学术技术带头人；被授予"全国卫生系统先进工作者"、江苏省"有突出贡献的中青年专家"、"镇江市十大名医"等称号。

我在镇江市第一人民医院工作了近 40 年，悠悠岁月 40 载在历史的长河中或许只是短暂的一瞬间，但作为一名心血管医生在这 1 万多个日日夜夜里，我和我的同事们从未停止过前进的脚步。摸索、学习、借鉴、对比、磨炼和创新，经过不懈的努力和艰苦的奋斗，我们不仅奋起直追国内同行，在心血管疾病的诊断、治疗和预防方面取得了令人瞩目的成绩，而且在某些方面接近、达到，甚至超越了国内先进水平。

1977 年，作为"文革"后恢复高考后的第一批大学生，我如愿踏进了南京医科大学（原南京医学院）的校门。"努力学习，为攀登祖国医学高峰而努力奋斗"，校园里一块高高的牌子上的这 18 个字令我心潮澎湃、激情满怀。从此，这句话深深地铭刻在我心里，并成为我穷极一生为之努力奋斗、不断超越自我的终极目标。

1982 年临床医学本科毕业后，我被分配到镇江市第一人民医院工作。这是一家激起我许许多多回忆的医院，儿时父亲在这里病故，母亲多次因病重在这里就诊，现在我成了这家医院的医生。

成为一名合格的住院医师是我从事临床工作后最初几年的基本追求。我虚心向顾忆贻主任、杨兆昇主任、殷志坚主任、叶润青主任等前辈学习，询问病史、体格检查、分析判断、开出医嘱、期待疗效成为我从医生涯初期的主要内容。患者痊愈我快乐，患者死亡我痛苦的状态经常左右着我的情绪。几年下来我对内科常见病已经能够得心应手地处理了。经过镇江市卫生局组织的拔尖考试，我以内科第一名的成绩成为高考改革后镇江市第一个晋升主治医师的本科生。

西医是西学，我深知掌握好英语有助于在第一时间阅读西方学者的医学专著，掌握世界医学前沿的最新脉搏。因此在潜心钻研医学的同时，我一直坚持英语学习。1984 年夏天，我通过了镇江市科委组织的选拔考试，成为镇江市出国人员英语培训班的第一批学员。复旦大学外语系一年半的脱产学习为我以后的成长打下了扎实的基础，也为我赢得了一次到美国学习的机会。

1986 年，受美国长老会的委托，美国田纳西州诺克斯维尔市（Knoxville TN.）Neison 夫妇（丈夫是急诊外科医生，太太是护士）来我院进行工作交流。刚从复旦大学学成归来的我就顺理成章地成了他们门诊、查房、病例讨论和学术讲座的现场翻译，我的英语水平得到两位美国同行的认可，我也从他们那里学到了许多知识，当然不仅仅是英语。后来他们接受了我们医院的推荐，经过美国长老会的联系，为我提供了为期半年去美国进修的机会，使我有机会走出国门，零距离接触到西方先进的医学理念和医疗技术。

　　1989 年 7 月，第一次出国的我作为访问学者来到美国田纳西州纳什维尔市（Nashville TN.）的 ST. Thomas 医院。这是一家诊治心血管疾病的专科教会医院。在那里我深切感受到了当时中美两国临床心血管专业之间的巨大差异。就拿诊断和治疗冠心病来说吧：我们诊断检查只有心电图，人家已经综合使用心脏超声、心脏核素负荷试验、冠状动脉造影；我们治疗上主要是硝酸甘油和丹参，人家已经常规使用冠脉成形术、冠状动脉旁路手术、冠状动脉溶栓。

　　1 个月后，当科主任 Dr. Page 向我征询进修规划时，我毫不犹豫地提出要学习最先进的冠脉介入诊疗技术，用美国医生的思维来诊断和治疗心血管疾病。从一开始站在台下观摩他们做手术，到穿上手术衣做他们的助手，再到在他们指导下实施手术，最后可以熟练地独立完成手术，在此期间，医院里的许多医生朋友给了我真诚的帮助，其中与医院 Dr. Crenshall 的巧遇和结识更使令我终生难忘。

　　Dr. Crenshall 的祖父 20 世纪初作为长老会的传教士来到镇江，和团队一起创建了镇江市第一人民医院的前身基督医院。他的父亲就出生在镇江，他从小就从父辈那里听到了很多有关镇江的故事。当他得知我来自他父亲出生的医院时对我倍加亲切，不仅让我跟着他学习，还手把手教我手术。本来我的美国之行只安排了半年时间，后来他通过该院心内科主任向院方提出申请让我再延长一年，费用由医院出，并且后来还邀请我住进他家里，和他们一家共同生活，对我的帮助特别大。

　　一年半后，对医院、家乡和亲人的牵挂使我义无反顾地放弃了继续留在美国深造和工作的机会。出来学习就是为了能为家乡人民服务，我带着先进的医学理念和医疗技术回到了镇江市第一人民医院。

　　无奈的是，当时我们医院的硬件设施非常简陋，在医院领导的鼓励下，我和同事们用原来做胃肠检查的 X 光快速摄片机一起开始了艰苦的创业。第一例心脏造影手术我至今记忆犹新。有位患者胸痛反复发作，但心电图不能明确诊断，患者很困惑，我就向他推荐了冠脉造影，我说："确诊这种病，现在有了先进的手段，但必须征得你的同意。"冠脉造影术在当时的镇江闻所未闻，之前许多患者都拒绝了。但他对我说："进医院，我就听医生的，出了事，我自己负责。"我非常感谢这位患者的信任和支持。顶着压力与风险，说干就干。当时医院还没有造影导管的供货途径，我就用自己从美国带回来留作纪念的导管完成了手术。疾病诊断得到了明确，后给予了相应的治疗，困扰患者多年的问题终于得以解决。

冠脉造影从此逐渐成为我院冠心病确诊的常规手术。此后我和同事们相继开展了冠状动脉成形术、肾动脉造影、肾动脉成形术、经皮二尖瓣成形术、经皮肺动脉成形术、心内膜活检术、颈动脉造影术、下肢动脉血栓捣碎术，大大提高了镇江市心血管介入诊断和治疗水平，一个具有现代理念的心内科雏形初步形成。

要成为一名与时俱进的心血管医师，就必须不断学习。在医院领导的支持下我先后于 1996 年和 2002 年在复旦大学完成了内科学硕士和博士阶段的学习，顺利地获得了相应的学位，成为镇江市第一人民医院第一位获得博士学位的医师。

2002 年，我从复旦大学医学院博士毕业回来后，我的身份也发生了改变，被领导任命为镇江市第一人民医院大内科主任兼心内科主任、江苏大学附属人民医院内科学和诊断学教研组主任、镇江市心血管疾病研究所所长。医院也为我和团队配置了相关的先进设备，我深切地感受到肩上的责任和压力更大了。

开始进行冠脉介入手术时，导管的通道是通过股动脉途径，这种方法简单易行，成功率高，但缺陷是易出血却又不易被发现，患者 24 小时不能下床活动。为给患者减轻痛苦，我大胆摸索，将手术通道改成桡动脉途径，因此，股动脉途径的弊端一扫而光。

先天性心脏病患者的传统疗法是开胸手术，创伤大，恢复慢，并发症多，对患者尤其是少年儿童会带来很大的痛苦。从 2003 年起，我在镇江地区率先开展经导管封堵房间隔缺损、室间隔缺损、动脉导管未闭及复杂先心病的介入治疗，创伤小，恢复快，并发症少，受到患者及家属的欢迎和好评。

急性肺动脉栓塞常常发病凶险、诊断困难，我们率先推广了肺栓塞规范的诊断和治疗流程，应用经导管肺动脉栓塞碎解术、溶栓等技术成功救治了一个又一个危重患者。

传统的房颤射频消融治疗手术时间冗长，成功率低，复发率高，为改变这一现状，我将一位同事送到上海学习两年，并购置了当时最先进的 CARTO 三维射频消融仪，大大缩短了手术时间，提高了成功率，从此我院的这项技术进入了全国地级市医院的先进行列。

无论是冠心病的介入诊断和治疗，还是先天性心脏病介入诊断和治疗，或者是急性肺动脉栓塞经导管碎解术、下腔静脉滤器置入术，在镇江地区，我都可以说是"第一个吃螃蟹"的人。在我们团队的共同努力下，各种缓慢性心律失常、阵发性房颤、恶性室性快速型心律失常、急性心肌梗死、急性肺栓塞、血管迷走神经晕厥、难治性心力衰竭等疾病在镇江市第一人民医院心内科均能得到有效治疗，其中心力衰竭的心脏再同步化治疗、心房颤动的射频消融治疗和冠心病介入诊治水平等技术在省内已达到先进水平。我科成为第一批获得心血管介入手术四项所有手术资质的医院之一。令我欣慰的是，新技术的引进和运用，大大减轻了患者的痛苦，很多以前需要通过开胸破腹的外科手术才能解决的难题，现在只要通过血管进行介入治疗就能轻松完成。

作为心内科的负责人，我曾多次遇到错过了最佳救治时间的急性心肌梗死濒危患者。我一直在想：能否开辟出一条"绿色便捷通道"，使急性心肌梗死患者在第一时间得到救治。于是我推动成立了全市首个国家级标准胸痛中心。中心成立以来，急性心肌梗死的院内救治时间从原来的平均 120 分钟缩短到 60 分钟，且与中心医院、120 急救系统、网络医院和社区医院联动，编织起一张覆盖市区、新区、丹徒、扬中、丹阳等区域的救治网，通过网络远程会诊、"胸痛中心微信群"等指导抢救，为患者的转诊提前做好准备，也为抢救患者赢得宝贵的时间。

"胸痛中心"打通了生命急救通道，有天下午的 4 点左右，胸部疼痛难忍的殷老太太来到镇江新区的基层医院。经过检查，医生初步判断为急性心肌梗死，患者急需转院做手术。医生和家属一方面寻找车辆准备转院，另一方面通过胸痛中心微信群与我院心内科取得联系，并第一时间发送了患者的心电图。通过心电图基本判定疾病性质后，胸痛中心的医生、护士随即开始安排接诊和手术事宜。

下午 5 点左右，殷老太太从救护车被直接推入心导管室。不到半个小时，手术顺利完成，殷老太太得救了。至今，她赠送的那面鲜红的锦旗还一直挂在一院心内科的墙上。

如果是在以往，患者一般先进急诊中心，经急诊医师初步诊断后收入心内科 CCU 病房，再由病房医师判断是否实施急诊手术，这个流程下来就要耗时两个小时左右。而对急性心肌梗死患者来说，早期救治的黄金时段，对预后至关重要。

除了缩短急救流程，"胸痛中心"还有一个重要的作用，就是普及医疗救护知识。我发现，不少患者出现胸痛、胸闷等症状时，总喜欢自己熬着，等到实在扛不住了，才赶到医院。事实上，他们往往已经错过最佳抢救时间。

从 2015 年年底开始，我率领的团队，逐个走进镇江各个基层医院，以巡回宣讲的方式拉近大医院与基层医疗机构间的沟通距离，同时向居民传递"胸痛不能随便忍"的自我防护知识。此前为方便联络而设立的微信群，因为人数超过 100 而不得不建第二个群，第三个群。一些入群时间较长的基层医生反馈了新的感受：他们不但可以知道上转患者的后续病情，还可以和我们医院的专家对一些疑难病例进行分析，适时互动，这相当于搭建了一个远程继续教育的新平台。

自从担任心内科主任以来，我就很清楚一件事：一个人的时间和精力是有限的，能治疗的病患数目也是有限的。多年的实践告诉我，人才是核心竞争力，只有拥了一支强有力的医生队伍，心内科才能发展壮大，才能更好地为患者提供服务。我接手管理心内科时，科室只有 50 多张床位，6~7 名医生，其中一个研究生都没有。随着科室的发展，越来越多的有识之士不断加入我们的团队，他们来自扬州、连云港、安徽、江西、河北、内蒙古等地，且均具有医学硕士或博士学位，其中相当一部分是我自己培养出来的研究生。现在科里临床医师近 30 名。在钻研业务的同时，我也像我的前辈一样，精心培养技术骨干，毫无保留地把自己的经验和技术传授给科室的同仁，将原本二级学科都不健全的心内科打造成了三级学科功能齐全的心内科。我们病区也从小二楼搬迁到宽敞的现代化内科大楼；病房从一个病区扩张到三个诊治单元，拥有 2 个病区和独立 CCU 病房；手术场所最初是和院内其他科室共用一台 DSA，现在是独立拥有 2 台 DSA 的标准心内科导管室。经过江苏省卫健委评审，我们科室成为江苏省重点临床科室。

近几年我把更多的精力和时间用于提高心血管常见疾病诊断和治疗规范化水平。通过努力，我所在的科室成为全国为数不多的通过全部五大中心认证（标准版国家级胸痛中心、心衰中心、房颤中心、高血压达标中心、心脏康复中心）的地市级医院科室，并且帮助扬中、大港、丹徒的医院胸痛中心通过了国家级认证。我参与组织了两期基层医院首席心血管医生培训班，作为主要授课教师，全程带教，帮助社区医院、县市区医院培训心内科医生，极大地提高了我市基层医院心血管病的防治水平。为患者引进多项先进的医疗技术，不断创新优化医疗流程，一次次将濒危患者从死亡线上拉回。为了医院的发展，不断培养科室后继人才，使他们成为事业的接班人。

已经退休的我回顾在医院工作的 38 年，之所以能够取得一些成绩，不仅靠的是个人的努力，更重要的是医院给我的支持。我将生命最好的阶段奉献给了医院，而医院的培养也成就了我。

（马彦如采写）

伴随着 ICU 一道成长

　　金兆辰，男，汉族，1957 年 11 月出生于江苏江都，中共党员，医学博士，主任医师、教授，江苏大学内科学硕士生导师、镇江市第一人民医院重症医学科主任，江苏大学重症医学系系主任。江苏省医学重点领军人才，荣获全国、省、市"五一劳动奖章"，先后在 Critical Care，Critical Care of Medicine 及中华系列杂志以第一作者或通讯作者发表论著 30 多篇，任《中华结核和呼吸杂志》第八届编委，任《中华重症医学杂志》（电子版）通讯编委。曾获得江苏省科技进步三等奖一项，江苏省厅新技术引进奖二等奖一项，镇江市科技进步奖二等奖两项、三等奖两项。

我们医院决定于 2003 年成立重症医学科，也就是通常所说的 ICU。我和另外一名医生是筹建组的成员。2002 年年底，我们被派往外地不同的医院专门学习 ICU 的有关知识。我去的是东南大学附属中大医院。

没想到的是，到这个中大医院去进修，竟然是一波三折。

我们两个医生是同时向对方医院寄出进修申请表的，那位医生很快就收到了接受进修的回执，而我的回执迟迟不到。于是，我们医院的医务科凌玲主任打电话过去咨询。对方说："我们重症医学科要求很高，你们要来进修的这位医生已经快要副高转正高了，学术方面已成型，没有什么可塑性了；再者，我们重症医学科的主任对医生的英文水平要求比较高，像你们这位医生这样的年纪，英文水平一般都不会好。鉴于以上考虑，我们不同意接收。"打电话时，我当时就坐在旁边，说实在的，心里还是有点激动的，我跟医务科的凌主任说了自己的两点想法：第一，如果说我英文不好，我愿意接受东南大学的英文考试，如果我考得不行，我就不去了；第二，人的潜力是无限的，不能以年龄来衡量一个人是否具有可塑性。医务科的同志把我的这两点想法转达了过去，对方只说他们再商量，就把电话搁下了。结果没过几天，对方果然寄来了回执，通知我去东南大学附属中大医院进修。当时觉得这家医院 ICU 咋这么牛？

等我去中大医院进修之后，才知道这家医院的 ICU 为什么牛。ICU 的主任是我国第一个 ICU 方向的博士，北京协和医学院毕业的，而且很年轻，年龄比我小好几岁。主任起点这么高，自然对手下的医生要求高，这也是人之常情。

刚到中大医院时，医院上下正在忙着迎接三甲医院的复评，大家忙着打扫卫生、收集病历、整理台账，反正是忙得不亦乐乎。也就在这时，ICU 进了一台进口的除颤仪，说明书是英文的，除颤仪上的按键也都是英文。护士们跟护士长嘀咕，如果三甲医院的评审员看到这台除颤仪，问她们怎么用可怎么办？因为有的护士英文不太行。她们嘀咕的时候，我正好就在旁边。我对护士长说："请把说明书给我，我来试试看。"护士长看了我一眼，那眼神分明在问："你能行吗？"但还是把说明书给了我，我随即告诉她除颤仪的操作步骤，护士长十分满意，问我能否把除颤仪翻译成中文贴在操作台面上。我说没问题。晚上回到宿舍，熬了个通宵，把说明书翻译好，第二天一早交给护士长，这回她的眼神与上次完全不一样了。她私下里对人说："这个镇江来的金医生挺厉害的！"这话传到我耳朵里，我也是一笑了之。我的想法是，有能力帮人，就尽量帮一下，举手之劳，何乐不为？

没多久又发生了一件事。有一天晚上，ICU 主任的研究生拿了羊血到血气分析仪上做实验，结果把血气分析仪弄坏了。那天晚上正好是我和另一个从其他医院过来的进修医生值班。第二天，主任得知仪器坏了，不问青红皂白就把我们当班的进修医生狠狠训了一顿。当时，我可以申辩的，但没有，主要考虑到主任正在气头上，越辩反而效果越差。坦率地讲，替人背锅、挨批，要说心里没有委屈，那是假的。但我相信，事实总会弄清楚的。

这样的隐忍和低调，是康复医院赐予我的宝贵财富。我是1984年到康复医院工作的。那时候，医院里有一批正高级的老主任，他们有的是新中国成立前教会医院培养出来的，有的是新中国自己培养的。他们给我印象最深的就是处事低调，为人谦逊，医术精湛，工作认真，孜孜以求，把患者当家人一样看待。有的时候去图书馆查资料，时不时就会碰到他们中的一两位，他们看的全是英文资料。这样的场景，对我的触动很大。这些老前辈，早已功成名就，进取心还这样强；对待我们这些年轻医生，从没有高高在上的感觉，他们时常对我们说，你们遇上了改革开放的好时代，是康复的希望，一定要珍惜呀。他们以自己的实际行动感染着我，让我懂得了学术要精益求精，为人要谦逊低调。在这样的氛围熏陶下，我后来先后去南京、上海短期进修，又进一步深造，攻读了硕士和博士学位，又去加拿大短期学习。我到中大医院，就是来进修学习的，就是一个学生，重症医学对我而言，完全是一门新课程，必须把什么年资、职称都抛在脑后。

后来，血气分析仪的事情弄清楚了。主任对我表达了歉意，他说："老金，你当时完全可以解释一下的，一句话就过去了。"我说："主任，到中大，我就是一个从头学起的学生。这没有什么，过去的就让它过去吧。"

这件事后，主任对我这个"高龄"学生刮目相看了。他这样评价我：老金这人不错，处事低调，为人实在。在进修期间，他教了我很多。后来，我回来组建ICU，如果不是他的引领和帮助，我们这个科也不会发展得这么快。现在他的事业发展得很好，但仍然与我保持着比较紧密的联系。

从中大医院进修回来，我们两个医生带着八个护士，弄了几张床，就组建了ICU。

我们接诊的第一个真正意义上的重症患者，是市卫生局的一位中层干部。事情发生在2003年9月的一天早晨。当时，市卫生局组织一拨人租了一辆车到上海参观学习，途经沪宁高速丹阳和常州交界处时，发生了重大交通事故。这位干部表面上看并没有受什么伤，车祸发生后，他还在张罗着救援，打110，报告局里，联系医院，组织运送伤员，办手续签字，全是他在做。可是，做着做着，他也不行了。到了常州一家医院，他开始感觉头痛，神智越来越不清，最后就昏迷了，手术后直接进了这家医院的监护室，他实际上早就受伤了，学术上叫"闭合性颅脑损伤"，通俗地讲就是内伤，表面上是看不出来任何痕迹的，但病征显现后，就成了受伤最重的那个。

市卫生局联系了上海和省里的专家过来会诊，上海那边回复，最快也要到下午才能赶到；省里的专家正在外地开会，也不能及时赶来。但省里的专家问："镇江的金兆辰看过没有？"后来就有电话过来要我去常州会诊，当时我正在查房，接了电话，我就跟我们医院的袁志诚副院长紧急赶往常州。

到常州时已近中午，当时，患者的呼吸和血压都不好，我分析了其中的原因，并交代了下一步该如何处理。交代完，就准备回镇江了。但市卫生局的领导说下午上海长征医院的专家过来会诊，让我听听上海方面是怎么诊断的，再交流交流治疗方案。我说一切听从领导安排。

下午，上海的专家赶到了，这位专家，是全国重症医学的候任主委，当时他的会诊结果与我说的不谋而合。说到治疗时，上海专家说："你们镇江的金兆辰不是在这里吗？他做得很好，交给他就行了。"专家的这句话，让市卫生局的领导很是惊喜，同时心里也有底了，当场决定将患者转到我们医院。

就这样，这位市卫生局的干部成了我们医院 ICU 真正意义上的重症患者。2004 年，才成立一年多的 ICU 科一举成为镇江市市级重点专科。

医院的 ICU 科成立后，仅 2003 至 2004 年就开展了许多新项目新技术的攻关：白三烯受体拮抗剂在哮喘患者中的应用，2004 年获得镇江市科技进步三等奖；侧脑室穿刺引流、微创床旁气管切开、ARDS 保护性通气策略、CRRT 持续肾脏替代治疗等这几项新技术都填补了镇江空白。有了这些新技术的突破做支撑，我们 ICU 科很快成为镇江市市级重点专科并不意外。

ICU 科成为镇江市市级重点专科后，我们并没有沾沾自喜，而是更加奋进，更加进取，从来没有停止过科技创新的步伐。

2013 年 4 月 8 日，ICU 科收治了一位 H7N9 禽流感患者，患者邱某，当时已经怀孕四五个月，她成了世界首例孕妇感染禽流感的患者，引起卫生部和中国疾控中心专家们的高度重视。我们接待了一拨又一拨的专家，他们提出了很多治疗建议，但是很难落地。怎么办？患者低氧，呼吸困难，不仅影响了她自己，还影响着她腹中的胎儿，搞不好就是两条生命。大家开动脑筋，一起研究，最后由我拍板，决定采取俯卧位通气方法来纠正患者的低氧血症，解决主要矛盾。当时还没有专家说过可以这样做，文献上也没有类似的记载。我们这样做主要基于两方面考虑：一是患者怀有身孕，她的低氧血症对母亲和胎儿都有不利的影响，甚至是对生命的威胁；二是患者怀孕尚未足月，让患者趴下，只要对腹部做好保护措施，做到不挤压胎儿，对胎儿应该没有太大的影响，反而对孕妇和胎儿都有益处。事实证明，我们的做法是完全正确的。采用这种方法，患者的呼吸比以前通畅很多。解决了患者缺氧这一主要矛盾，接下来的治疗效果就很明显了。5月14日，患者从ICU病房转至特需病房。7月17日，邱女士剖宫产下一女婴，母女平安。采取俯卧位通气方法来纠正患者的低氧血症，在治疗新冠肺炎中被广泛采用，医学上称为PPV。在别人没有做的时候，我们先于别人做，这就是创新。2017年我办了退休手续，但还没有歇下来，想再为康复的发展贡献一点自己的余热。

2020年年初，武汉爆发新冠肺炎疫情时，江苏省第一例新冠肺炎重症患者就在镇江。患者出差时，乘坐的高铁经过武汉，尽管他乘坐的那一列车乘客不多，但还是被感染了。我们医院收治了这位患者，送到了ICU。我们科9名医生22名护士，分成四班扑上去。当天晚上，医护人员进入ICU病房之前，蒋鹏程院长、钱炜副院长等来到我们科，医生和护士都很紧张，蒋院长作战前动员，说到动情处，不禁潸然泪下，然后院长让我说两句。我知道大家都在看着我，我说："患者来了，重大的治疗、决策由我来拍板，大家不要有任何思想负担，做出成绩是你们的。如果出了问题，一切由我来承担！"

第一个新冠肺炎重症患者的治疗比较顺利。后来，又进来了第二个，但这个患者有一点反复，按照国家标准，属于新冠肺炎危重症患者。省里专家来会诊时，针对患者血氧饱和度下降、影像学胸片上渗出范围扩大症状，让我分析原因，我说可能是患者喝人参汤，反流后呛到肺里造成的。我建议对抗生素做些调整，并再次应用糖皮质激素。省里专家完全赞同我的意见，他们说："镇江有老金在，我们放心！"

我是镇江市新冠肺炎重症组的组长，在荣誉面前，希望年轻的医护人员迅速成长，将康复的精神传承和发扬光大。我对组织说，我已60岁出头了，把这些荣誉给其他参与抢救的医务人员吧。

2022年是康复的百年华诞，我想对康复说：感恩您，没有您就没有今天的我！

（尤恒采写）

普外科，
在时间的刀锋上抢命

　　步雪峰，男，1966 年生于江苏丹徒，毕业于江苏大学医学院，中共党员，医学博士、硕士生导师、镇江市第一人民医院普外科主任、主任医师。荣获 1994—1995 年第二军医大学表彰教学医院教学先进个人，江苏省知识型职工标兵。

一家医院的成长史，也是一座城市的成长史。医院的兴衰与城市的发展互为表里，同样体现在经济面貌的肌理上，成为整个时代的镜像，我在的康复医院普外科亦如此，在兴衰中更迭，一路筚路蓝缕。

新中国成立初期，江苏省第六康复医院医生们的诊断工具，还是挂在脖子上的听诊器。在微创手术技术革命到来以前的这几十年间，普外科的手术技术还停滞不前。时代的车轮滚滚向前，通过几代人的努力，到 21 世纪的今天，微创手术开始普及才把外科医生托举到手术高科技的高台上。

在我刚到医院工作时，听老主任高一峰说，普外科在 1953 年以前统称大外科，只有一个病区。现在我们普外科已经有了 15、16、17 三个病区，三层楼。从 20 世纪 50 年代初的负责人马有洪、罗士馥，到陈复新、石井元、程长风等人，到 70 年代由高一峰负责，千禧年之后由马珪负责，我们科从人员到设备，一点点积累，聚沙成塔，成为全市的重点科室，这是几代人不懈努力的结果。我特别佩服高一峰主任，经历过医院的困难时期，在设备条件有限的情况下，引领普外科的专科建设，作为普外科创建人之一，这个科室成为市重点，他的这种学科意识成全了普外科。

前人栽树，后人乘凉。我们普外科的发展离不开前人栽下的树。随着高一峰主任的离世，马珪主任退休，我成为普外科的"新掌门人"。我没想过做主任，对自己的人生目标要求很低，最大的希望是把自己擅长的血管外科深耕下去，守好这一亩三分田，踏实地站在手术台前，把每一台手术做得不留遗憾。但总得要有人接棒，我们科在硬件设施方面到目前为止是数一数二的，在人才建设上我们科与德国海德堡大学、加拿大西安大略大学建立了长期稳定的人才培养学术交流计划，已有 3 人（周晓东、谢黎、夏磊洲）获得德国海德堡大学博士学位并回科室工作，目前还有 2 人在德国攻读博士。这 5 名博士，是科里的中坚力量，也是我们科的未来，他们的加盟让我心里平添了底气。

他们这代年轻人，底子好，专业水平高，不像我上医科大学的时候因为选择学俄语而耽误了许多专业学习的时间。到我参加工作的时候才发现所学的俄语无所用，俄语文献极少，英语一统天下，一切得从头开始。我一边工作一边啃英语，有一点时间就背英语词典，看英文资料，逼着自己学，攻读英语与考研考博齐头并进。我知道自己比别人落后许多年，在参加工作的前 15 年间，我从来没有看过电视。

近 20 年来，我们普外科的技术无论是从硬件还是软件上发展势头都很迅猛，特别是微创技术。从 2000 年以后，我见证了微创手术的优越性，我通过阅读大量的英文文献资料，不断学习各种新技术，从胃肠微创到肝胆胰微创手术，通过学习我们开始自己琢磨。

我刚参加工作的时候，镇江市还没有血管外科，还没有人做过心血管缝合手术，更别说是心脏支架手术，就算是有，老百姓的经济条件也跟不上。我第一次给患者做血管缝合手术用的是当时仅有的一种人造血管，买一根要一万多元，这么昂贵的材料费是需要自费的，对于患者来说是一笔巨款。那位患者是一名75岁的退休煤矿工人，下肢动脉闭塞引起远端缺血性疼痛。我们放射科那时候还没有DSA造影，只能在普通的放射仪器上做检查，几个人要齐心合力往上推，要靠喊一、二、三……这有点像建房打夯时喊号子的架势，在今天想来简直是不可思议。遇到实在困难的患者，我们就在患者身上取其合适的静脉，倒置过来与受伤的血管对接缝合，虽然是为患者节省了费用，但手术难度和患者受到的创伤却大大地增加了。这种手术的精细度很强，没有过硬的技术是做不好的，一针一线像绣花一样缝合截取下来的血管，如果缝合技术差，血管还是会漏血，这种高难度的血管缝合手术对外科医生是一场考验。做这个手术时是1999年，我还是一个主治医生，患者也请不起上海专家来做这样的手术，我想试一试，但不可以盲目地去试，我得反复把技术练到一定的高度才能一搏。对粗血管的缝合，我先用压脉带反复练习手感，把皮条剖开模拟成人身上的血管来训练自己缝血管的技术；对细血管的缝合，我用老鼠的颈动脉来练，一遍遍练手上的感觉，一直练到手到擒来的时候，我才有勇气站到手术台做这样的手术。我记得那台手术用了6个小时才结束，结果非常成功。紧接着我又遇到一个出车祸的女患者，她锁骨下的静脉在重力撞击下关闭。那天正好是骨科章洪喜值夜班，半夜他紧急把我喊过去会诊，情况十分危急。我到急诊室一看傻了眼，患者受伤的部位比较特殊，爆裂性的外伤处脏兮兮的，也没有办法做造影。如果无法接上她的静脉，就要截去这条手臂。我真的没有退路，只能赌一把。这个手术我做了整整一个通宵，硬生生把她的一条胳膊给抢回来了。

不管我认识不认识他们，我都担心他们随时可能在手术中发生意外而亡，要从鬼门关把患者抢回来。我遇到的患者大多是开放性的致命的重伤。那天夜里一个年轻的姑娘被送到医院，伤处还有车轮碾过的轮胎印子，又是大静脉血管断裂。这个小姑娘的手术难度之大，颠覆了我的想象，要从她身上其他地方截取静脉血管，再嫁接到断裂的血管上来。太细的血管宽度不够，得一段段嫁接缝合好，然后再往大静脉上缝合，还千万不能漏血。这个手术又是整整一个通宵，到第二天太阳升起的时候我才下手术台，稍事休息后还要跟着再上手术台，因为次日白天的手术都是事先安排好的。

　　我希望自己在手术过程中不断超越，达到更高的境界，把手术做出新的高度，把患者解救出来。当一名外科医生必须要学会心"狠"一点，这种狠就是冷静，患者在生死的十字路口徘徊，忽左忽右，由不得医生有一丝的闪念，那些鲜活的生命可能会因医生而生，因医生而逝。死亡这东西在时刻提醒着医生它的存在。我刚参加工作的时候，非常害怕看到逝者的家属面对亲人离世的场景，到后来我能平静地面对这一切，我和他们的眼睛相对时，用眼神和他们交流，这种眼神很难用语言去描绘，像冬天苍茫的天空，聚集了沉重的云。我知道自己作为一名外科医生，这是已经成熟的标志。我慢慢地用这种成熟面对手术台上每个患者，和他们共渡难关，活着就是胜利。我是这样默默鼓励他们的，也是这样引导我们科里的孩子们的，希望他们积极向上，早日成熟起来。

　　这种成熟最大的益处体现在我为患者做手术的过程中从容不迫的胆识与智识。每一个医生都不愿意患者发生意外，可意外事故难免。那一天我正在给一位患者做手术，隔壁的一台手术出了大事，患者的主动静脉断了，血直喷，手术台的医生怎么也补不好，血流成河，束手无策。接到求助电话，我把自己的手术患者交代给助手，冲向隔壁的手术室。一屋子的人，输血的，麻醉师，护士长全部围着患者，血压在不断往下掉，再掉下去患者就没命了。我赶紧用两把止血钳夹住静脉。看到这样的场景，我的心反而定了，开始一点点缝合，把血给止住了。

　　手术中不可预见的危险和手术后不可预见的危险是相同的。我曾经遇到一位在手术后大出血的患者。那天，我脱下工作服正准备下班回家，16 病区外科祁卫东的电话来了："雪峰，你在哪儿，快点到手术室来救台。"这个患者在手术后的第四天再次被推进手术室，还是大出血。当我一口气奔进手术室，看到的是无影灯下的一堆浸透血的纱布，雪白的纱布刚堵到出血点，瞬间变成了红纱布，堵得快，血出得快，根本堵不住。这证明血管的压力非常高，是大血管断了。麻醉师说："步主任，你今天如果不来的话，我们都不知道该如何是好……"我慢慢地把纱布拿掉，发现一根断了的大血管正在往外喷血……一个外科医生的内心一定要强大，站在手术台前，这一刻，当十几双期待的眼睛看着我的时候，内心是绝对不能慌乱的，我就是这个战场上的最高指挥官。最后，我带着同事们终于将患者从死亡的边缘拉了回来。

　　经常不知道救命的电话什么时候会打到我的手机上，这让我 24 小时都觉得会随时有事，从一开始的焦虑到后来从容，是成长更是历练。我不知道什么时候会有一个濒危的生命在手术室等我。在下班的途中，在会议室，在熟睡的深夜，电话会顽强地响起。"步雪峰，请马上到手术室来，有个患者快不行了，大出血，快，快……"我就是这样经常在备战状态下冲向手术室救人。

往往患者在住院检查的时候是一回事，一旦把腹腔打开又是另一回事，全身大大小小的血管如蛛网一样遍布，在手术的过程中如果稍微一大意都可能会弄断血管或伤到器官，给患者带来意想不到的灾难。没有哪个医生不害怕发生这样的事件，但防不住。我曾遇到一位从鬼门关爬回来的大出血患者，我去救场的情景历历在目。患者的腹腔被打开，一肚子的血，血压降到三十，一把把止血钳子挂在那，只要松开一把，血在瞬间就喷涌而出，像决堤的洪水。我一看心都凉了，以为这个患者肯定逃不过去，只能死马当成活马医，尽一切力量救。等我把四个大出血点仔细缝合好，这个患者的生命体征已经没了，血压还在往下掉，靠着各种抢救药物的支持，抢救过程中十八般武艺该用的全部用上去了，硬是坚信着那一点点本没有希望的希望。手术室所有的人都认为他活不过来，哪怕是活着推出手术室，以后肯定会成为植物人，永远不会醒过来。但后来奇迹出现，他度过了艰难的危险期，不但醒过来了，还恢复得很好，自己走着离开医院。这个患者还是我的一个熟人，得知他后来一直很健康，我很欣慰，格外关注他的情况。他能活过来，这与他顽强的求生意识及手术中抢救的技巧有关。为了这个患者，我把半条命搭在手术台上，那个累！

作为一名普外科医生，我经常要外出会诊，遇到很多棘手的事。记得有一年外院有个患者手术很不顺利，血管缝合后的线头像一层茅草一样，在漏血。当我接到求助电话，立即拿上器材打车冲过去。她身上的血早已流光，输进去的血相当于给她的身体换了两次血，地下垫着厚厚的敷料巾上全是血，又是一个要命的患者，也是一个"要命的"手术。后来我冲进手术室，将血管重新缝合好，血不再漏了，最后她也挺过来了。

我去救台的次数多得记不清了。站在手术台上，一名外科医生要有战略性的眼光，才能让生命的风帆重新扬起，每一位站在手术台上的医生就是站在风口浪尖上与时间里的生命赛跑，看谁的速度快。

自从接任普外科主任，毫不夸张地说，前所未有的责任感与使命感，时常让我辗转反侧、夜不能寐。我希望通过自己的绵薄之力，为我们的普外科做点实实在在的事。更希望年轻的同仁们能够继承发扬前辈们的奉献精神，让"大医精诚"这句格言落地生根，把普外科建设得越来越好。现在的普外科可以用八字来诠释：唯有奋斗，未来可期。

为什么这么说呢，我们科室有优秀的人才梯队，有精良的设备，能让这一群年轻人安下心来。我经常和他们谈心，为他们减压，鼓励他们，希望他们成就自己。他们更清楚在学习的路上永无止境，必须有新的东西。许多知识并不在书中，而在实践中。查房，是发现新东西的地方，每次查房，我都和他们讲新东西。温故而知新，学会总结，探索创新，才能有未来。

做一个医生很累，做一个有责任心有追求的医生更累。

我女儿从小时候起就知道当医生的爸妈辛苦，她和我们说："爸，妈，你们的心真强大，面对那么多的生死从来不害怕。"

只要站在手术台上，每一个医生都没有退路，无法选择，尤其是直面患者的生死，更没有退路。手术过程中肯定有抢救不过来的患者，好说话的家属还能理解医生，也有不好说话的家属，为他们亲人做手术的医生就会被喊到医务处处理各种纠纷，疲惫不堪。我们会遇见形形色色的患者。医务人员想改行很困难，他们一日入行，终生守业，有时候会受不公正的待遇，困难重重。越是这样，我们越是要提高自己的专业技术水平，把风险降到最低，确保手术的成功，让患者信任我们的能力，理解我们的工作。

我经常和科里的年轻人说：在大手术后，一定要经常去看看患者，多关心患者的状况，给他们温暖。在手术台上，我和年轻的医生同进同出，同甘共苦，我们上了手术台就是兄弟，一个动作，一个眼神，给予彼此必胜的信心。我鼓励科里的年轻人去深造、去进修，只有自己强大了，才能战胜一切困难，才能更好地服务患者。

（钱兆南采写）

以生命的名义

　　崔飞伦，男，1962 年 8 月出生于辽宁大连，中共党员。1985 年毕业于中国人民解放军第二军医大学，1989 年在第四军医大学攻读硕士学位，专攻泌尿外科专业；2000 年在中国医科大学攻读博士学位，2003 年在第二军医大学攻读博士后。现任镇江市第一人民医院外科第二党总支书记、泌尿外科主任、主任医师。参与国家、省、厅、市级科研课题 11 项，发表论文 52 篇（其中 SCI 论文 10 余篇），获省、厅、市级科技成果奖 10 余项。江苏省"有突出贡献中青年专家"、江苏省优秀科技工作者、江苏省"333 工程"首批中青年科学技术带头人、镇江市医学重点人才、镇江市"169 工程"学术技术带头人。荣获"江苏省五一劳动奖章"，被评为江苏省"最美退役军人"，享受国务院政府特殊津贴。

在我进修学业期间，我的研究生导师的专业领域是前列腺癌基础与临床研究，并在该领域有过重大医学发现与卓越贡献。我的硕士、博士课题均围绕前列腺组织展开，对其相关疾病的治疗和研究是我的专业能力，而加强相关疾病的预防更是我从业生涯中对患者义不容辞的责任。

2003年年底，镇江市第一人民医院的泌尿外科主任离职了。院党委在全院上下层层发动组织关系，希望能够找到合适的专科领军人才，并明确指出：地不分东西，人不分南北，德艺双馨，便可举荐。有人向院党委举荐了当时正在上海第二军医大学从事博士后科研工作的我，院领导便亲自到上海与我交流，希望我能担任第一人民医院的泌尿外科主任。

事实上，当时有很多城市的多家医院都向我提供了待遇优厚的工作机会。但我从院领导的言行中深深感受到了第一人民医院的求贤若渴，之后更有幸两次到镇江实地考察，游览了"三山"，品尝了"三怪"，与医院各个部门的医生、护士和工作人员都建立了良好的关系。最终，热情好客的镇江人，风光明媚的镇江古城，务实上进的第一人民医院的良好风气，德高望重平易近人的院领导，使我在2004年做出了这个改变我和家人一生的重大决定——举家搬往镇江。

2004年的第一人民医院，泌尿外科已经开展了前列腺等离子电切治疗。我到镇江后决定将这个特色进一步发扬光大。经过多年的领导建设与我科室同志们的不懈努力，我们科成为江苏省等离子前列腺手术培训基地及华东地区结石病防治分基地。能获得这个荣誉，作为科主任的我倍感欣慰，但不能止步于斯。在我的专业领域中，还有很多难题亟须攻克。

前列腺癌是泌尿系统较常见的恶性肿瘤，多数患者虽经手术治疗痊愈，但仍会遭受性功能丧失的负面影响，使生活质量下降。为此，我们科引进了国外保留性神经的解剖性前列腺癌根治术，在根治性切除肿瘤的同时，保留患者的性功能，目前该手术已完成200余例，进而在辖区内推广、应用；对于晚期失去手术机会的患者，在采用内分泌治疗同时，我们勇于创新，发明了昆布多糖硫酸酯抑制前列腺癌的新方法，取得了良好的社会及经济效益；对前列腺癌高危人群，并行前列腺穿刺活检，针对晚期尤其合并转移的患者，在常规的内分泌治疗同时，采用国际先进的化学治疗、放射治疗、新型内分泌治疗、免疫治疗等联合治疗方法，明显延长患者5年生存期；对于高龄及合并严重心、肺疾患而不能耐受手术的患者，我们科引进了支架植入技术并广泛推广应用，获得医学新技术引进奖；对治疗前列腺癌的系统研究也取得了突破性进展。2016年，基于分子分型的前列腺癌个体化、规范化诊疗项目被列为省重点疾病研究项目，获专项基金 200 万元；同时，在对前列腺疾病多年治疗和研究的过程中，课题组发现了几个前列腺癌致病的新基因，该研究在国际上被率先报道，得到了国内外同行的高度关注。科室也获得了前列腺癌一体化诊疗中心的挂牌。

2012 年，在我的推动下，院党委一致同意在医院设立男科门诊。这是镇江第一个正规医院的男科专科。继而又成立了镇江市男科学专业委员会，为科学普及、规范男科病变的诊疗及推广男科学术交流等方面做出应有的贡献。专科每年都会定期举办江苏省及镇江地区男科研讨会及学习班，推动了辖区内各医院男科的成立与规范医治，形成全市的男科学医师网络系统，在业内形成了很好的反响。我也因此赢得"镇江市男科奠基人"的美誉，当选为镇江男科学专业委员会主任委员、江苏省男科学分会副主任委员。

常言道父爱如山。中国男性一贯勤恳务实，往往是家庭中的经济支柱，在子女爱人面前以顶天立地的形象不懈拼搏。工作和生活给他们带来了种种压力，很多人因此而形成了不良的生活与饮食习惯，最终诱发男科疾病。但这类疾病的患者常常因为"面子"问题而对病情隐忍不谈，讳莫如深，甚至一拖再拖，不予根治。更有部分患者病急乱投医，迷信广告上的"神药""速效"而延误了最佳治疗时间。同时，很多医院设有功能全面的妇科，却没有相同质量的男科，使其成了"难科"，导致很多患者患了男科疾病，即便动念去正规的医院治疗也求医无门。

还记得我刚到镇江时，我院泌尿外科只有 8 名医生和 27 张床位，患者年门诊量多达六七千人；如今，在院领导的大力支持和我科室同志的不懈努力下，泌尿外科已经发展成拥有医务人员 30 余人，床位 70 余张，年手术患者近三千人的省级临床重点专科，是华东地区镇江中心的泌尿系统结石防治基地。这个荣誉离不开院党委的切实关心与有力支持，也离不开我科室全体工作人员夜以继日的辛勤工作。可以说，我对泌尿外科发展的见证，正如我对我们医院发展的见证，和对整个镇江市发展的见证。

在康复医院百年华诞之际，我衷心地祝福医院生日快乐！选择你，是我的荣幸！

（尤恒采写）

守护儿童健康是我的使命

　　顾绍庆，男，主任医师，硕士研究生导师。镇江市第一人民医院儿科主任，儿科教研室主任，儿科国家规培基地主任。2004年毕业于复旦大学医学院，获儿科学博士学位。攻读博士研究生期间，师从我国著名儿童病毒学家朱启镕教授，从事儿童乙肝病毒的研究。毕业后主要从事儿童感染性疾病和肝病的临床、教学和研究工作。对儿童巨细胞病毒、EB病毒等方面的临床和研究工作在省内领先。2010年赴加拿大西安大略大学医院学习，2012年赴意大利锡耶纳大学医院学习，2017年赴以色列施耐德儿童医学中心学习。入选江苏省"333工程"培养对象（第二层次），江苏省"卫生拔尖人才"。

1992 年，大学毕业的我被分配到镇江市第一人民医院，当时社会上有句顺口溜："金眼科，银外科，吵吵闹闹小儿科。"男同志嘛，一直都比较喜欢动手，最期待能进入外科工作。但是阴差阳错，我被分到了儿科。

好在，我比较喜欢小孩子，想着"既来之则安之"，在儿科也就沉下心，扎下根来了。大家都知道儿科的特殊，很多孩子不会表达自己的不适，诊疗难度往往比较大，被同行称为"盲科、哑科"，儿科不同于其他科室，所有在成人身上发生的疾病，基本在儿童身上也会发生，而成人疾病都有专门的科室、设备，但儿童只有一个儿科，对他们所发生的所有疾病进行治疗，所面临的挑战可想而知。

好在，康复医院的儿科一直是非常优秀的科室，有马光琳等资深主任坐镇，有赵瑶婉、周文玉等权威专家，在他们的传帮带之下，一年后我的工作已经得心应手。转眼到了 1997 年，忙忙碌碌过了五年，希望医术水平进一步提升的我考上了苏州大学医学院攻读血液病硕士。苏州儿童医院血液科是一个磨炼心性和意志的地方，这是一个以婴幼儿及儿童常见血液疾病和少见性、先天性血液相关性疾病为治疗对象的科室，可以说，这里收治的孩子一定程度上都是有生命危险的。"我不出院，不出院，出院我会死掉的。"看似懵懂的孩子的一句话让站在病房门口的我愣住了。

多学习一项技术，多攻克一个难关，也许就能多挽救一个患儿的生命，挽救一个濒临破碎的家庭。

研究生时期的日子很苦，"38"制，8 个小时轮班倒，每天光巡视病房就需要近 3 个小时，写不完背不完的病例，做不完的腰穿，很多一起工作的女同学都会累到崩溃大哭，而我们也是在这不断的"崩溃"和重建中慢慢成长起来。那一段辛苦积累起的临床经验，让我能更加深入地审视自己掌握的知识结构，对学术有了更好的追求。

2004 年，我继续攻读博士学位，在复旦大学医学院我遇到了恩师——中国儿童乙肝权威朱启镕教授，他身上有着老一辈医学专家的可贵品质，严谨的治学态度、务实的工作作风深深感染了我。

博士毕业后我开始主攻巨细胞病毒研究，这是一个在身体健康时通常没有表现，却在免疫力下降时可能疯狂攻击免疫系统的致死性病毒，对于在子宫内或者是刚刚出生的免疫系统还不完善的婴幼儿来说，这个病毒有可能会对儿童造成致命的影响，即便痊愈也极有可能带来一些后遗症。

有一天康复医院门诊来了一个黄疸延迟的新生儿，一般新生儿出生会有生理性黄疸，在出生后一周达到峰值，然后就会逐步消退，但是这个孩子黄疸持续了一个多月还不见好转。我给他做了全面检查，发现巨细胞病毒显示阳性，因为我自身对于巨细胞病毒的深入研究，所以很了解巨细胞病毒的特性。我很耐心地跟家长解释病情告知她需要治疗，建议选择输液治疗，相对经济负担比较小，只是周期比较长，需要家属积极配合。孩子母亲第一次听说这种病症，立刻就上网查询了一番，网络上说可以不治，就表示拒绝治疗。后来妈妈再也没有带孩子过来，我以为孩子的病应该是痊愈了，结果一年之后孩子母亲找到我询问哪里做电子耳蜗比较好，我才意识到巨细胞病毒感染给这个孩子带来了很严重的一个后遗症——失聪。因为神经性耳聋就是巨细胞病毒感染的临床表现之一。这个案例让我觉得十分可惜。

我开始反思，网络时代，医生应该做出什么样的改变？患者家属宁愿相信网络也不相信专业医生的判断，以至延误孩子的病情，错过最佳治疗时机。所以我开始格外关注对医生提出的治疗方案质疑的病患家属，真正站在病患家属的立场去换位思考，认真地把自己所掌握的最前沿的知识，用较为通俗易懂的方式告诉他们让他们了解，将心比心地提出最为合理有效的治疗办法，引导病患家属理性对待网络诊断，尽最大努力避免遗憾的再次上演。为此我一直努力在做儿童健康知识的科普，让每一位家长关注儿童健康，不忽视成长异常情况。

2012年有一个14岁的小患者因为支气管炎到康复医院儿科入院治疗。当时孩子家长告诉我孩子双眼眼睑浮肿已经一个月了，但是他们一直没有重视，直到这次支气管炎入院才想起来告知医生这一情况。经过一段时间的治疗之后，孩子的眼睑浮肿并没有太大的改善，孩子的父母又带孩子去上海求医。上海诊断为眼眶发炎，治好回到镇江不久之后眼睑浮肿又开始反复了。

家长再次带孩子来到康复医院儿科，我主张给孩子做一个全面的检查，通过血项检查，我发现孩子身上多个脏器出现损伤，血小板也在明显减少，这似乎是噬血细胞综合征中的噬血现象。一般情况下吞噬细胞只会吞噬一些损伤的或者是死亡的细胞，但是在这种疾病中，吞噬细胞会吞噬正常的红细胞，是一种免疫炎症系统过度激活导致组织脏器的损伤引起的一类综合征。这个病在镇江尚属首例，既然找到了病因，我必须努力将他治好。抱着这个信念，我和康复医院的专家团队参照国际上的治疗方法，确定了最终的治疗方案。孩子需要接受12个疗程的化疗才可能根治。但由于之前的骨髓穿刺等多项疼痛的检查，孩子对治疗产生了一些抵触情绪。这让我们的治疗遇到了困难，孩子的配合是治疗的关键，我们尝试针对孩子的情况调整方案，多去和孩子聊天，天南海北地聊，缓解他的心情，树立他的信心。

"化疗完之后我就可以上学了吗?"

"对!你再坚持一下,勇敢挺过这最后几次化疗,你就可以正常回到学校和你的小伙伴见面,一起上学了!"

在我们和孩子的不断努力下,2014年年底孩子顺利从康复医院康复出院了。

从2006年3月份曹巧云主任退休,我接替她,成为康复医院的儿科主任以来,我们明确了儿科亚专科建设的发展方向,研究儿童的患病特性,引进适合儿童的检测治疗设备,更好地守护儿童健康。在这十数年间,我们每年派科室医生前往上海学习,目前儿科已经建立了新生儿、小儿神经、小儿哮喘、小儿心血管、小儿消化、小儿血液、小儿肾脏、小儿内分泌、小儿感染免疫和小儿急救等一批水平较高的亚专科。

而我在儿童巨细胞病毒、EB病毒、肠道病毒、肝炎病毒等病毒感染和细菌感染等方面继续做了深入研究,开展了很多省市级课题研究,目前在省内处于领先地位。在我手中治愈的巨细胞病毒相关病例累计超过200例,由我主导的白血病MIC分型、换血疗法、肾穿刺活组织病理检查、骨髓移植等新技术新项目,也填补了市内空白。

康复医院第一任中国籍院长是张志清先生,他对"大医精诚"有自己的理解:精而不诚,坑害患者;诚而不精,煞费苦心。康复医院的儿科,见证了医院发展的沧桑百年,也让我们这些对从医保有热情的青年在这里不断进步,不断成长。未来的我和所有"康复人",将不断汲取她的养分,穷尽毕生所学,为其发展贡献自己的一份力量。

（成蹊采写）

做专家型的护士

　　冯玉玲，女，1968 年 10 月出生于江苏淮安，中国农工民主党党员，主任护师，硕士生导师。镇江市第一人民医院静脉输液治疗护理中心护士长、学科带头人。现为美国输液护士协会（INS）会员、中华护理学会静脉输液治疗专业委员会委员、江苏省静脉输液护理专业委员会副主任委员、江苏省静脉输液护理专科护士培训基地班主任、江苏省抗癌协会肿瘤营养专委会护理组副组长、江苏省抗癌协会肿瘤化疗护理组成员、江苏省康复医学会重症与感染防控专委会委员；获得镇江市新技术引进一等奖 2 项，国家实用新型专利 3 项，主持江苏大学科研课题 3 项，在中华系列期刊和核心期刊发表论文 15 篇，作为副主编参与编著学术专著 2 部。先后荣获镇江市"优秀护士"、镇江市"护理急救明星"、镇江市"三八红旗手"及镇江市"敬业"微美人物等称号。

1988 年，我从卫校毕业，开始了护士的职业生涯。1995 年的时候，我考上了上海医科大学高级护理班，三年的脱产学习对我而言不但大开了眼界，而且中山医院和华山医院的实习经历也使我的专业能力得到大幅提升。一起共事的医生中，很多都是领域里的专家学者，我从他们身上学到了很多东西，打心眼里羡慕他们，总想着有朝一日自己也能成为像他们那样的专家学者，这是我为自己定下的职业生涯目标，可以说这是我的梦想。康复医院为我提供了圆梦的舞台。

我是 2000 年 6 月调入康复医院的，之前在苏北的一个县城医院做主管护士，当时我刚刚完成上海医科大学高级护理班的专科学习不久，对未来踌躇满志。但是，现实还是有那么一点"骨感"。那时的康复医院，硬件条件与我对市级医院的想象有不小的差距，就一栋大楼，其他都是小青瓦的平房，科室要用的物品都是用担子挑着送来的，内心的真实想法就是"这个医院好老好旧"。

但是，一旦投入工作，我立刻感觉到了一种严谨的工作氛围。我最先是在胸心外科。现在回想起来，在这个科的四年多里，真正锻炼了我，给了我很大的收获，使我至今难忘。

记得刚来时，同事们都认为我是乡下调来的，言下之意，我所在的县医院一定是比较差的，对我的业务能力有些不放心。为促进业务水平的提升，我们医院内部会定期开展业务考试，这在我以前待过的医院比较少见。因为我是"乡下"来的，所以每次考试，不管是理论还是操作，护理部老师总是抽到我。考到后来，我索性跟考试的老师直接提出来，把所有的操作都给我考一遍，如果过关了，我就不用再一次一次地过来了。后来再抽我去考试，考试老师对科里的领导说，不要再叫那个小孩来了，她绝对是会把老师考倒的，她不光能把操作流程做得很好，还能把为什么这样做讲得头头是道，不简单。再加上我也在医院的操作比赛中拿过奖，我就这样结束了医院内部考试的"生涯"。但是，我又开始迎接另一种考试。2003 年我又花了不到三年的时间，通过了自学本科全部课程的考试，拿到了护理本科的文凭。那时候也是年少气盛，我就是认准一个目标，不断证明从"乡下"来的我，配得上做三级医院护士的岗位，"自己能行"，我做到了。

胸心外科里有一个 ICU 病房。我刚到科里时，科里正在搞心脏和心肺联合移植，那个时候开展这项手术在江苏乃至全国都是很少见的。做完这个手术的患者，肯定都要进特护的。做特护其实非常辛苦，4 个护士在里面倒白班、小夜班、大夜班、休息。虽然很辛苦，却是你能力的象征，被医生和护士视作一种荣耀。当时的科主任是陈锁成，他对护士的要求特别高，只有他认定的人，才能进入特护。我的心气很高，既然进了这个科，就得进入特护，否则对不起自己。我们科一共有 50 张病床，基本上常年是住满的。我来科里不久，就开创了胸心外科第一次脱稿交班的历史，我对每个患者的情况熟悉到每个细节，比如他夜间的引流量是多少，血压波动情况等，我都了如指掌。能记住每个手术患者和病情有变化患者的情况，而且熟悉到不搞混，不用心、不细心是不行的。陈主任听过我的脱稿交班，那次我汇报的是患者胸腔引流管上面的液柱波动的程度，提醒医生要关注这个患者肺不张的可能性，因为它的液柱随呼吸波动幅度很大。当时陈主任就说："这小孩不得了，厉害，我们医生都不一定去关注这个东西，太专业了，这是给医生提供了患者发生病情变化的前兆。"因此，在胸心外科工作了半年，我就进入特护了。

进入特护，基本上两天就是一个夜班。那时孩子还小，我爱人的单位是封闭式管理，要到周末才能回家，顾不了家。我上夜班，只能把孩子关在家里。有一次孩子独自在家时触了电，要不是我正好送饭回来，孩子就没了。我一路哭着抱着女儿往医院跑。我们科的医生非常给力，全力协助我送孩子去心内科紧急住院治疗，还好孩子没出大事儿。但是住院期间，孩子因无人照顾吃错了药，那是一种成人剂量的口服降压药，当时孩子血压已经明显下降，又是我们医院心内科医生及时处理后把她给救了回来。触电、吃错药，给女儿的健康造成了很大的伤害，小小年纪就有了多年心律不齐的问题，直到上大学才控制住。对一个母亲来说，这真是血泪史。

一边上特护，一边带孩子，一边忙考试，很苦很累，我流过泪，但从不跟人抱怨。在心胸外科这四年多里，是我这个"乡下"妹子跟同事跟医院相容的第一站，也是我在业务能力上突飞猛进的第一站。在这个第一站半年后，我上了特护，一年后成了护理组长，又过一年成了副护士长。在这个第一站，我懂得了什么叫团队、什么叫专业。在这个第一站，我给自己锁定了发展的方向，那就是成为一名"专家型护士"。

说实在的，给自己定了"专家型护士"的目标，但在什么方面体现出"专"，我当时是茫然的。唯一能做的就是学习，不停止地学习。我之所以后来主动要求调岗，综合 ICU 科、血液科、肿瘤科，一直到现在的静脉治疗护理中心，全是康复的重点专科，就是为了督促自己不要停下学习的步伐，让自己的知识跟上时代的发展节奏。

我把静脉治疗专科锁定为我的专业主攻方向，一方面是出于对血管条件差的患者反复穿刺的慈悲心理。在综合 ICU 时，患者都是重症的，多通路的输液穿刺会给他们带来很多痛苦，并且增加了输液外渗风险。另一方面，我受到了

"中国护理十二五规划"的启发，那上面说专科护士是护理上的新生事物，以后的护理工作会朝着专科方向发展。在综合 ICU 做护士长那会儿，护理部正好外请专家指导我院第一根 PICC 穿刺，这个穿刺机会就给了我，于是"一发不可收拾"，我爱上了这门技术并主动钻研，再后来自费去上海学习了 PICC，学习过程中，我认定了静疗这条路，"专"由茫然变得越来越具体化了。

2005 年，我独立为一名患者置入了一根 PICC，这是我在护士职业生涯中的第一次，也是康复真正引进 PICC 新技术的第一次，我成为镇江市 PICC 置管第一人。业内人士都知道，静疗专科具有高技术含量、高风险、高需求、工作辛苦的特点，但我认定了它，就要把它做到完美做到极致。2008 年，为了在我们医院扩大静疗技术的覆盖面，我主动要求到肿瘤科工作，因为那里的化疗患者更需要 PICC。到 2010 年，肿瘤科 90% 以上的钢针化疗，改变为 95% 以上中心静脉通路（PICC、输液港、CVC）输液，大大提高了化疗安全和给药效果，减轻了患者的痛苦。

记得 2010 年，本院一位患有乳腺癌的护理同仁需要化疗，但因肥胖，血管根本无法穿刺。面对这种情况，我提出帮患者联系去当时省内唯一有超声置管的南京军区总医院。但患者哭着说："冯老师，你不知道外出就医有多难，不管你给我打多少针我都不怕疼，我相信你……"同事和患者的信任给了我莫大的鼓励，给了我动力，最后我花了 6 个多小时扎了患者十几针才将这根救命的管道建起来。

这个病例让我意识到开展超声引导下各种类型 PICC 置管技术的重要性。在我的建议下，我们医院于 2010 年年底购买了血管穿刺专用超声，成为省内第二家开展超声引导下各种类型 PICC 置管技术的医院。2012 年起，我又开展了体重最低仅有 800g 左右极低体重儿 PICC 置管，在技术上实现了新的突破。2014 年联合医疗团队完成了镇江市首例输液港植入，并在省内率先开展了手臂输液港植入技术，率先将心房内心电导引新技术应用于导管顶端实时定位，提高了导管一次到位准确率。

在推进静疗的过程中，前十年 80% 的导管都是我挤出空隙时间加班加点完成的。我每年接诊省内外的紧急求助和疑难病例会诊至少 500 例，每天至少工作 12 小时，专科之路走得非常辛苦。这也促使我认识到必须建立一支静疗的团队。

2011 年，江苏省静疗专科护士培训基地开始申报。当时，全省有 16 个大医院包括江苏省人民医院去争取两个基地的名额，竞争非常激烈。好在我们前期做的所有工作实现了对患者的全程管理，把患者的资料全部留下来，发生什么问题及如何处理的，都全程记录下来。这在很大程度上提升了我们的竞争力。最后我们康复和南京的鼓楼医院申报成功。我们康复的基地至今已培养了200余名省、市级专科护士。目前，我们拥有静疗专职人员5人（包括我），2021年6月份正式成立了静脉输液护理中心独立的护理单元，静疗专科建起来，推进进度就加快了，现在已将PICC覆盖全院80%以上的科室，很大程度上帮助患者减轻了痛苦，提高了静疗效果。不仅如此，我们康复还负责省内静疗标准的制定，代表江苏省参加各种全国性的比赛。作为省内唯一一个静疗科技服务站，我们正在推进对镇江市各级基层医院实现网络化管理，逐步把静疗推广到全市的每一个角落，让更多的患者受益。

2021年，我开始带两个专业方向硕士研究生，并且成为我院"青蓝计划"青年医学人才的师父了。我想，这是我在做"专家型护士"的道路上跨出的突破性一步。

同行们称我为"静疗女神"。这是对我的鼓励，更是鞭策，我会继续锁定"专家型护士"的目标，继续前行，永不停歇。

2022年就是康复的百年华诞，我由衷地感激给了我成长机会的康复，还有我的家人，我的老师，我的患者，我的学生，正是因为你们的鼎力相助、信任和支持，才有了我今天的荣誉和成绩。

（尤恒采写）

在圭亚那的日子

石春和，男，1967年10月出生于江苏扬中，中共党员。硕士研究生，主任医师，教授，硕士研究生导师。1989年毕业于南通医学院，同年到镇江市第一人民医院工作。现为镇江市第一人民医院副院长、党委委员，江苏省医学会眼科分会委员及白内障学组副组长，江苏省医师协会眼科医师分会常务委员，江苏省白内障学组副组长。从事眼科临床医疗、教学工作30多年，擅长白内障超声乳化摘除联合人工晶体植入手术，对难治性眼病如复杂眼外伤、玻璃体视网膜手术、ICL晶体植入术等有丰富的临床经验。任中国第七期援圭亚那医疗队队长，当选2016年度"中国好人"。

2006 年 5 月，组织上任命我为中国第七期援圭亚那医疗队队长。我率领 14 名医疗队员奔赴圭亚那，执行援外医疗任务，在那里度过了 700 多个难忘的日日夜夜。

圭亚那是南美洲北部的一个小国，国土面积 21.5 万平方公里，其中森林面积占到了 83%；总人口 70 多万。面积约是我们镇江的 56 倍，可人口还不到镇江的四分之一。那里 50% 是黑人，40% 左右是印度裔人，剩下的是白人。这是我们从网上查到的关于这个国度的基本资料，当然还有一些相关历史知识。

5 月 30 日，我们从浦东机场出发，乘坐 16 个小时的飞机到达美国纽约，然后再从纽约乘坐 7 个小时的飞机抵达圭亚那的首都乔治敦。当机组的播音员告诉乘客已经进入圭亚那领空时，我下意识地透过机窗往下看，映入眼帘的是无边无垠的原始森林，当时我想：飞机该在哪着陆呢？这是我对圭亚那的第一印象。接下来的想法是，如此广袤的森林，如此少的人口，一定是山清水秀，空气清新。

当与它亲密接触时，才知道现实是多么的"骨感"。

那里森林虽多，但水不清，河水是棕色的，像可乐。虽然自来水是经过水厂处理的，看上去与我们的自来水没有什么区别，但是喝多了，容易患肾结石。我们医疗队的好几位同志，都在那里有过肾绞痛的体验，我自己先后体验了 5 回，痛起来是生不如死。还有一回，我们的住处四天没有自来水用，以为周围的邻居也是这样，因为那里停水停电是家常便饭。直到我们无意中看到周围人家有自来水，才知道是我们租用的这家房子的自来水管断掉了。这个自来水管是穿过河道接到我们住处的，分析原因，应该是河道清理工在捞水草的时候把自来水管给弄断了，捞水草的时候我们都在上班，没有人监工。找到了原因，我们请来了自来水公司的工作人员来修理。他一看自来水管子在河道中间断了，就不肯到河里接管子，因为河里有鳄鱼和食人鱼，最后还是我跟医疗队的厨师到齐腰深的河里把管子接上，才解决了停水的问题。

生活上的还算是小的"骨感"，最大的"骨感"还是治安。在家时，从来没有想过社会治安问题，可到了圭亚那，才知道中国的社会治安是真的好。

在圭亚那，我们医疗队分在两个地方，一个是圭亚那乔治敦医院，一个是林登市的林登医院。在乔治敦医院的一共 11 个人，我也在其中。11 个人又分在两个地方居住，一个地方是比较高档的生活区，另一个地方就差点儿，居住在较差的生活区的队员，东西经常被偷。

但更让人担心的，还是枪。初到圭亚那时，正值总统大选，政局不稳，社会治安差，枪支毒品泛滥，我们在住处和医院都经常能听到枪声。那段时间，几乎每周都会有枪伤患者来医院。夜间经常接到大使馆通知"中国人被抢，中了枪，请医疗队紧急救援"，我们总是冒着危险在第一时间到达现场，抢救同胞的生命。

说到社会治安，我最难忘的是近距离地与枪有了亲密的接触。有一回替一位患者看病，看得好好的，患者突然把他的衣服脱了下来，然后把枪放到我的桌子上。自打出生以来，这架势还真是头一次见，心里很紧张。这位患者说自己没有恶意，自己这么做只想方便医生替自己检查。这时，当地给我派的助手告诉患者："他是中国医生，他们不能接受你带枪进来。"这次经历启发了我，从此我给医院立下规矩，所有进入我们诊室的医生和患者一律不许拿枪带枪，就是有枪的也要把它放在外面。

虽然生活条件不好、社会治安又差，但我们从没有忘记自己的职责，我们医疗队是来治病救人的，我们的一切行为都代表着中国的形象。

眼科是乔治敦首都医院的重点科室，门诊量大，手术患者多，我常常一天要诊治100多名患者，最多一天4个多小时完成了28例白内障手术，连喝水的时间也没有，有时累得路都走不动，话都懒得说。因为紧张的工作、过度的劳累及自来水的问题，我先后5次肾绞痛发作，上消化道溃疡腹痛也是经常发作，只能一边服药一边坚持工作。

有一回，我正在给当地一位60多岁的妇女做白内障手术，突然感觉显微镜在晃动，我问："谁在动我的显微镜？"再一看，才发现配合手术的圭方医护人员都不见了，只有我一人还在原地，但手术室还在不停地抖动。原来是刚刚发生了地震，因为注意力全部集中在手术上，我竟没有听到他们在喊地震。患者对我说："医生，您快跑出去吧，不要管我。"我说："手术刚做了一半，我是医生，不能走！"我迅速对创口做了紧急处理，拿了一块纱布把患者的眼睛盖起来，然后握住她的手，陪着她。等摇动停止了，圭方医护人员陆续返回，我继续手术。手术结束时，患者激动地说："您真了不起，你们中国医生真伟大！"当所有预约手术都完成时，我才发现汗水已湿透了衣服。

现在回想起来，真的很害怕。在当时那就是一个医生的本能。对于我来说，手术室就是战场，就像战士不能在战斗中离开战场一样。一个医生又怎么能在手术中离开自己的患者呢？我的职业修养不允许这么做，中国医疗队员的身份更不允许这么做！

2008年年初，离医疗队驻地300公里、我国援建的糖厂项目工地发生登革热疫情，大部分当地工人都跑了，200多名中国工人也开始紧张起来，担心染病，客死他乡。我接到大使馆"必须控制疫情"的命令后，立即和全体队员商量对策并向省卫生厅请求支援。必须控制疫情，一旦疫情暴发，很多人的生命都会有危险，疫区将被隔离，20多亿美元的国家投资项目要停工。奔赴疫区后，在国内传染病防控专家的远程指导下，我们医疗队的队员带领工人清除杂草，喷洒消毒药品，对相关人员进行培训，做好患者的隔离工作，最终成功控制了疫情，避免了大规模疫情暴发造成工地停工，以及由此产生的外交纠纷和国家的重大经济损失。

在控制那次疫情的过程中，我的肾绞痛再次发作，痛得直不起腰来，但我一边服药，一边咬牙坚持了下来。

我们医疗队救治的患者中，既有普通的当地百姓，也有圭亚那政要及他们的亲人，两年中，我们不畏艰险，勤奋工作，伴随着一批批患者痊愈，我们与当地人的关系也越来越融洽。

作为圭亚那卫生部部长的特别顾问，我有不用预约可以随时见到部长的特权，而部长也经常带着圭亚那领导人来找我看病和交流，关系非常融洽。一天上午我刚刚给圭亚那外交部部长的父亲做完手术，就接到卫生部部长来电，说晚上要来医疗队和我们共进晚餐，要我亲自做一个菜给他尝尝，还说最好请大使一起参加。我问他有什么重要的事情没有？他说：现在是秘密，晚上6点大家就知道了。中午我回驻地后做了简单的安排并向大使做了汇报。晚上6点外交部部长和卫生部部长准时到达医疗队，晚餐前卫生部部长起立并示意大家坐下，在大使和全体队员面前郑重宣布：作为WHO当年的轮值主席，明天他要去美国主持大会，他承诺一个中国的立场坚决不变。他要我们放心，因为我们是真正帮助圭亚那的人，是"爱心大使"！这个饱含着沉甸甸信赖的称呼，是对我们医疗队工作的最温情的肯定，是中圭友谊最美丽的花朵！

考虑到我们医疗队居住环境的安全问题，我向大使和乔治敦医院的院长提出，把乔治敦的两个驻地合并在一块，重新租一个地方。他们答应了，大使还建议租房子还不如去跟圭方拿一块地，自己建一个生活区。我按照大使的提议，跟卫生部部长提出来了，卫生部部长一口答应，他说有三块地供我们选择。权衡再三，我们拿了一个两亩多的地块，面积虽不大，但距离医院比较近，大概也就是100米的样子，方便工作和生活。

2007年5月圭亚那卫生部安排医疗队乔治敦两驻地合并，完成了前六期医疗队没有达成的愿望。因为工作得到肯定，总统特批：单独划地给中国医疗队建专家楼，签署备忘录并奠基。"援外医疗专家楼"由江苏省出资建设，这是一项创新性的工作，我既要完成医疗任务，又要做好专家楼的基建工作。我作为眼科医生没盖过房子，就组织大家分工负责，每天医疗工作完成后就到各部门交流，我自己去工地监工，他们的建房效率不高，地基打了近一年，一直到我们回国前才出地坪。如今该援助模式已经在全国所有医疗队推广。

援圭两年，我们医疗队不畏艰险，勤奋工作，不辱使命，完成门急诊45300余人次，手术4421人次，抢救危重患者840多人次；我个人完成门急诊1万余人次，手术1500余例。全队填补了玻璃体视网膜手术、腹腔镜手术等25项圭亚那医疗新技术空白。医疗队获得了圭亚那历史上首次总统授权颁发的总统勋章和中圭友谊荣誉勋章、特别贡献奖。圭亚那卫生部部长和首都医院院长还向大使递交了亲笔感谢信，感谢医疗队做出的杰出贡献。2008年5月30日，卫生部长代表圭亚那政府和人民，在圭亚那日报上，发表了感谢中国第七期援圭亚那医疗队的专版文章。回国后我获得全国"援外医疗先进个人"称号。

虽然援圭的日子已过去十多年，但那700多个日日夜夜还历历在目，仿佛就发生在昨天。援外好比一场修行，我们每一位医疗队员在这场修行中都拥有了一份沉甸甸的大爱！

（尤恒采写）

我以我心修院志

　　于鑫坤，男，1942 年 3 月出生于安徽阜阳，中共党员。1964 年南京医学院毕业，1963 年在镇江专区医院（现镇江市第一人民医院）实习后留在医院外科工作，1965 年参加溧阳社教队，参加巡回医疗，培训乡村医生。2003 年退休后返聘留用至 2014 年，先后在医院外科、医务科、院办公室、医疗服务部、院志办公室工作。2007 年在院志办公室担任《镇江市第一人民医院志》主执笔，2011 年院志付莘。

2022 年，是我们康复医院百年华诞，对于我们每个康复人来说，是一件喜庆事。我们康复医院历史悠久，院名屡次更迭，不变的是康复人的精神。当作家钱兆南和我谈起 10 年前编撰 90 周年医院庆《镇江市第一人民医院志》中的那些人，那些事，如昨日重现。

2006 年镇江市启动第二轮修志工作，我们医院也开始成立班子，一是为了配合市卫生志的编撰提供材料，二是方便编撰我们医院的院志。院领导觉得我比较适合编撰工作，找到我谈此事时，我的心里是没有底的，不怕别的，就怕做不好。

院领导安排我去市、局举办的编志学习班学习，我开始接触我们医院的历史资料，被医院悠久的历史与博大精深的文化内涵所感染。我才意识到这不是一件普通的工作，而是承上启下，为我们的康复医院立传的大事。作为一个在医院工作几十年的康复人，我对医院感情很深，我有责任扛起修志的重担。

康复医院的前世今生不同于其他医院，各种档案资料卷帙浩繁，跨度几十年，要收集海量的一手资料，谈何容易。说起康复医院的来历，是与国家近百年史相连。医院的前身由两部分组成，一部分是 1922 年美国南长老会建立的基督医院；另一部分是解放战争时期中国人民解放军华东军区后勤卫生部第三后方医院。而第三后方医院的前身为华东军区后勤卫生部和平医院，在山东青州市。随着解放战争的进展，部队医院南下，先后驻扎在上海、昆山、常州等地。1950 年才从常州迁来镇江，改名为华东军区后勤卫生部第三后方医院，在 1951 年 6 月 9 日奉命接管了镇江基督医院，组建苏南第三康复医院，收治志愿军伤病员。

院领导高度重视编志工作，在卫生局编志办的指导下，从 2006 年开始准备，到 2007 年启动，医院多次开会研究，成立了院志办公室，我被任命为院志办副主任，并担任主执笔。当时的党委副书记凌能侃兼任主任、纪委书记贺春金先后分管院志办，院办主任曹庆、党办主任谢萍兼任院志办副主任，按照"条块结合"的原则，各职能科室、各支部、各科室班组负责人，制定目标、明确责任、撰写和征集不同类别的资料。我一边干一边学，遇到不懂的就向市卫生局编志办和市史志办请教，大家都很支持我的工作，特别是在遇到困难的时候，都能及时解决。我不会电脑打字，院领导调来能熟练操作计算机的护士张慧娣，由她来负责文案工作，把我手写的资料录入电脑。

为了推进院志编写工作，医院不知道开了多少次会，并形成红头文件〔院字（2006）87 号〕下发到各部门。动员各部门学习编志的工作目的与重要意义。为了编好这本院志，我记得参加过二十几次不同形式的座谈会，还到南通、扬州等地参观学习，到南京军事档案馆去查找当年有关基督医院与华东军区后勤卫生部第三后方医院的相关资料，收集到 20 多位院领导的个人照片，以及医院主要工作活动资料照片，寻找一切可以找到的线索，一定确保资料准确无误。这本院志的编写不仅仅为了康复医院，还要为《镇江市志卫生分卷》《镇江市卫生志》提供资料。

我负责收集资料和总撰。编写大纲，确定目录，按目录搜集材料，我再去核实、整理、编辑。文字资料还有些不清楚的地方，要找退休的老同志口头讲述。我还通过电视报纸向社会各界人士征集资料，社会各界人士和一些老同志的子女家属积极提供资料，他们还把一些当年的实物及资料送到医院档案室永久保存。比如唐贞把爱人朱养荣的一些资料交给医院，还有基督医院中国籍院长张志清的女儿张人建，也把父亲的遗物捐赠医院，为院志编写提供了很大的便利。

在我和全院各部门的努力下，第二轮院志初稿（1983—2005 年）于 2008年年底形成，分为概述、大事记、正文十七章、附录等，收集不同时期的照片200 余张备用，共 40 余万字。当年在局编志办组织的点评中，获评一类稿。我本以为努力了两年多，院志就能大功告成，但后来医院考虑到多方面的因素，决定将我主执笔的第二轮院志与黄铮主执笔的第一轮院志合二为一，把时间跨度衔接起来，对增加资料的完整性与连续性有重要作用。院志办需要继续收集资料，将首轮院志与二轮院志资料合理融合，去除重叠的内容，充实新资料。医院再次成立新的领导小组，由纪委书记贺春金任院志领导小组组长，兼任院志办主任，院志办增加黄铮、宦治清加入编辑，这个决定是 2009 年 5 月下发的文件，红头文件为〔院字（2009）35 号〕。

在这里我要先说说黄铮主执笔的首轮院志，是在 1983 年开始的，那时候"文革"结束不久，黄铮任医院工会副主席，由他来主笔再适合不过，还有李念宇、笪远璐参与编辑。改革开放后的中国蓬勃发展，盛世修志书正当时。说实话，也只有在和平年代才有能力修史。

我从黄铮的口中得知，他在 1983 年时修院志比我还要困难得多，那时没有电脑，印刷条件很有限，人手少，一笔一画都是靠手工磨出来的，且没有经验可以借鉴。第一部院志时间从 1922 年至 1986 年，讨论稿全部手写，繁体字。全靠手写也就罢了，主要是查档案十分困难，几百本档案，每本都有二三厘米那么厚，全部是手写体，年代久远，有些字迹模糊，纸张发黄变脆，翻动起来要非常小心，不能把原件破坏，一天也翻不了多少资料，再从每本里把重要的内容一条一条摘抄下来用于编辑，慢慢梳理康复医院"来时的路"。在几个人的不懈努力下，黄铮将收集来的资料整理归类，第一本院志讨论稿分 8 个版块，从历史沿革、党政社团，到医疗、财务、医院基本建设都详细记录，客观完整地记录了最早的基督医院始建到改革开放前的那段院史。可贵的是，首轮院志办公室从当时康复医院的老职工那里收集到很多珍贵的资料。如《民国日报》1923 年 4 月 1 日刊载的《教会临时医院开门》，详细地记录了民国时期的基督医院状况。大部分的资料是自己手工抄写，同时每一个科室都提供了翔实的手写材料备用。当一沓沓手写体的信纸汇总到黄铮和同事们的手里时，还带着每个人手上的温度。当时条件有限，印刷困难，黄铮找到外面的誊印社刻成蜡纸，再油印装订好这本来之不易的首轮院志讨论稿小书。

我和大家又忙碌了一年多，到 2010 年年底的时候，经过反复修改补充的院志出炉。这个过程很漫长，遇到的困难并不少。当时全院上下共有 70 多个班组，各个班组编写各部门的资料，汇总到院志办公室，再经过一次次的核实校对，确保每个数据准确，条理清晰。医院是举全院之力配合院志办。我记得当时对张慧娣说过几句话："编院志是一件很烦琐的工作，说起来容易做起来难，我们要用蚂蚁啃骨头的精神来把它干好。"有些资料收集很困难，比如356 页写的援外医疗，我们医院做得很好，取得了很大的成绩。一直到现在我们医院还有医生到非洲援外。再比如在更早的 20 世纪 60 年代，医院派出巡回医疗队，一批一批的人接力参与。记得我在 1965 年去了溧阳搞社会主义教育医疗队。毛主席号召把医疗重点放到农村去，全国的医院开展了到农村去的轰轰烈烈的巡回医疗，我们都响应号召到乡下去。我们去给农民看病，帮农帮医，办班培养赤脚医生。现在新一代的医务人员和我们当年一样，去新疆、西藏，去灾区救灾，去国外……对这些资料的收集要通过科室提供，再去了解核实，不能有误。

我和同事们经常要加班加点，周六、日都不休息。最困难的是要核实，需要花费大量的精力，从那么多资料中提炼出几十万字，非一日之功，需付出全部的心力。对各人发表的文章、科研项目、开展的各项活动、获得的荣誉、人物介绍等，都要核实准确。

经过 4 次扩充的新版本院志，年份跨度 90 年，从 1922 年成立的基督医院到 2011 年的镇江市第一人民医院。最后院志于 2011 年成稿时，从原来的 40余万字增加到 50 多万字的体量，无论是从设计装帧，还是从内容的翔实度，都达到了预期的要求，一本 50 余万字的《镇江市第一人民医院志》于 2012 年医院 90 周年庆典大会上呈现在公众面前，得到市史志办和社会各界的认可。这本院志以医院的改革发展为主线，反映医院 90 年来的脉络，特别是对改革开放后医院的新技术、新成就等方面有了更多的补充。院志办公室完成了它的历史使命，编志办人员解散，尘埃落定。

一百年，一个世纪，一家医院从无到有，走过无数艰难的路，从美国人开办的基督医院到抗日战争铁蹄下的医院，新中国成立前几度沉浮。我们康复医院不同时代中的人，每一代人肩负的使命与担当各不相同。我作为一个退休的老康复人，很高兴被医院领导留下来干这一件有意义的大事。

我认为康复医院的百年历程，不仅仅是一家医院的历程，也与中国历史的百年历程相关联。百年的长河中，医院人才名家辈出，各种经典的新医疗、医技技术成为康复人事激荡其间的雄浑旋律。我虽然不像康复医院的前辈一样生在战争年代，但是在编写院志的过程中似乎也闻到了战争年代的硝烟味，透过一张张老照片，能感受到那些时代中的大多数人的艰难，特别是 20 世纪 30 年代，时局动荡，日本侵华战争的战火烧到了镇江，美国人的基督医院被日本人强行占领。那时的镇江老百姓对这家医院是以仰视的目光看待的。我们医院的特点与其他医院不同，从基督医院到部队医院，再到地方医院，从十几张床位到 2000 多张床位，现在已成为一家集东西医疗文化为一体的医院，有着深厚的文化底蕴。康复医院是一家独树一帜的医院，融合了不同时代不同文化背景的医院，在医疗技术、医师医德方面独具特色，因为康复人不屈的精神，医者仁心，真正的大爱精神，不受时空的限制。

康复医院的历史是康复人创造的，如果我们不知道过去的历史，就不知道我们从哪里来，今后要到哪里去。历史让我们看到了未来，我们有责任记录下来曾经和正在发生的真实事件，未来才有新希望。志书中记载的每个人的故事都很精彩，他们都是今天和明天乃至于未来康复医院的功臣。

见证医院历史的不仅仅只是文字资料，还有许多珍贵的实物。1986 年基督医院病房楼鉴定属危房，我在拆除工地现场，看到从墙角下挖出的奠基石，上面刻有"基督医院 1922 年"的字样，立即请工人师傅把它抬到安全的地方保存起来，待 1988 年外科大楼落成时，安放在大楼的门前，成为医院始建的最珍贵的物证。在 2012 年医院计划筹建院史馆征集实物时，人力资源部的朱小平、秦扣宝征集到一把日本军刀，这把军刀极有可能是第三后方医院的前身——位于山东革命老区的和平医院在抗日战争时期缴获的。部队医院渡江南下时，由第三后方医院将这把军刀带到康复医院，由政治处、人事科保存下来。经专家鉴定，这是镇江市保存的唯一的一把日本陆军军刀，属于队长级别的武器，是日军侵华的铁证。还有康复理疗科兰敏征集的一条美国军用毛毯，标有"MD US Army 1944"，推测是抗美援朝时缴获的战利品，盖在志愿军伤病员的身上，带到康复医院，后在理疗科使用。医学影像科黄钟鸣征集的美军 X 线胶片储片箱，内衬有铅板，后来一直在放射科使用。这些都是很好的爱国主义教育实物。还有其他 60 余件实物，均将在院史馆展出。

每一件实物，每一件事件背后都有一个鲜活的故事，反映了我们前辈康复人在艰苦的条件下艰苦创业，全心全意为志愿军伤病员和地方群众服务的历史。

在编写院志的过程中，我作为主执笔，责任重大，压力也大，得到过许多同仁的帮助。当年镇江卫生局卫生志办公室张银生，曾是我们医院的党委书记，后来调到卫生局当局长，他对康复医院的情况特别了解，他作为局志办的领导，为这本书提供了很大的帮助。张银生多次参加院志的交流与点评会议，对院志稿进行审阅，提出指导修改意见。《镇江市卫生志》编写出来的时候，我们医院的院志也编写出来了，受到了省卫生厅、市卫生局的表扬。

众人拾柴火焰高，有康复人的不懈努力，才有了医院 90 年院庆上的这本 600 多页的院志。书名选用了书法家米芾的字体，刊头画用了我院护士的祝福照片，起名为"康为至善　复于精诚"。共有 309 条索引便于查阅。它成为康复人永远的精神财富，成为医院的无价之宝。这两本不同年代的院志，与康复医院百年厚重的历史休戚相关，是一群特别吃苦耐劳的康复人集体努力的成果。

我的前辈们创造康复的历史，到我们这辈续写康复的历史，前辈康复人和现在康复人所做的努力都将载入康复医院的史册。院志上的每一个名字像天上闪烁的星星，每个人都有平凡与不平凡的故事。

百年院庆就在眼前，近 10 年来医院在不断前进。院领导决定在 90 周年院志的基础上续写百年院志，这是对 90 周年院志的肯定，也便于改进既往院志的不足与缺点，百年院志将更上一层楼。前辈们修志历经艰辛，为后辈人研究和修康复志书提供了价值参照，新一辈的修志人正站在前人的肩膀上，为康复医院百年历史的新篇章呕心沥血。愿我们的医院越来越好，为人民的幸福安康继续奋斗。

（钱兆南采写）

内分泌病
可防可治，可控可管

吴晨光，男，1961 年 12 月出生于安徽芜湖市，中共党员。镇江市第一人民医院原内分泌科主任，江苏大学医学院医学二系诊断教研室主任，江苏大学医学院硕士研究生导师。镇江市医学重点人才，镇江市"169 工程"学术技术骨干，荣获首届镇江市十佳"健康卫士""镇江市优秀医师"等称号。

　　内分泌代谢病学迄今有 100 多年的发展历史，在很多人眼里，内分泌不无神秘。脱发、长痘、肥胖、骨质疏松、脾气急躁、长不高、月经不调……这一个个似病非病却令人头疼不已、束手无策的症状，都有一个共同的归宿——内分泌。内分泌代谢病引起的各种危象，只要及时诊断出来，控制住了，大多有着令人惊喜的愈后效果。

　　1982 年，我从镇江医学院（现江苏大学医学院）医疗专业毕业后，分配到了镇江市第一人民医院工作。先后去过骨科、普外科、呼吸科、消化内科等大内科的很多科室。1985 年，在当时的大内科主任顾忆贻的指导下，我初步确定以内分泌为主攻方向。

　　1987 年，顾主任安排我到上海华山医院进修内分泌，这是一个非常难得的机会。华山医院的内分泌科当时代表着全国最高水平，各地来此进修的多为省级医院的骨干，像我这样来自市级医院的医生非常少。我与来自全国各地的同仁共同学习，充分认识到内分泌的价值，以及它对人们生活与生命的深远影响。

　　正确认识本病，及时诊断出本病是救治成功的先决条件。记得 20 世纪 80 年代初期，我还在做实习医生，一位患者送到医院时已严重昏迷。由于当时的技术手段远没有现在发达，检测手段相对落后，查了半天也没有查出真正原因。医生怀疑是脑炎，就按脑炎治，却一直没有效果。过了两天，偶然检测患者血糖，发现达到 2000mg/dl，而正常人空腹血糖是 70～110mg/dl，餐后 2 小时血糖也不超过 140mg/dl。再查尿酮体，强阳性。这下大家才意识到是糖尿病在作祟，患者的诊断应该是糖尿病急性并发症：酮症酸中毒。经给予针对性积极抢救治疗后，患者很快清醒，转危为安。此事给我留下了极为深刻的印象，让我充分认识到内分泌代谢病正确诊断的重要性。

　　1994 年至 1997 年，我在南京医科大学攻读内分泌专业的硕士，师从国内著名内分泌专家何戎华教授，学到了很多专业知识，提高了科研素养。从此，内分泌医学的研究与实践成为我毕生的追求。

　　内分泌病可防可治，可控可管。普通病情的患者，治与不治有天壤之别。比如说，甲状腺功能减退，如果不及时治疗，会引起水肿、心衰、昏迷，甚至危及生命。如果干预及时、正确，虽然根治比较难，但能让患者有个良好的生活质量。

　　有人说，我们内分泌科是万能科室，其他科室找不到病因的疾病，一般都会推荐到内分泌科来看。记得 2020 年有个小伙子左腿红肿得厉害，以为是丹毒，到外科治疗，挂了一周的抗生素，没有任何好转，后转到我们科室，我诊断为痛风，对症下药，很快消肿。

一名优秀的内分泌科医生要练就一双"火眼金睛"，除了要有过硬的专业知识，还需要更细心、更耐心。2017年11月初，一位患者因为血糖高在另一家医院看了一个多月也没有解决，转院来到我们科室。除了血糖控制不好之外，患者没有其他异象，没有疼痛，肿瘤各种指标全阴性，其他指标也正常。我在查房中发现，该患者血色素只有6g/dl，贫血比较严重。详细追问之后，当患者提及有时有黑便时，我敏锐地抓住这个问题：仅有糖尿病不应该出现这样的症状。我立刻让相关医生详查消化道，做了胃镜和肠镜检查。这一查不得了，患者好几厘米的肠道布满肿瘤，有的已经出血，最终确诊是肠癌。随后，我们迅速联系外科医生，落实对患者的手术治疗，患者家属事后连称后怕。

如果查房时不专业不细心，问病史稍有粗心，就不会查消化道……救命是分分钟的事情，贻误病情，也真的只是分分钟的事情。丰富的专业知识和多年临床经验以外，细致的问诊功夫实际上考验的也是专业知识，只有专业过硬才谈得上细致问诊。

许多内分泌疾病罕见而隐秘，在诊断和治疗上都有很大难度，容易被漏诊和误诊。

镇江市第一人民医院内分泌科起步于20世纪60年代，到80年代初，设立内分泌专业组，当时连我在内只有三四名医生。1995年，医院正式创建内分泌科。2012年，医院内科医技大楼建成后，21楼整层都给了内分泌科，拥有床位48张。

内分泌科的建立是医院服务能力提升、学科建设谋篇布局和筹谋大健康时代的关键一环。如今，内分泌科由糖尿病、甲状腺疾病、肥胖症、妊娠合并内分泌代谢性疾病、骨质疏松、高尿酸血症和痛风等亚专科组成。科室"硬件"配置"豪华"，拥有美国MiniMed公司产712型、712EWS型、722型（含实时动态血糖监测系统）胰岛素泵14台，国产微泰贴敷式胰岛素泵1台，美国MiniMed公司产iPro-2动态血糖监测系统3台，糖尿病足病诊断筛查箱1台，日本拓普康免散瞳眼底照相机1台等先进设备。

科室更是人才济济，共有医生14人，其中高级职称8人、中初级职称6人；博士1人、硕士12人。护士15人，其中主任护师1人、副主任护师4名，4人拥有江苏省卫健委颁发的糖尿病专科护士资质。为了提升整个科室的诊治水平，我力推细分专业方向。在我们科室，各种内分泌代谢病患者都收治，但各位医师都有各自的主攻方向，人人都是信得过的专业能手。术业有专攻，做精、做强、做出特色是内分泌科发展的大趋势。

年门诊量从 20 年前的一年不足 1 万人次，到 2019 年已达到 9 万人次，年收治住院患者约 1800 人。2010 年，医院内分泌科获评镇江市临床重点专科。

近年来内分泌科每年开展新技术、新项目数项。从 2021 年开始，内分泌科与超声科、病理科合作开展了甲状腺结节癌基因检测及热消融治疗，利用微波的效应使患者的结节失去血液的供应，从而达到缩小结节体积，甚至彻底消除结节的目的。消融术具有微创、安全有效的优势，2021 年我们已为 50 多名患者施展该手术。

联合检验科、介入科成功开展双侧肾上腺静脉采血用于原发性醛固酮增多症分型诊断。肾上腺静脉细小，尤其右侧肾上腺静脉汇入下腔静脉解剖位置及角度变化大，插管难度大，对操作者的技术要求高，该技术的开展标志着我院肾上腺疾病的诊治水平迈上了一个新的台阶，实现了原发性醛固酮增多症的精准诊疗。

如今，人们的生活水平不断提高，内分泌及代谢疾病发病率呈逐年上升趋势。近年来，糖尿病已成为威胁民众生命健康主要的慢病之一。糖尿病患者多合并有高血压等心血管危险因素，使糖尿病患者发生心血管疾病的风险显著增加。

记得 20 世纪 80 年代初我刚当医生时，内分泌还是一个小众的科，科内疾病也不是以糖尿病为主，而是以甲状腺、肾上腺、性腺等疾病为主。但是，近 30 年来，糖尿病呈现爆发式增长，比 30 年前增长足有 10 倍以上。除了人口基数增长外，这主要跟不良的生活方式有关，包括饮食结构改变、运动减少等。

内分泌科的治疗，除了医生检测开药外，更重要的是营养与锻炼，这需要大众提高健康意识，合理安排饮食与运动。内分泌科疾病的这一特点让我在专业技术追求之外，不遗余力地坚持传播健康知识。目前，医院内分泌科的健康宣传已形成规律形成常态，每周在病区宣教室开展糖尿病健康教育讲座，每季度针对社区患者举办糖尿病防控知识讲座。除了糖尿病的预防与控制，骨质疏松、甲状腺疾病的防治等，都是我们团队讲课的常见内容。

有人说，内分泌科大多是慢性病，所以不危急。这是错误的观念，事实上每周都有来内分泌科的危急重症患者。慢性病在人体长期积累形成损害，如果救治不及，会带来严重的不良后果。提高对慢性病的预防控制水平，对建立慢性病管理体系具有重要意义。

（马彦如采写）

为老年患者健康
保驾护航

　　朱灿宏，男，1965 年 10 月出生于江苏靖江，中共党员。 1987 年参加工作，现任镇江市第一人民医院内科第二党总支书记、老年医学科主任、大内科副主任，主任医师，中国老年学学会委员、江苏省老年医学专业委员会委员、江苏省中西医结合老年医学专业委员、镇江市全科医学分会主任委员、镇江市老年医学分会主任委员。 擅长老年人常见病、多发病的诊断和治疗。 先后荣获"江苏省青年岗位能手"、"镇江市劳动模范"等称号。

医者精诚，精于技术和理论，是一名医生的根本。

从住院医师到主任医师，从普通医生到科室主任，这一路我始终在探求一个问题"学习的精髓是什么？"我在探索中，带着问题去不断求证。

所有的老年人都是老年医学服务的对象，需要我们医生花时间和精力，用耐心与爱心去帮助他们。

有位 80 多岁的老人，多年来与镇江市第一人民医院老年科结下了不解之缘，从骨质疏松、老年慢支、肺心病、糖尿病、中风、面瘫到反复呼吸衰竭的治疗，老人一次次在老年医学科住院，每次都能转危为安。

在十数年的治疗过程中，老人与我结成忘年交。老人常对人说："朱主任就是我的亲人。"事实上我也同样与他结下深厚的友谊，并把他当成自己的亲人。

1987 年我从苏州医学院毕业后分配到镇江市第一人民医院，先后在大内科、小儿科、呼吸科工作。1998 年，年富力强的我被医院安排到老年科当主任。说实话，那时我的内心是有想法的，与普通疾病相比，一体多病是老年病的最大特点，治疗时涉及多学科，治疗和康复速度都较"慢"，加上随时都有突发的、难以预料的疾病，常常可能让医者劳而无功。但是，医本仁心，谁家没有老人？既然医院委我以重托，我就不能计较自己的得失。

从此，我放弃了自己已搞了 10 多年的专业，全心全意为老年患者服务，并且下定决心，要么不做，要做就做出个样子来。

当时还没老年医学科的概念，医院叫老干部病房。病房只有一层楼，40 多张床位。科室没有固定的医生，各科室医生轮转。我上任后立刻招兵买马，固定人员，分专业加大培养力度。

老年病患大多行动不便，有的神志不清，有的终日昏睡，不仅身患多种疾病，还多是疑难重症，作为医生必须更注重整体治疗，多病同治，或主治一病，兼治其余。针对医生人手少的情况，我对自己的定位是：既是指挥员，又是战斗员。哪里有危险，哪里最忙，哪里有危重患者需要抢救，我就到哪里。

我凡事身先士卒，亲力亲为，从不考虑个人得失。对待患者一视同仁，不管是领导还是普通人，在我眼里没有高低、贵贱之分。不管是熟悉的还是陌生的，对每个患者我都给予满腔热忱和一片真情。凡是来我们科里治疗的患者，我基本都能做到心中有数，对病情了如指掌。

在多年的临床一线工作中，记不得多少次半夜被叫到科室处理危重患者，抢救患者。有一位 84 岁的老人，因脑梗死被家人送到老年医学科住院，期间发生急性呼吸衰竭，心功能不全。记得那天我出差刚刚到家，半夜 12 点接到值班医生的电话，我迅速赶至科室，与当班医生共同研究病情，制定抢救措施后立即进行抢救。患者年龄大、病情复杂，多次出现呼吸、心跳停止情形，我亲自给患者进行经鼻气插管、心脏电击除颤，最终将患者从死亡线上成功抢救回来。当我离开科室时，已经是凌晨3点多了。

时间就是生命，只有争分夺秒才能获得挽救机会。曾有一位患者突发意识丧失，摔倒在地，虽已是下班时间，还未离开办公室的我不顾一切奔跑上前，立即就地给予心肺复苏，呼叫科室其他医护人员推抢救车、拿除颤仪、上心电监护、吸氧、建立静脉液路等。高效抢救之下，患者意识逐渐恢复，生命体征逐渐恢复，抢救成功。

根据国际标准，65岁以上就是老年人。老年医学是预防与治疗和老年相关疾病，最大限度地维持与恢复他们身体机能，以提高患者生活质量为主的医学。我们的医生对病患不仅以治愈为目的，还要更多专注患者本人，以提高患者生活质量为目的。治疗进程中必须做到认真检查，全面了解和考虑病情，不能顾此失彼，而是要循序渐进处理。用药时也要充分考虑老年人个体差异，不千篇一律。通过预防和治疗，最大限度地控制患者的疼痛及相关症状。同时，还要更多地与家属沟通，为患者提供身体上、心理上、精神上的抚慰和支持。

老年医学科是独立的学科，很多人不理解老年科是看什么病的，我们科室与专科最大的区别在于：前者以疾病类型划分，老年医学科以患者作为整体进行综合评估。老年医学科主要有四大任务：疾病预防、疾病诊疗、贯穿始终的健康教育、临终关怀治疗。

抓住老年医疗特色，将医疗服务做精做专。2005年，镇江市第一人民医院率全市之先第一个成立了老年医学科，并成功创成镇江市临床重点科室。现在的老年医学科，设有专科、专家、专病门诊，分老年呼吸、老年神经心血管、老年糖尿病（骨质疏松）、老年肿瘤（康复）、老年重症感染等5个亚专业组；分为阿尔茨海默病（老年性痴呆）、老年骨质疏松、老年糖尿病、老年综合评估等4个专病；还有老年科医生、药剂师、营养师的特需老年多学科门诊。其中，老年综合评估在镇江市乃至江苏省内都是开展得最早的，为提高老年人手术成功率起到明显作用。

医学是前沿的技术，没有扎实的理论基础和专业技能，在这个竞争激烈的行业就不能生存和发展，也就谈不上用心服务于人民。为提升医护人员的专业能力，多年来，我坚持"科技兴医"战略，重视人才培养，重视医学研究，鼓励科室成员搞科研，对各级医生实行传帮带，实行三级医师查房制、岗位责任制，确保无医疗事故发生，科室多次被医院表彰为先进科室和标兵单位。

医德医风是一名执业医师应具备的医学道德和风尚，多年来，我力求让患者治疗最大化、花费最小化。有的患者为了表示感谢，千方百计给我送"红包"，我总是婉言拒绝。有次门诊来了一位 86 岁的老爷子，极度消瘦，不想吃饭，且出现不认识人的情况。经我诊断，发现老人没有大病，症结在营养不良、低蛋白、电解质紊乱，还有精神方面的症状。经过对症处理，两个星期后老爷子就能自己下床独立行走，还能跟医护人员打招呼了。要知道能自主控制自己的语言行为对年轻人来说可能不值一提，可对一个短暂失能的老人来说无异于"死而复生"。他的儿子为了感谢我，多次请我吃饭，被我拒绝后，他又买了购物卡送来，我还是拒绝了。治病救人是我的职责，为患者减轻痛苦是我最大的心愿。

老年人大多同时患有多种疾病，生活中一天同时吃七八种药物的老年人比比皆是。如果同时服用 4 种以上的药物，药物之间的副作用发生概率就会增加到 50% 以上，也会加重肝肾负担。老年医学科在兼顾不同疾病的同时，根据患者情况适时增减药物，做到了用药个性化。对患者来说，精准用药，副作用少了，感官好了，经济成本低了。

特别是对贫困患者，合理用药，努力降低看病成本，意义重大。一位张奶奶家里经济条件差，家属送她来看病时就表示不想多花钱。我帮她尽量减少用药，原来她一个月药费要花几千元，现在只需几百元，效果同样很好。

23 年来，老年医学科从没有固定医生到现在有 21 名医生（其中博士 3 人，主任医师 5 人），病房有二层楼，共 95 张床位，已经逐步发展成为以老年性疾病诊治为基础，集临床、教学、科研为一体的临床学科。同时，现在病房和门诊都进行了适老化改造，医院入口处为老年人单独设了窗口，病房和卫生间都安装了扶手和报警铃，真正达到人本化、家庭化、无障碍化。由老年医学科党员组成的内二科党总支第一党支部于 2020 年被评为镇江市"四星"先进党支部。

在老龄化速度加快的今天，老年病患的群体不断增大，现在老年医学科得到了医院和社会各方面的重视。老年医学科为患者治病是"润物细无声"的过程，跟手术成功带给医者的是不一样的成就。很多年轻医生一开始不愿意到老年医学科，认为老年医学科不是专业，来了之后发现有很多事可做，感觉越干越有奔头。

老年疾病是不可避免的一大问题，老年医学科的存在至关重要。为老年病患服务，我无怨无悔，只要社会需要，我会一直为老人服务下去。

（马彦如采写）

我用微光为医院的
科教兴医发展助力

　　柳迎昭，女，1973年9月出生于江苏大丰，医学博士。镇江市第一人民医院教育
科研管理办公室主任、内分泌科主任，主任医师，入选江苏省"333工程"三层次培养
对象、镇江市"169工程"学术技术带头人。曾获江苏省科技进步奖三等奖、江苏省
卫生厅医学新技术引进奖、镇江市科技进步奖、镇江市医学新技术引进二等奖等。擅
长糖尿病、甲亢等内分泌常见病和多发病的诊治，熟练掌握内分泌疾病的病因和发病
机制。

科学技术是第一生产力，对一所医院来说，医学科学研究就是使用先进的科学技术手段，重点解决临床工作中的实际问题。先进的科学技术是医院学科建设和人才培养的重要手段，是医院持续、稳步、快速发展的最有力保障。

2008 年，江苏省医院评审委员会组织权威专家对我院进行了多维度、全方位评估，最终，医院顺利通过三级甲等医院评审。三甲医院是中国对医院实行"三级六等"的等级划分中的最高级别，是对医院管理能力、科室设置、人员配备、技术水平、工作质量、技术设施等的全方位评价。三甲创建成功不仅代表着医院医疗服务水平的高度，更是全市人民实现健康梦的重要依托。

1996 年我从南京医科大学临床医学专业毕业后，被分配到镇江市第一人民医院工作，经过一年的轮岗，1999 年定岗到内分泌科。2006 年，我接受医院安排到了教育科研管理办公室，从临床医生成为一名行政管理人员，并在这个岗位上整整工作了 15 年。

15 年来，医院深入践行科学发展观，加大科教兴医工作力度，用科研创新带动医院发展，通过人才的培养与引进、学科建设、科研项目与科研成果的应用、新技术新项目开展和教学工作的开展等方面工作，提高了医院的综合实力和核心竞争力。

记得 2006 年 6 月，我刚刚接手医院科教工作，就面临申报三甲医院的重任。面对医院 SCI 论文零发表、医务人员科研意识不强、科研项目极少、科研文档科技档案严重缺乏等状况，我倾注了极大的工作热情，全身心地投入医院科教管理工作中。

创建三甲医院是医院几代人的梦想，三甲医院申报考核的主要项目包括医疗服务与管理、医疗质量与安全、技术水平与效率。领导将任务交给我，我没想过拒绝，也没想过工作量会那么大。当时科室仅有我一个人，整整一个夏天，我几乎天天待在仓库里，忙得经常忘记了下班时间。

我从建章立制做起，先后建立了医院科研工作管理办法、论文报销管理办法、科研经费管理办法等一系列制度。当时医院缺少文件档案管理，我就从上级部门搜集寻找各类文件，并进行整理。

人才是医院科研工作的核心支撑，科研的竞争归根结底是人才的竞争。根据三甲医院的申报要求，我建立了医院科技档案及个人科研档案，规范了医院科研管理。为营造科研氛围，医院采取专家讲座、科研培训、小组讨论、科主任考核等系列措施激励医务人员了解科研、参与科研。

医院里大多数科研人员都不是专职，而是兼顾科研和临床工作，他们日常工作繁忙。无论是项目申报，还是过程管理，我都尽量做好全方位的服务保障工作。通过与青年科研人员沟通，了解科研困难，不厌其烦地解答他们科研中遇到的问题，尽可能地提高科研工作者的工作效率、节省他们宝贵的时间，极大地提高了科研人员在科研创新与转化方面的积极性。

不管是什么身份，只要在医院上班，就是医院的一员，任何时刻都要站在医院的角度看待问题、解决问题。我积极组织申报各级各类课题，由于申报时限的问题，经常利用休息时间审阅课题申报书，做出标记，并邀请市内外的专家帮助评阅修改标书以提高课题中标率。

在做好科研管理工作的同时，在科室人手严重不足的情况下，我还承担了医院学校教学、实习带教、医师培训、继续教育等工作，在制定制度和考核体系、提高教学能力、师资队伍建设、规范管理、技能培训等方面做了大量工作，创新性地打造了一整套科研管理理念、管理方法和保障系统，使医院科研工作得以顺利、有序进行。

我们努力学习科技管理规范、项目指南及法律法规等，收集信息，及时掌握各级科技动态，为医院科研人员赢得更多机会。在全科室人员不懈努力下，医院科研工作硕果累累，科研立项的层次越来越高，部分科研项目填补了医院发展的空白，科研教学工作在同级医院中能力突出，处于领先水平。这证明了我们医院的医生不仅具备精湛的业务技术，而且具备坚实的理论基础和良好的科技创新能力。

我们医院先后获得国家自然科学基金和江苏省科技进步奖，这对医院来说，都是零的突破。科研项目、奖项、专利、论文发表均保持可喜态势，为实现医院跨越式发展提供了可持续、强有力的支持。

科研工作的优劣、水平的高低在很大程度上决定了医院学科建设的水平。我们医院获批国家住院医师规范化培训基地、国家全科医生培训基地，建成了镇江市第一家临床技能培训中心，顺利通过了国家卫健委进行的全科规培基地评估、住院医师规培基地评估，在各院校的教学检查中也取得了较好的口碑，培养的学生在江苏大学、南通大学实习生技能比赛中均取得了傲人的成绩。

科室小，事情多，是我对教育科研管理办公室的评价。从2006年到2013年，科室只有两个人，现在有6人，至今常有人问我，你们过去只有两个人，怎么忙得过来？我没多想，事情多就加班加点去完成，我只想认真完成医院交给我的任务。记得2017年，正值女儿高考，我既要关心女儿的高考，又要把工作做到实处，两头牵挂，苦不堪言，终于因体力不支病倒了。但这些都不是放下工作的理由。这一年，我还是坚持高质量完成了江苏大学临床医学专业认证工作。

我相信付出终有回报，这就需要在每一个环节上认真细致履行职责，不计个人得失，只有这样才能更上一层楼。2021年，全院科研热情高涨，科技成果喜人，共申报科研项目202项，组织申报国家自然科学基金项目21项，成功申报江苏省博士后创新实践基地。截至2021年12月15日，医院正式发表期刊论文155篇，其中SCI文章62篇。

15年来，我一直没放弃自己的专业。这些年间，我坚持加强学习，不断提升，不断深造，积极参与科研教学医疗工作，先后获得了硕士、博士学位，并获得江苏省卫健委国际交流支撑计划资助赴中国台湾地区，以及德国学习，学习国内外先进理念、先进技术，更好地服务于患者。

我还积极参与教学及研究生培养，承担江苏大学国内本科班、MBBS留学生、南医大驻点班的课程教学任务，作为江苏大学研究生导师培养研究生三名，同时还被遴选为南京医科大学的研究生导师。

2015年，医院派我到世业镇卫生院开展联合专家门诊。此后，不管刮风下雨，我每周一上午都坚持去世业镇坐诊。有次大雾锁江，润扬大桥封桥，因为约了患者，我在江边一等就是一个多小时，一直等到雾散。

下乡坐诊提高了当地村民主动防控糖尿病的意识，帮助他们养成了良好的生活习惯，对减轻社会和家庭的负担起到良好的作用。除此之外，我还对世业镇卫生院医务人员进行培训，整体提升了当地基层医疗慢病的服务水平，受到居民的高度赞扬。

由于组织上对我很信任，2021年再次安排我到内分泌科主持工作，每周一去世业镇的坐诊也因此调到每周四上午。我想说，只要医院需要我，无论在哪个岗位我都会尽心尽责，我会一如既往做好自己的本职工作。

（马彦如采写）

从康复医院
到达孜医院的守望

康裕斌，男，1968 年 8 月出生于江苏海安，中共党员。1991 年毕业于江苏大学医学院临床医学专业，1991 年就职于镇江市第一人民医院，2000 年率先在镇江市开设小儿内分泌专科门诊，擅长小儿矮小症、性早熟、糖尿病等疾病的诊治。2011 年晋升主任医师。2012 年担任镇江市第六批卫生援藏队队长，对口支援西藏达孜县人民医院。2017 年 1 月任高压氧科主任。

　　我们医院的儿科成立于20世纪50年代，是全国成立较早的儿科之一，张志清老院长兼任儿科主任。从张老到70年代的谭云娇、80年代的马光琳等主任，一路走来的小儿科在不断蜕变，在史海沉浮中逐渐成长。也许就是机缘，我有幸在医院实习，实习还没结束，马光琳主任就想把我留在儿科。像许多年轻的医生一样，我是有许多选择的余地的，但我还是选择了留在医院，选择了儿科，因为我喜欢和孩子在一起。每一个孩子像一粒粒种子降临到人世，给这个世界带来希望与光明。儿科病房的孩子们，他们纯净的目光带给我的是欢喜心。

　　从一名普通的住院医生，一直到主任医师，我的每一步成长除了自身的努力外，离不开儿科前辈们的支持与鞭策。

　　2012年2月10日，医院接到上级通知，要求选派一名儿科医生去援藏，对口支援西藏达孜县人民医院。得到消息，我想，作为一名儿科医生、共产党员，在国家需要时一定要报名，于是我第一时间报了名。

　　我报名支援西藏时内心是纠结的，我从来没有去过藏区，对那里的了解仅来自文字和电视，是真正的零认知。我还有年近90岁的奶奶躺在家里，母亲身体也非常不好，都需要人照顾。父亲从老家打来电话，说："裕斌，你能不能不去西藏，你妈妈和奶奶的病不是一天两天就能好的，特别是从小就疼你的奶奶，风烛残年，万一，万一……"父亲把后半句话咽进肚子里，叹了口气，然后挂了电话。我从电话里听出了父亲的无奈，听出了他内心的悲伤。父母在，不远游，儿行千里母担忧。我和父母江南江北已经分开了许多年，此次去西藏，离家越来越远。父亲叹息的原因不仅是我母亲和奶奶的身体，也是为了我的小家庭：孩子才上初一，爱人也在医院工作，白班夜班连轴转，她一个人带孩子太难。只是不管谁去，家家都有本难念的经。父母最大的担忧是，他们从电视新闻上看到西藏发生"打砸抢"事件……父母的心七上八下的。后来我到达西藏才真正体会到藏区上空弥漫着的"火药味"，医院也不例外，如果有突发事情，医院的压力就会增大。

　　和我一起去援藏的有江滨医院普外科的柳益书主任和丹徒区医院急诊科的王继文主任。我们3个人的任务是去帮助达孜县人民医院发展专科，特别是他们的外科手术和儿科专科，急诊抢救水平都非常弱。

　　我们被编入镇江市第六批援藏医疗队。

　　我们去的时候是早春二月，满眼望去看不见一点绿色，灰褐色的山上没有一棵树。一踏上拉萨的土地，我的血氧饱和度就只有七十几了，在内陆像我这样的情况是要进抢救室的。第一站把我们安排住在邮电大厦三楼，没有电梯，当时才爬了一层楼，头就疼得要炸，气喘吁吁。到了晚上头疼加剧，无法入睡，吃下去的止痛片如同打了水漂，就这样迷迷糊糊等着天亮。

到达孜半个多月后，我才慢慢适应那里的环境，头疼现象减轻，但饮食很不习惯。达孜的菜，哪怕是炒个青菜都会放花椒，吃一口，从嘴里麻到心里。麻辣的菜我们坚持吃了一个月，援藏指挥部的书记说："来援藏的都是将才，过来就是要打一场硬仗的，不吃好饭哪来力气做事。"然后果断调来厨师上阵。

我刚到达孜县人民医院心里就打起了鼓。这个号称县级最好的医院，和我们镇江的县级医院根本没法比，比我们乡镇卫生院的条件还差。没有儿科医生和儿科病房，来看病的小孩子由内科医生代看。包括外科和妇产科在内，所有的病床加起来不到40张。

我们3个人，可能我比较心细，被任命为队长。到那第一件事，我要对整个医院的情况进行摸底，一一了解医生、护士、床位、设备、检测项目等。通过调查，这些明显是不足的，针对高原环境下的新生儿保健措施也极为有限。于是我写了调研报告，上报县领导和江苏省援藏指挥部。我想，这不是多一个医生、添一台设备就能解决的，我们来这里不能只当挑水工，而是要做挖井人。我结合自己多年的工作经验，拟定了《达孜县人民医院儿科5年发展规划》，创立了"儿科医生下产房，产科儿科双查房"工作模式，再通过临床教学查房、疑难病例讨论、专题讲课，手把手带、面对面教，想办法帮他们从根子上提高危重病儿尤其是新生儿的救治水平。事实证明，这些办法的确管用，很快看到了成效。

有人说读万卷书，不如行万里路，在达孜县，要想全面了解藏民儿童的健康状况，就要下去行走，从行走中发现问题，解决问题。我是研究小儿生长发育方面的医生，但在达孜县人民医院，连给孩子量身高称体重的工具都没有，我让我们医院设备科赶紧寄了一台标准秤到达孜。他们不仅没有儿科，针对儿科的药也没有，儿童感染性疾病有很多，危重患儿也不少，迫切需要专业的儿科医护人员和先进的设备。

有天下午我正准备下班，突然接到求助电话，来了一个得了重症肺炎的孩子，心功能不好。孩子送过来时已经休克，血压直往下掉，情况危急。我想用血压活性药来升他的血压。这个病如果在我们医院很好解决，但在达孜县，任何监护仪器都没有，更没有药，我束手无策。我着急了，身上开始冒汗。我对孩子的父母说："你们快点带孩子去拉萨，也许还有一救。"可是，孩子的父母说："我们不去了，家里还有两个孩子，等着我们回家做饭。"我后来才了解到，拉萨的小儿科和达孜差不多，没有完整的抢救措施。我后来把整个抢救治疗方案写了满满一张纸，对每个细节都做了详细的说明，请人带给拉萨的儿科医生。10天以后，这个孩子的父母来到医院感谢我的指点，孩子在拉萨被救活了。他们如果不去拉萨，这个孩子的性命可能就保不住了。

我们在给孩子做免费健康体检时，遇到一个3岁的女孩子小索朗，我发现她患有先天性髋关节脱位，这在大城市都很难治疗，更别说是在达孜。这种病特别强调早期治疗，否则终身残疾。孩子的父母离异，母亲为了照顾她一直没有工作，是她的外婆找到我，求我救救这个可怜的孩子，可是他们家没钱。我一面向上级汇报争取，一面把孩子的病情发布到网上寻求帮助，最后与上海新华医院的小儿骨科赵黎教授取得了联系，又与一家慈善基金合作，成功为小女孩实施了手术，并减免费用约6万元，在当地引起轰动。从联络到手术成功，整整一个月时间，孩子的腿保住了。如果这个孩子在治疗的任何一个环节上受阻做不了手术，随着年龄的增长，她将错过最佳的治疗时间，病情无法逆转。

到达孜的第3个月，我们组织检查适龄儿童近2400人，发现营养不良、贫血、佝偻病等营养学疾病高居首位，也检出一些少见病。在原有检查项目基础上，我增加了问诊、体检项目，优化了体检流程，根据技术规范对体检人员进行了培训，体检后做好结果评估、数据收集整理，建立了儿童健康电子档案，填补了高原儿童健康数据的空白。这项工作得到了西藏自治区、拉萨市卫生主管部门的高度赞扬。

我还组织医生每天巡视病房，把重度患者，特别是病重的孩子识别出来，及早治疗。孩子不会表达，沟通起来特别困难，他们讲藏语，我听不懂，要靠翻译。

作为拉萨市专家组成员，我还具体负责达孜县18岁以下先天性心脏病筛查和6岁以下儿童体检工作，这是一个很重要的大工程。在对当地医生进行集中授课培训后，我们对全县6000多名适龄儿童进行了仔细筛查，共查出可疑病例215例，确诊先天性心脏病16例，最终确定了10名优先救治对象。我们到偏僻的山村义诊收获很大，但也很艰苦，苍茫的天空中雪花飘飘，我们就露天在雪中为藏民们义诊。其中4名优先救治的儿童由我全程护送到镇江，由我们医院免费救治。

其实刚开始到达孜县人民医院的时候，我特别的焦虑，这个县级医院什么都缺，你很想做事，却什么事也做不成，让人充满深深的无力感。但也是这样的焦虑激发了自己的潜能，并深刻意识到，一个单位如果没有具体的制度，就没有规矩。于是我开始制定规章制度，参照我们医院科室的管理制度，查房、诊疗制度等都要有常规。我给他们整理了一套行之有效的规章制度，如同给了他们一根拐杖。不能怪他们没有制度，因为他们太缺少这方面的专业人才，没有学习的机会。在达孜，有些医生因为学历低，连参加国家级的考试能力都不具备，也无法享受正规医师的待遇，职业的上升空间很小，当地医疗资源实在太少。

走的时候，我把自己多年来积累的珍贵资料整理成电子版，专门成立了"电子图书馆"并无偿捐献给达孜县人民医院，还想办法给达孜县人民医院争取到3万余元捐赠设备。有当地的同事开玩笑，说我来了一年时间，把家底都留在达孜了。我始终觉得，总有一天，我还会回来，来看看这里的雪，望望这里的山，来看看这里的藏族老乡们，他们将是我一生的牵挂与不舍。回来后，达孜的儿科医生还经常打电话来向我咨询请教。西藏之旅，是我人生中很宝贵的生命和工作体验，能为他们做点事，心里是喜悦的。

我在离开前感慨万千，达孜的医疗条件太落后，要人才，要设备。我想通过自己的微薄之力帮他们一把，从人才的培养，到设备的增加。离开达孜前，我提出把他们的医护人员带到镇江市第一人民医院来进修，只有为他们培养一支好的医疗队伍，才能解决当地小儿科的困境。我找到时任院长朱夫，说了自己的想法，得到了朱夫院长的大力支持。我挑选了最有潜力的医生到镇江来进修。

短短一年的援藏时间里，我只做了一名儿科医生应该做的事，从人员培训到体检项目，从0~18岁的孩子健康体检到0~6岁儿童的先天性心脏病筛查，组织进行手术治疗，还有农牧民的体检，我手把手教，投入了很大的精力。高原地区医疗人员普查大数据对国家很重要，将是研究领域中很珍贵的数据。平时白天我要上班，这些只能靠晚上去加班，对大数据进行分析。我像一个修行人一样，把每件事做到实处。

援藏归来，医院给了我太多太多的荣誉，"镇江好人""江苏省百名医德之星""江苏省十佳医德标兵"等荣誉加身，诚惶诚恐的同时，更觉在儿科事业上责任重大。在后来的援外过程中，我很想再走出去，为儿科做点事情，但因为年龄不允许，我终没有去成。

我很幸运参加了这次援藏医疗队，作为一名康复人，把多年来的康复精神带到了西藏。我们的医院历史悠久，是一个英雄的医院，儿科也从当年的张志清主任，到后来的谭云娇主任、马光琳主任……一代代康复儿科精英为儿科做出了巨大的贡献。回望做儿科医生的这几十年，深感做医生难，做儿科医生更难，没有哪个儿科医生不说苦和累的，特别是遇到病情非常棘手的孩子。记得有位糖尿病合并酮症酸中毒患者，因腹痛在当地医院被误诊为阑尾炎进行手术，结果病情日趋加重。面对一张张病危通知单，焦虑的家长死盯着医生"要说法"。后来转来我院，是我接管的孩子，精心为孩子制定了一套详细的诊疗和护理方案，细到过几小时几分钟、用什么药、喂多少水，并且我亲自看护。家长看到我这样，彻底没话说了。最终孩子痊愈，家长也把我当成了无话不说的"朋友"，逢年过节还会发个短信、打个问候电话。所以当好"朋友医生"一直是我多年行医的法宝。

因为工作的需要，我在2017年离开儿科，到高压氧科主持工作。但我一直不舍得放弃自己坚持了这么多年的儿科，尤其是小儿内分泌专业。一日入行，终生相守，这是我们所有医生最忠诚的坚守。

（钱兆南采写）

此生无悔"康复"人

李燕，女，1968 年 7 月出生于山东泰安，中共党员。 1987 年就职于镇江市第一人民医院。 2001 年任医院经管办科员，2005 年调任新区分院财务负责人，2006 年任新区分院党支部副书记，2009 年调回医院任客服部副主任、门诊党支部副书记，2010 年任江苏康复医疗集团社区管理中心主任，现为医院健康管理部主任、行政党总支第二党支部书记。

"别急，我现在就在急诊室门口等你，放心！"

"您到啦？CT 已经预约好了，记得先签到哦，做好检查就给我打电话，放心吧！"

"芮主任好！下周三基层培训的事都安排好了，放心，请您准备好课件……"

两只手机轮着接，电话声不停，永远的平跟鞋，走路带着小跑，面带微笑，工作起来就"亢奋"，这就是我日常工作常态。

"体检请先出示健康码，在这里填好预诊分诊记录表再去前台登记！"

看着同事们忙碌的背影，瞬间将我的思绪拉回到新区分院那段披星戴月的时光。2003 年年底，为了让东部老百姓能够就近享受到三甲医院优质的医疗服务，镇江市卫生局决定将镇江新区人民医院整建制划归镇江市第一人民医院，更名为镇江市第一人民医院新区分院。而此时的我已经干了 8 年出院处班长及 4 年经管办科员的工作，了解整个医院的经济运营模式，负责医院各科室绩效考核。当上级领导找到我，决定将我作为排头兵派往新区分院主抓财务工作时，我就是一句"我愿意"。

我开始了奔波两地的生活，24 路公交车，每天来回颠簸 3 个小时成了我的日常。帮助分院全面提升，制度的建立是当务之急。经院里研究决定，由我牵头开始对分院的财务报销流程及绩效考核办法进行重新制定，奋战几个昼夜，很快新的制度就下发到了各科室。新制度从可报销范围、报销发票要求、审批流程等方面做出了一系列管理规定，全院职工的工作积极性被充分调动了起来。康复医院调配过去的医护人员很快帮助新区分院从管理、专科医疗、护理等各方面进行了提升，新院落成后，分院快速晋升到了二级医院的行列，逐步走上了规范发展之路。我也一路从财务负责人干到了分院党支部副书记。这时一个选择摆在我的面前，每天没日没夜的工作让我错过了宝贝女儿很多的成长瞬间，孩子眼瞅着就要升初三了，无奈之下，我只能跟上级领导提出了调回本部的申请。

很快我就到新设的部门——客服部报到，在熟悉完基本工作之后，我尝试对体检中心的流程进行优化，开辟独立妇检单元，推广健康管理全流程理念，制定个性化套餐。"越忙越快乐"不仅是我的 QQ 昵称，也成了我的人生座右铭，就像给我装上一台小马达，让我有着源源不断的动力去面对工作上的各类问题。

2010 年恰逢第二次医疗改革，我院、二院、四院、新区分院整合成立江苏康复医疗集团，我又被派到了"社区管理中心"这个新的前线。有了前一次的成功激励，我踌躇满志地到达新岗位开始了新一轮的学习摸索。为了落实

"小病在基层，大病到医院，康复回社区，健康进家庭"，我开始学习国际上广为推崇的英国家庭医生制度，它曾为英国提供了较为规范有序的医疗流程和经济高效的医疗效率，对医改提出的分级诊疗具有重要的借鉴意义。系统学习过后我开始了第一项工作，了解基层社区群众需求，将常见病、多发病、简单医疗需求解决在社区和基层，这对实现"分级诊疗"至关重要。我决定在润州辖区富润华庭二期小区开始试点探索"家庭医生模式"。我们设计了一系列的问卷表格，一医一护一公卫，以家庭医生的管理模式上门对居民的健康状况进行摸排，以户为单位，为每一个家庭建立一个健康档案，详细了解每个家庭成员的健康状况，如是否坚持服药、定期检测、依从性如何，提供健康指导，定期上门随访，做好家庭保健，等等。在每一栋楼贴标识，公示每户居民的家庭医生电话号码，为居民提供最优的就医路径指导。

经过一段时间，试点成效显著，在家测血压、测血糖，家庭医生定期上门随诊，受到当地老百姓的热烈欢迎。很快此项工作得到了镇江市卫健委领导的认可，全市的推广工作也紧锣密鼓地铺开。经过不断的尝试和经验积累，"3+X"方案终于出炉，"3"是恒量，由社区卫生服务机构的全科医生、社区护士、预防保健人员组成；"X"是变量，由大医院专家、护士、党团员和志愿者等人员组成。责任团队中的"3"负责团队日常事务，以居民健康管理为主要工作职责；"X"根据自身工作和资源优势，协助团队开展居民签约，帮助居民选择适宜的就医方式，提供健康咨询指导，进行上级医院预约服务，等等。看到医疗资源能够真正下沉到基层老百姓身边，慢症、轻症患者的病情在家中就能得到有效的控制，我们团队所有人都备受鼓舞。

2010 年，随着城市发展建设，一批全新的社区卫生服务中心建立并投入使用。新建的黎明社区卫生服务中心拥有新的设备设施，却门可罗雀，一天的接诊量不到 50 人，医疗资源不能被充分利用。老百姓还是涌向我院和江滨医院（江苏大学附属医院）这样的综合性三甲医院。在新一轮医改形势下，我觉得自己应该有所作为。看到我们医院的神经内科床位极其紧张，有大量的长期压床患者，急危重患者收不进去，加床已经到达极限。"你缺患者、我缺床位"这不就是实现"双向转诊"的最好契机吗？我找到时任神经内科主任的周小平商量有没有跟社区合作的可能性，尽管三顾茅庐，周主任对社区的医疗水平还是心存疑虑。但是压床的现象日趋严峻，患者收不进来是解决不了的难题，周主任再三思虑过后主动联系我，表示愿意和我一起去到各个社区先看看情况。我一听有戏，抓紧时间联系了润州辖区的三家卫生服务中心。当我们到达黎明社区卫生服务中心时，中心主任栾立敏激动地握着我们的手，告诉我们他们是有着一腔服务社会的热情但奈何"巧妇难为无米之炊"，我们的主动联系可以说是给他们社区卫生服务中心打了一剂"强心针"，看到了发展的希望。

从提出设想到成功转出第一批患者经历了将近 5 个月的时间，而这 5 个月里，从医疗安全到药品目录，从医护人员配备到患者转诊，从营养师到护工，一个又一个的方案在黎明社区卫生服务中心办公室晚上的灯光里实现。当时，被戏称为"三剑客"的周小平、栾立敏和我开始探索建立"康复联合病房"模式。黎明社区卫生服务中心的临时药房建起来了，患者用药的问题解决了。医院信息中心的工程师来了，实时发送 CT、DR 影像报告的问题解决了。社区就诊享受到了三级医院的诊疗水平，医院会诊中心对接黎明社区卫生服务中心的工作开启了。门诊专家会诊，病房日常管理，建立了连续性、同质化医疗服务。一系列的组合拳下来，迎来了第一批 5 位患者的下转。

"授人以鱼不如授人以渔"，"输血不如造血"，我作为中间协调者，帮助社区医护人员水平提升也刻不容缓：快速安排社区医护人员来我院相应的部门进行培训，从查房流程、病情监控、病例撰写等开始规范医疗行为。在不断地学习中，黎明社区卫生服务中心康复联合病房从最初艰难收治 5 名下转患者到整个两层楼的病区住满仅仅用了两个月的时间，不仅缓解了神经内科危重患者收治困难的问题，也解决了社区医疗资源闲置的困境，算是真正实现了医疗改革"重症上医院，康复到社区"的"分层诊疗""双向诊疗"目标。

一鼓作气，专科联盟、远程医疗、城市医疗集团模式一一推进。2014 年 12 月，习近平总书记来到世业镇卫生院，发表了"两康"重要讲话，作为镇江市第一人民医院支持帮扶项目对接人的我备受鼓舞，我为我是一位康复人而骄傲！

经常有同事问我你这么忙不累吗？我都告诉他们我越忙越快乐，在军人医生家庭的熏陶下，医院早已融入了我的生活，成了我生命中不可割舍的一部分，工作上的每一次突破和创新都给予我前进的力量，我享受这种被需要的感觉。可以说过去这三十多年，我见证了康复医院不断蓬勃向上的发展，也看到了康复医院为了更好地服务广大群众实践医改目标所付出的艰辛和努力。"我爱康复！"这是我由衷的表达，我自豪我是一名康复人，而这也终将成为我这一生最美好的回忆。

（成蹊采写）

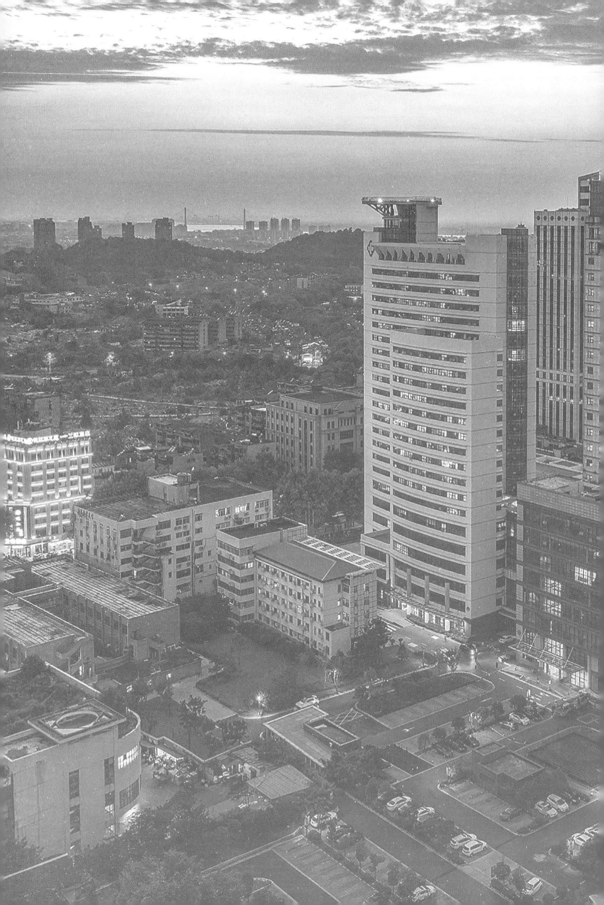

第三部分

在高品质发展的新时代

斯人已逝，精神永驻

　　丁国文，男，1966 年 9 月出生于江苏宜兴。镇江市第一人民医院胸心外科主任、主任医师，江苏省医学会胸外科专业委员会委员，肺癌学组成员，江苏省医学会心血管外科学分会委员、大血管外科学组成员，镇江市医学会第三届胸心血管外科专业委员会主任委员。熟练开展各类心脏大血管及普胸手术，如先心病纠治、瓣膜置换、冠脉搭桥、主动脉瘤及主动脉夹层的手术治疗，食管癌、肺癌、纵隔肿瘤的开放及腔镜手术。其中，高难度 A 型主动脉夹层手术达到行业领先水平。

我是 1991 年来医院工作的，一来就在胸心外科，从住院医师到主治医师，从副主任医生到主任医生，一步一个脚印。转眼 30 年过去，当年的毛头小伙已两鬓染霜，能够告慰自己的是，岁月没有白白流逝，30 年来在医院，在朱养荣院长、陈锁成主任等老一辈胸心外科人的言传身教和潜移默化中，我的技术水平与服务能力都得到了提升。更重要的是，我亲身参与和见证了镇江市第一人民医院胸心外科的发展，实现了一个医者更好服务病患的心愿。

我们医院胸心外科创建于 1955 年，是全省都数得着的最早建立胸心外科的医院之一。半个多世纪以来，特别是近 30 年来，科室发展一直紧跟时代，屡有创新，领跑全市，服务水平与质量也一直走在全省前列：1997 年被确定为镇江市胸心血管外科中心，1999 年被确定为镇江市医学重点学科，2001 年被江苏省卫生厅确定为省级临床重点专科。细数过往，作为现在的科室带头人，我很自豪也很感慨，我们的成绩里有各级领导的关怀支持，更有我们几辈"康复"胸心外科人含辛茹苦不畏艰险的努力与坚守。

在普通人眼里，外科医生是自带光环的存在。哪怕在医生队伍里，外科医生常常也是令人羡慕的。然而，一个外科医生的一天是怎么样的？一个胸心外科医生的每一周、每一年是怎么样的？走得更近一点，了解更多一点，就会发现，其实并没有那般令人艳羡。一个过来人曾在网上留言：令人怀念的心脏外科的岁月，永远鸡血，永远不知疲倦。真正说出了我们的心声。

一个基本的事实是，我们科室几乎每天都有手术，经常一天多台手术；我们每天坚持查房，完全没有休息日的概念。

拿我自己来说，每天早上 7：30 之前我就到医院了。基本上是每天来到科室的第一人。这已是我多年来养成的习惯。因为 7：30 就是我们的查房时间。无论是节假日，还是刮风下雨，只要人在镇江，我都坚持参加查房，从无例外。一方面查房是为了做点事情；另一方面，在家也不放心。说实话，这个科的患者，病情大都比较重，在家待着，心悬着，还不如到医院来。有时候一台手术就算非常顺利非常成功，在后续过程中，因为各个患者的个体差异、基础疾病等，还是会出现各种意想不到的状况，随时需要应急处理。我们的手术往往都很险很难，不说别的，就说时间，动辄五六个小时，甚至十多个小时，花费巨大精力和心血做的手术，你忍心因为后续的状况没有及时处理而功亏一篑吗？不心痛吗？出差在外，那是没办法，但我必定打电话问询，听到没有事心里才会踏实一点，否则就没有办法安心。

对于胸心外科医生来说，工作与家庭绝对难以兼顾。刚一来到胸心外科，我就充分体会到了这一点。那些年，老家在宜兴的我，一年到头回不了几次家。这虽与 20 世纪 90 年代初交通不是非常方便有关，主要还是因为工作走不开。当时年轻，事业心也比较重，加上患者的信任与依赖，激发起说不清的梦想与责任心。于是几乎天天都在工作，休息日也不休息。开始没有双休，只有星期天，后来双休了，还是一样，都往医院跑。成家后，多年来我从来没有接送过一次小孩，现在孩子长大了，也不再有机会了。尽管如此，我并没有觉得这有什么了不起，因为科室里的前辈都是这么做的，非常自然就形成了这样的习惯。而当一件事成了习惯，也就谈不上难了。

现在想来，这个科室一直是这样，很久以前就是这样了，这是从朱养荣院长时就形成的传统。这不仅是科室特点决定的，也是朱院长人格魅力影响的。

我们科室在全省都有名，创立初期就有名，现在也仍然是一块响当当的牌子。这与我们朱院长打下的基础分不开，是他直接缔造了医院的胸心外科。他和他们那一班人是开创者、开拓者。在医院成立百年之际，我最想讲的还是我们朱养荣院长的事，这些事朱院长自己从未向别人提起过，直到 2021 年春天，我特意向他的夫人唐贞了解他的生平事迹，我深受感动。虽然朱院长已经永远离开了我们，但他的精神永远激励着我们不断前进。

朱养荣院长是医院胸心外科创始人、第一任科主任，是江苏省最早开展肺外科的专家之一。他 1955 年调到我们医院，也就是当时的江苏省第六康复医院，创立胸心外科。当时江苏省 10 个康复医院，所有的胸心外科的患者，全都集中到我们这来。

当年创立胸心外科，充满许许多多不为人知、外人难以想象的艰辛。比如最初要开展心脏手术，先要拿动物做实验。没有动物实验室，怎么办？朱院长自己买了一条狗，自己当饲养员，从买到养到做手术再到密切观察做记录，整整一个多月没有回家。医院初创实力不强，他多方联系请外援，既做手术，又观摩学习。医院曾请二军大的蔡教授来医院做手术。当时条件差，一个大房间里放 4 张床，4 天内连续 8 台心脏手术，上午一台、下午一台，朱院长就跟着连轴转，不回家。

朱院长的夫人是我们护理部老主任唐贞。唐贞老师后来告诉我，他们的儿子生于 1959 年 2 月，16 个月时得了浮肿。当时镇江军区有一个伤病员在一病区抢救，朱院长跟夫人说，我是胸心外科的医生，抢救病员是我的责任，儿子生的是小孩子的病，我又不会看，你就让我到医院里去抢救患者吧。唐贞老师含泪让他去了。后来，还是镇江军区的一个领导知道后，派了儿科的一个主任来给他们的儿子会诊。

朱养荣院长不仅医术精湛、精益求精，还是一个先人后己无私奉献的人。

唐贞老师一直记得他说的话："加工资只能加我一个人，你要退后。我要是先进，你就要让。我钱全给你了，你想怎么用就怎么用，要全力支持我。"当时评国务院政府特殊津贴，医院里第一个建议给他，他让给了张志清老院长。后来第二次机会，他还是没有接受，让给了其他人。

唐贞老师说，他们感情很好，但是两人没有一起看过电影，就连带孩子去玩也从来没有爸爸的身影。朱院长心里只有工作，只有患者，家永远都排在患者后面。后来，连孙女看见爷爷回来，问候的话居然是："爷爷，患者好吗?"

有个患者来自句容乡下，当年考大学时查出心脏有问题：二尖瓣关闭不全。朱养荣院长知道后，两次到句容劝这个青年来接受手术，告诉他手术以后还是可以正常上学就业。起初患者避而不见，后来被朱院长感动了，来做了手术，果然恢复得不错，现在已经成了家，是一名受人尊重的教师。在朱养荣院长晚年住院期间，该患者特地赶来，给轮椅上的朱院长送上了一束鲜花。那天是朱院长最开心的一天，他跟夫人说，这一辈子都值得了。

明朝的裴一中在《言医·序》中说：才不近仙，心不近佛者，宁耕田织布取衣食耳，断不可作医以误世。我常觉得，医者近佛，或者真的是很自然的事。跟生命打交道，勘破生死，身在其中，自然地就多多少少超越了俗利。

这些年，我们科室不断发展，病床增多，病房条件改善，医疗设备也不断升级换代，现在可以开展的手术也越来越多，并有将近一半的手术已进入微创时代。2021 年，我们科的手术量已达到近 1000 台，而在我刚来到医院时的 20 世纪 90 年代初，每年的手术量只有 200 多台。目前，我们医院的胸心外科已走在全省第一方阵。

胸心外科的手术有一个特点就是特别危急。特别是 A 型主动脉夹层，需要开胸，比较复杂，也特别凶险。这不仅是胸心外科，也是整个医院面临的一种最急、最凶险的病症。这种病起于胸痛，由于大部分人不了解，许多患者出现胸痛症状后，没等送到医院就破裂死去。患者来了以后，通常情况下，如果不及时处理，两天之内约 50% 的患者会因主动脉夹层破裂而死亡。为了争取时间，往往患者在路上就会联系医院做好手术准备，来了就手术，大多连夜持久作战。手术复杂且艰难，对医生要求也很高，既考验技术又考验体力。一台手术十几个小时是常态，有时 20 个小时都下不了手术台。

我记得有一年中秋节来了一个 37 岁的丹阳患者，患者主动脉夹层引起主动脉瓣膜关闭不全，心功能衰竭。除了胸痛外，患者还出现端坐呼吸、咯血、上气不接下气的情况，我们接到患者后迅速组织抢救，手术从当天中午 12 点一直持续到第二天下午，下了手术台，我几乎就地卧倒。好在抢救成功，患者术后恢复得很快，出院后也获得了比较好的生活质量，我们的辛苦获得了回报，大家都觉得值得。

胸心外科有些外伤手术特别考验人的胆量。一些心脏破裂血流如注的场面很吓人，这时就需要医生特别冷静，还要眼疾手快，稍一迟疑，患者可能就会因失血过多而失去生命。

最可怕、最让人难以释怀的是，有时花了巨大精力，还不一定能抢救过来。正因为如此，像 A 型主动脉夹层这样的手术，一般医院和医生都不愿做。但是救命的手术不做不行。目前镇江只有我们医院在做。几个月前的两个星期内就做了 4 台，每一场都惊心动魄。

无论遇到什么困难，只要想起老一辈胸心外科人的艰辛和探索，我便觉得我们做的不算什么，因为我们是在他们创造良好条件的基础上开展工作的，做的都是平常事情，跟前辈相比，我们现在的条件好多了。如果我们有所成就，那也是因为我们站在康复胸心外科前辈的肩膀上。

我有一个梦想，就是希望镇江老百姓不用出市就能享受到高质量的信得过的胸心外科治疗与服务。医生不是神仙，但一名合格医生的存在，就是病患的希望所在；一名外科医生的坚守，必会给一方病痛带来治愈的慰藉。

（陈洁采写）

我与康复血脉相连

　　钱军，男，1971 年 9 月出生于江苏海安。中国农工民主党党员，博士研究生，主任医师，江苏大学和南京医科大学血液内科学博士生导师。镇江市第一人民医院血液科主任、镇江市实验血液学重点实验室副主任。荣获"全国先进工作者"称号，享受国务院特殊津贴人员。入选江苏省"333 工程"第二层次中青年领军人才、江苏省"科教强卫"工程创新团队领军人才、江苏省卫生厅"科教兴卫"工程医学重点人才、镇江市"169 工程"学术技术带头人等。主持国家级、省级和市厅级科研课题 20 余项，发表论文 150 余篇，其中 SCI 论文 100 余篇、在中华级别医学期刊发表论文 24 篇；获得教育部二等奖 1 项、江苏省科技进步三等奖 2 项、江苏省医学科技奖 2 项、江苏省医学新技术引进奖 6 项、市级科技进步一、二、三等奖 11 项；获国家发明专利授权 5 项。2014 年成立"钱军劳模团队创新工作室"，培养了一批省市级人才。

我从小和奶奶的感情很深。我在奶奶这棵老松树下长成一棵小松树，她的腰开始变弯，再也无力为我遮风挡雨。衰老的奶奶不再能健步如飞，走路一颠一颠的，并经常喊心口疼。奶奶具体得的是什么病，我不太清楚，看到她难过我就难过。我想：如果我是个医生，就有本事让奶奶不疼。

就是因为奶奶的病，高中毕业填报志愿时，我锁定了医学院，顺利被南京医学院录取。也许命中注定我一定要当医生，我果真成为一名普通的临床医生。

我背着行囊去省城的学校报到时，全家人为我送行，奶奶抓住我的手说："小军，当一个好医生不容易，医生在患者眼里就是救苦救难的活菩萨，你要有菩萨心肠才能做个好医生。"

1993 年学校分配我到镇江市第一人民医院实习，从那时起我对医院就产生了感情。1994 年 6 月我实习结束。印象中我们是国家取消分配制度后的第一批毕业生，我来到位于南京五台山体育场的江苏省人才市场，人山人海，当时负责招聘的镇江市卫生局领导看我的材料不错，当场就签订了招聘协议。由于激动，我当时在填写招聘信息时犯了个错误，填写的是"镇江康复医院"。有老师告诉我镇江有两家康复医院，一家是云台山那边的康复医院，一家是镇江市第一人民医院（原来的江苏省第六康复医院），吓得我赶紧回到江苏省人才市场重新填上"镇江市第一人民医院"。

到镇江市第一人民医院报到的第二天，我就出现在患者的病床前，内心有喜悦也有点小担忧。我不知道自己的前路在哪里，甚至我不知道选择哪个科室，领导让我到血液科，我就来了。

我从前辈的口中得知了血液科的历史。血液科创建于 1973 年 5 月，由主治医师景文惠赴上海中山医院进修回来后，开展临床诊治工作，检验科邢维娟负责做血液科的有关检查。1976 年医院又派住院医师殷德煌、检验科陈素云去常州市第一人民医院进修。1980 年内科主治医师陈道明到上海长海医院血液科进修 1 年。1987 年景文惠离休，血液科工作由陈道明负责；同年派住院医师张永宁前往江苏省人民医院血液科进修。1985 年，血液科仅有 2 名医师和 1 名检验师。1998 年，许文林担任科主任，张永宁任科副主任。

血液科的几代人，就是一个不断向外求索的学习梯队。

我来的时候血液科病房和肾内科共用一层楼，血液科只有 20 张床位，在现在的 C 楼 5 楼上。1998 年到 2004 年，我考取了苏州大学的研究生，研究生毕业后又读了博士。其实在考研时我的分数就很高，导师曾有心把我留下来接他的班。博士毕业后，读研时的导师希望我回他那边去，当时我没有考虑留下，没有犹豫就回到了镇江市第一人民医院，没过多久就开始主持血液科的工作。

2007年，肾内科搬出去，血液科有了整整一层楼，床位开始增加。

在我去苏州大学读研的那年，我们科被评为镇江市临床重点专科。血液病实验室设于中心实验室内，下设细胞形态室、流式细胞室、细胞遗传室和临床基因检测中心，是面向全市开放的镇江市实验血液学重点实验室。2004年，我博士毕业回医院，积极参与我科开展的异基因外周血干细胞移植。2006年，我成功主持开展镇江市首例自体外周血造血干细胞移植治疗老年恶性血液病患者、2013年率先开展半相合异基因干细胞移植；2014年率先开展脐血移植和微移植，使血液肿瘤和骨髓衰竭性疾病患者得到很好的救治。这期间我们血液科于2009年被评为省级临床重点专科。2012年新大楼落成，我们科搬进"新家"，床位增加到48张。院领导对我很支持，在我提出要购买设备时，院长二话没说，一下子就给了40多万。我们先后有了高分辨熔解曲线分析系统、定量PCR仪、二代测序仪等新设备。

要想站在行业的塔尖上跳舞，必须要耐得住大寂寞，才有底气往上冲。舍得吃苦在任何行业都是通行证，所以读博时我全力以赴，那段时期是我写文章的井喷期，每天读书到凌晨，桌子上一排砖头一样的学术专著，一本本啃过来，几乎是天天写。这为我后来做科研奠定了坚实的基础。

后来有人说我科研做得好，其实我认为自己临床比科研做得好。任何科研都一定要有丰富的临床经验，在临床的基础上做科研才能如鱼得水，仅有理论没有实践，如同纸上谈兵。空中楼阁再美，如果不能落地生根，便无法实现真正的价值，如昙花一现。所以，把临床做到实处才是第一位的。这是我后来在临床上验证到的方法。我们医院是全市做骨髓移植最早的单位，我和我的团队一起成立工作室做科研，为的就是把实践与理论相结合。

临床诊疗工作对一个医者来说是源头活水，大量的病例给医务研究工作者带来各种各样的挑战。我要每天看到患者，心里才踏实，这是我为什么没有留在苏州而回到临床一线的初衷——科研与临床有机结合。首先要做一个好医生，在好医生的基础上做好科研才能双赢，我希望双赢，要么不做，要做就一定要做到极致。

我们的专科建设在2014年首次入选中国医院科技影响力专科排行榜，此后连续8年入选，是镇江市唯一连续入选专科。我们血液科收治的恶性程度高的疑难危重患者比较多，为了延长患者生命、提高患者生活质量，我们需要想方设法针对每位患者设计治疗方案。有些患者因为长期患病治疗，已经是家徒四壁，我们在尽力救治的同时还要设身处地为患者考虑，用最便宜的药物达到最佳的治疗效果。对一些情况特殊的患者，我时常在他们的身边关照，没有白天黑夜及节假日，必须要随叫随到。有一次为了紧急抢救危重患者，我连续工作了三天三夜，到家累得连话都说不出来，爱人心疼死了。我们两人都在医院，当医生的苦她最清楚。这些年，我很少有时间陪她和孩子，不是看书学习，就是泡在病房里。没有一个医生对于家庭不是愧疚的。每一个当医生的都要终身学习。这世上没有永动机，但学习这件事就是无法停止的永动机。

这些年，我率先在市内构建与国际接轨的白血病 MICM 诊断平台，多次成功诊治疑难危重病症，尤其是使一些被误诊的患者得到正确诊断，获得患者的高度评价。我积极引进国际上先进治疗方案的同时，制定个体化治疗方案，使血液科开放床位数倍增加。我的多篇论文被 *Nature Reviews Cancer*、*Cell*、*Leukemia*、*Blood* 等高分期刊和美国血液学年会教育节目（*Hematology Am Soc Hematol Educ Program*）他引，受到国际同行关注和认可，多次在澳大利亚悉尼、美国新奥尔良和美国拉斯韦加斯等地召开的国际会议上发言并获奖，同时作为多篇 SCI 杂志审稿人。这些也算是对家人最好的回报吧。

作为科主任，我要用所学知识指导科室里年轻的医生们朝着"临床科研双腿走路"的方向进军，让"理论—实践—理论"进入良性循环。

从医 27 年间，不知道遇到过多少病况不同的患者，有些挺过来了，有些永远消失。不管他们以怎样的方式告别这个人世，作为一个医生，我都要给他们活着的体面与尊严，做好一名医者的分内事。患者对生命无限渴望的眼神，患者家属焦急万分的神情，时时刺疼自己的心，所以深感责任重大。我的原则是，尽自己最大努力，做一名好医生。

真的记不清抢救过多少濒临死亡的患者，印象最深的是在 2017 年，一位才 43 岁的男患者，在骨髓移植后出现肝腹水，多器官功能衰竭，危在旦夕。为了救他一命，能想的办法全想了一遍。白天要上班，晚上才有空查阅国内外文献资料，寻找救治的方法，不断调整治疗方案。患者的病情每个小时都在发生变化，医生不能离开病房，要严防死守着。哪怕他情绪有一点变化，我都会担心，最好的办法是住在病房不回家。也只有这样，才能与患者风雨共担渡难关。

内科不同于外科，陪伴患者的时间是漫长的，耗去很多心力，却少有立竿见影的效果。一些长期的化疗患者会出现一些意想不到的情况。最怕的是感染、发烧等，随时会危及患者的生命。

这么多年来，我听到患者说得最多的一句话是："有钱主任在，我就放心了。"和他们谈话是每天的必修课，对每一个病例，都要一点点讲透，应该说的要说到位，绝不能少说一句。

我清楚地记得那个才 15 岁的小女孩得了急性白血病，家里实在没钱，她的父亲敲开我办公室的门，"扑通"跪下，我扶起这位下跪的父亲，帮他想办法。经过化疗，治疗效果特别好，挽救了小女孩的生命，也挽救了一个完整的家庭。直到小女孩考取大学，完成学业，五六年了，她一直很健康。

我作为政协委员，参政议政也是我的责任，在临床上见到太多的家庭因病致穷、陷入困境，我写了对白血病专项基金的提案，针对血友病患者多次提出相关提案，使患者的治疗更为便捷、报销渠道更为通畅，使更多的白血病患者得到及时有效的治疗。经过努力，终于争取到 1000 万元青少年白血病专项基金，以帮助更多患白血病的孩子。

目前我们血液科的团队力量仍然不足，成员都很年轻，而排着队等待做骨髓移植的患者并不少，一些重大的治疗需要强大的团队支撑，所以我的责任更大，我要起到引领作用。我希望科里的年轻人脚踏实地坚守临床，也要做好科研，看淡名利。

2018 年，"镇江市血液临床医学研究中心"在我们科挂牌，专科建设又上一个台阶。

这些年，医院给我的荣誉太多太多，但我必须要警醒，再辉煌的光环加身只是在领奖台上一刹那的芳华。我们科室与这个大时代的差距依然很大，仍然有许多瓶颈等待我和我的团队去突破。我更清楚自己与这个行业之间的差距。一个医者要想走得更长更远，必须要有务实的精神，突破个人的小世界，放眼更远的大世界，才能成就这个行业的未来。造福众生，就是提升自己，为给予自己荣誉的医院添砖加瓦，我愿做夯实医院地基的一块基石。医者与某些行业不同，更需要严谨的态度、笃静的内心、激越的胸襟。医院是每个医者和患者的渡船，从此岸到彼岸的距离或远或近，中间系着一条柔软的生命红绳，绳在，人在，你在，我在，我们大家都在。

参加工作至今，每天早晚查房，我对患者说话的口吻都保持谦卑，以一个晚辈的口吻对待，特别是对年纪大的患者，我会问："老爷子，夜里睡得好吗？胃口如何？今天心情好吗？"我经常会想起奶奶的样子，奶奶虽然没有享到我的福，但她的话言犹在耳。

与患者相处久了，日久便生情，我和他们一直保持着朋友关系，跟踪他们的病情，及时问候，用温和的语言构筑医患之间的桥梁。这些良好的习惯，得益于奶奶的教诲。

我们里下河地区的人都特别有韧性，越是在艰难的时候，越是能迎难而上，哪怕屡战屡败，也会从失败中崛起。从医 27 年来，我经常想起奶奶留给我的话，奶奶没读过大学，没多少文化，但她教会了我成为一名医生最起码的底线。感恩奶奶，也感恩今年一百岁的康复医院（镇江市第一人民医院），这两个闪光的名字将伴随我今生今世。

（钱兆南采写）

从"头灯"到"内窥镜"的
时代飞跃

　　马永明，男，1964年10月出生于江苏句容。硕士研究生导师、主任医师，加拿大多伦多大学附属医院访问学者，现任镇江市第一人民医院耳鼻咽喉—头颈外科科主任、江苏省医学会听力学分会委员，江苏省医学会变态反应学会委员，江苏省医学会耳鼻咽喉—头颈外科学分会头颈外科学组委员，镇江市医学会耳鼻喉科专业委员会秘书。参与并主持省、市级多项科研课题的研究。擅长耳鼻咽喉科疾病的诊治，尤其是鼻、咽喉—头颈外科疑难病的诊断与外科手术治疗。

我从南京医学院临床医学专业毕业后，于 1988 年被分配到镇江市第一人民医院耳鼻喉科工作，30 多年没离开过这个科室。我没有惊人的成功壮举，也没有耀眼的光环荣誉，我日复一日地认真履行医务工作者的职责，有的只是一份执着，一份追求。1998 年，我考取研究生继续深造。2007 年，医院派我到加拿大多伦多大学附属医院做访问学者。在当地，很多手术不让我们动手，但我也是从一线摸爬滚打过来的，许多手术我只要看一看就会了，所以半年后就提前回来了。

许多人都会觉得耳鼻咽喉科，是个小科室，但是小科室一样有了大作为。人有五官，五官有七窍，"窍"就是小孔，人们通过这些小孔，视、听、闻、呼吸、吐纳，以此来感知世界、联通世界。耳鼻咽喉科就是诊疗耳朵、鼻子、咽喉这几个小孔部位发生的疾病。

2009 年年初我接任科室主任后带领大家报课题，搞科研，从外面请专家指导，引进高端仪器，将最先进的技术运用到临床，为患者解除病痛。经过多年的建设和发展，科室已经能全面开展耳鼻咽喉—头颈外科常见病、多发病的诊断治疗，并形成了 3 个三级学科组：耳神经外科学组、鼻外科学组和咽喉头颈外科学组，拥有颞骨研究实验室、听力和前庭功能检测室、电子鼻咽喉镜诊察室和鼾症医学检测治疗中心。

谁能说我们的科室小呢？

我们医院的耳鼻咽喉科创建于 20 世纪的 50 年代，历经几代人的不懈努力，已经成为临床、教学和科研工作并重、专业较全的综合性专科，2011 年被确认为镇江市临床医学重点专科。

这一路走来极不平凡。

过去耳鼻喉科的医疗设备十分简陋，医生给大家留下的形象是戴着口罩，顶着头灯，在头灯照射下，眼睛凑近患者的头部，仔细观察患病器官。如果做鼻腔手术，就得用器械撑开鼻孔，用头灯照明往里面看，完全靠医生的肉眼去观察，靠对解剖结构的理解来做手术。检查咽喉是否发炎，用的是竹子做的压舌板，用过之后送消毒室去冲洗、高压消毒，然后循环使用，直到颜色变黑才扔掉。

而现在，有了内窥镜技术，可以早发现、早治疗，还可以进行微创手术，患者不用像以前那样遭受那么多痛苦了。另外，我们还拥有进口显微镜、等离子手术系统、鼻内镜手术系统、鼻科和耳科手术动力系统、神经监护系统等国内外先进设备，降低了患者的损伤。此前，科里只能治疗一些耳鼻喉科的常见病、多发病，如今，科里治疗的疑难病渐渐增多，我们能开展喉癌手术、耳硬化症的镫骨手术、面部神经手术、头颈部手术、颈部淋巴结切除手术等。

耳朵是我们倾听和理解世界的开始，可有这么一些孩子在一出生时就失去了"听"的权利，他们的世界一直都是静悄悄的。安装人工耳蜗是他们回归有声世界的途径之一。以往，镇江患儿的人工耳蜗植入手术多是到南京鼓楼医院和南京儿童医院两家医院开展。2016 年 11 月，我们医院与南京大学医学院附属鼓楼医院相关科室签订了人才培养、技术交流、课题申报等方面的合作协议，成功开展了镇江市首例"人工耳蜗植入手术"。患有极重度感音神经性耳聋的患儿不出镇江就可以做"人工耳蜗植入手术"了。

2015 年，我们科室申请购买了二氧化碳激光机，这在全省都只有少数几个大城市才有。有了这台激光机，我们对早期喉癌患者施展手术，规避了以往切除喉的弊端，在保留喉的同时切除恶性肿瘤。开刀后患者两三天就能出院，吃饭说话均不受影响，创口比过去小，住院时间还缩短了，所花费用也只有过去的一半不到。最重要的是手术尽量保证了患者的喉部功能，提高了术后患者的生活质量。

近年来，鼻咽、咽喉肿瘤发展呈增长趋势。我们引进了 10 根电子鼻咽喉镜，每根价值 50 多万元。电子鼻咽喉镜不但有高清晰成像功能，在鼻咽、喉部及下咽恶性肿瘤的早期诊断方面也具有超值的临床价值。七窍相通，过去鼻腔泪囊造口术要从眼睛下面施展手术，现在使用内镜从鼻孔进去施展手术，免去了在患者脸上留下疤痕的遗憾。

慢性化脓性中耳炎在耳鼻咽喉科中非常常见，过去让患者自己回家点药，大多患者无法做到正确用药。2015 年，我们派医护人员到广东佛山学习，回来后在全省率先成立了耳内镜室，医护人员通过耳内镜为患者吸净耳内脓液，药物灌洗治疗，每天一次，只要一周左右就能治愈。找准老百姓的诉求点，我们为患者实实在在地解除病痛。

没有责任心的人是不能做医生的。当医生的确很辛苦，平时加班加点，节假日没有休息，日子久了就习惯了，自己也不觉得苦，大抵做医生就是这个样子。记得 1990 年的冬天，镇江下了一场大雪，那年春节我值班后回句容家中过年，到了初五又逢我值班，大雪封路，所有的公交客运车都停了。我早上从句容家中出发，积雪深到膝盖，每走一步都很困难，我硬是步行 7 个多小时来到医院。有人说我傻，我没觉得，想要做一个合格的好医生必须具备责任心和事业心。

解除患者的痛苦是医生的天职，也是医生最基本的医德。做一个肿瘤手术有时要 10 多个小时，结束后腰酸得直不起来，但我并不以为辛苦。特别是在诊治疑难杂症后，内心有满满的成就感。我在专家门诊时，遇到过几次这样的情况，患者到了叫号不进门，而是先在门口向我深深鞠躬后再进来，说是我救了他的命。多年来，科室内所有医生吃不准的病，都是我亲自上。

　　每天都是忙忙碌碌，我根本不记得什么节日。10多年前，我为一位患中耳炎的女工做手术，得知她家经济条件差，就想办法为她节约了一点费用。之后，每逢节日她都要来给我送东西。过年给我送包子，端午节送粽子，中秋节送月饼。刚刚过去的腊八节，她还送来了满满一罐的腊八粥。我多次推辞，她说："你当初亲自帮我做手术，还帮我节约费用，我没有什么值钱的东西送给你，你要是不收就是看不起我。"她把我当成恩人一样，我既感动，又惭愧。我做的都是正常的工作，尽心尽力去帮助每一位患者，救治每一位患者，让我跟很多患者之间建立起了信任的桥梁，早已超越了普通的医患关系。

　　耳鼻喉与整个机体有紧密的联系，它们不仅有听觉、平衡、嗅觉、呼吸、发声和吞咽等重要功能，而且与免疫防御功能也有密切关系。过敏就是机体接触过敏原后产生的免疫应答，是免疫反应。过敏性鼻炎、哮喘、食物过敏等过敏性疾病，虽大多不是严重疾病，但反复发作的慢性过程长期影响患者的正常生活、学习及工作效率。近年来，我向医院申请成立过敏性疾病免疫治疗中心，近期即将着手开展。通过规律的免疫注射，使患者的免疫系统趋于正常，这是我目前非常期待的事情。

（马彦如采写）

病理中心，
凝聚“医生的医生”的力量

　　陈淼，男，1963 年 11 月出生于江苏南通。 1987 年毕业于南通医学院，现任镇江市第一人民医院病理科主任。 江苏大学医学院病理系主任、副教授，2011 年起任江苏康复医疗集团病理中心主任。 长期从事基础病理学教学及科研、临床病理诊断和法医病理鉴定工作。 参与多项国家及省级课题的研究，先后发表相关论文 20 余篇。 负责集团病理中心的建立，极大推动了镇江市病理诊断水平和效率双提升。

也许很多人不太清楚，病理医生是做什么的。我可以简单地这样解释：当一个临床医生告诉你得了什么病时，其实依据的是病理报告，而每一份病理报告背后，一定站着不止一位病理医生。

病理报告，不是仪器直接测出来的结果，不是像很多检验报告那样给出一个数字，而是主观判定的。是什么病？是良性还是恶性？是不是癌？都根据病理形态，依据丰富的经验，主观判定，对错就是死生之间。所以，病理科，虽然工作在幕后，不直接接触患者，但是风险高、压力大。我能理解，很多立志从医的人并不喜欢选择做一个病理医生。命运安排我结缘病理，并且我一往而情深。

判定病情最精确的标准、最决定性的诊断，全都来自病理科。CT、B超、磁共振等都只是怀疑，最后到底是什么病，需要进行病理诊断。一个病需要不需要开刀，用什么药，也需要病理诊断做依据。在医界，我们有一个公认的称号——"医生的医生"。每每想起来，我不能不为自己从事病理而自豪。

今年是我在我们医院病理科上班的第20年了。说起来，我并不是医院的在编员工，因为我的编制在江苏大学。江苏大学病理系主任，当了20多年。但是，我的工作岗位主要在医院，工作的重心在医院，许多患者急切地等待最后的准确的诊断，我深感自己责任重大。

每每回想起当年受命到医院任病理科主任的那一幕，至今都觉得很神奇，人在很多时候，不得不相信命运的安排。不说是临危受命吧，至少是关键时刻的关键选择。

镇江市第一人民医院病理科建立比较早，20世纪60年代就已建立，发展到2000年，已经具备了比较强大的教科研实力。也就在科室不断成熟的时候，却也迎来了病理科发展的关键节点：2001年，病理科老主任退休了，一批医生因为各种原因离开医院，整个病理科室面临着重大危机。关键时刻，2002年时任院长的朱夫想到了江苏大学，决定到大学的病理系寻求帮助。

记得当时我正在课堂上上着课，被叫出来告知此事，一时不知所措。当时病理学方面的人才并不多，学校病理系的教师也没有几个。我当时担任系主任，还承担着很重的教学任务，同时还兼任镇江市司法鉴定所的主要工作。要全部兼任是不现实的。多方思考之下，我终于决定放弃司法鉴定所相关工作，来到康复医院病理科。我的想法很简单，司法鉴定所收入或许更多，一级伤残、二级伤残的鉴定也很重要，但是对于医院，对于广大的患者，医院病理科的工作太迫切了。

现在想来，还是对病理学的热爱占了上风。对于研究病理学的人来说，还有什么比直接面对丰富的真实的病理更好的安排呢？时至今日，再问我，恐怕我还是会做出同样的选择。只能说，这是我命中注定的与病理学的缘分。

这一干就是 20 年。这 20 年里，有很多艰难时刻，有无数辛苦劳累，最值得欣慰的是在医院的发展道路上，见证病理科的与时俱进、不断成长，从我刚来时的 4 个人（加上我才 4 人，并且 3 个是技术人员，我是唯一的医生）到现在的 33 人（其中 19 个医生），科室职能精准细化，越来越全面，特别是诊断水平与实力居全省前列。20 年的病理医生生涯中，倾注我心血最多，也最有意义的一件事，就是江苏康复医疗集团病理中心的成立，为医院在新时代的发展中写下浓墨重彩的一笔。

随着集团的成立，为更好地体现集团优势、提升工作效率，2010 年年底集团拟成立真正意义上的病理中心，当年便开始向一院、二院、四院、新区分院各医院的病理科进行调研，各项筹备工作随之紧张地展开。

成立病理中心，就是要打翻原各级医院分散病理科的模式，将集团所有人、财、物集中调配，在更大平台上实行规模化的运作。一方面，可以提高医疗效率，使资源利用最大化，比如说，减少设备的重复投入，节约成本；再比如说，几个医院的病理医生集中办公，共同诊断，集中人力办大事，也有利于医生的交流成长；另一方面，最重要的是，可以以镇江市第一人民医院的实力和水平造福更多镇江老百姓。

我十分认同集团领导的思路，立刻开始投入筹建的各项工作中去。从拟方案，到与相关部门特别是二院及四院进行沟通洽谈，再到落实中心办公场地、具体运作中的设备迁移与调试、人员的分工合作安排，事必躬亲。

中心创建过程中，最麻烦的也是最重要的就是一院以外几个医院的病理标本与报告的转送。

为避免乱中出错，我建议在二院及四院建立标本临时收集室，并各派一名联络员负责切片借调、标本收集及运送、报告发放及解释工作。二院及四院各个科室的标本先集中到原病理科，再由中心的联络员登记。每天早上将所有病理标本由专车送至病理中心，三个工作日内由中心统一发报告，每天送一次标本、拿一次报告。报告采取在网上发布、各分站打印的办法，同时配合人工发送纸质报告。中心急患者所急，后来还采取了加班、连班等办法，尽管多了一个中间环节（标本运送及报告送转），但不仅没有使出报告时间延长，反而缩短了出报告时间，同时还开展了加急报告（最快一个工作日发出报告），成为省内出报告速度最快单位之一。

2011 年 8 月，一院、二院及四院病理科正式合并成立了江苏康复医疗集团病理中心（2019 年更名为镇江市医疗集团病理中心）。中心化运营后，几个医院的病理诊断全部集中到中心来做，病例量不断增长，中心工作人员齐心协力，克服重重困难，在艰难的磨合中保证了各项业务的顺利开展。

病理中心的服务后来逐步扩大到新区分院，以及集团所属乡镇医院。成立十多年来，中心的病理诊断能力不断提高，各项病理资源得到充分利用，各项效率得到提升，各种设备（如切片机、脱水机等）减少了重复购买，节约了成本。

与此同时，病理医师的诊断水平也大大提高了。集团化后病例量大增，对每个病理医生而言，能开阔视野，接触到原来没有遇到的问题，既有新的平台上，又有老师的指点，诊断水平提高迅速。

此外，中心化后，有了人力及物力保证，病理科工作日益规范，对报告实行镜下描述及复诊双签名制度，保证了病理诊断的准确性。

随着人力物力的增加，中心在全省范围内率先在手术室进行术中冰冻切片报告，加强与手术医生的术中沟通，大大减少了患者在手术中等待的时间，冰冻诊断水平也有了提高。术中冰冻诊断非常考验实力与责任心，因为患者与医生都在手术台上等着呢。报告是良性，那边就可以缝合了；报告是恶性，那边就可能要扩大切除范围，等待过程对于患者和医生，甚至家属，都是特别煎熬的。一般要求是 30 分钟出报告，我们现在最快十五六分钟就能出报告，而且准确率也超过标准的 98%。但即便是 99% 的准确率，那个 1%，落到具体某个患者身上，就是 100%。所以，我们永远兢兢业业、精益求精，尽量争取百分百。

值得一提的是，中心坚持免费向所辖区域内的乡镇医院及街道卫生院开展病理诊断工作，让当地老百姓得到实惠。这极大地提高了老百姓就医便捷程度。最多的时候，有 50 多个乡镇。乡镇合并后，加上目前集团内的 4 家医院，中心共承担 30 多家合作医院的病理诊断任务。

有一个故事最难忘。2013 年左右，丹徒辛丰镇一个胃镜活检，我看了后发现是早期胃癌，后来通过乡镇胃镜室联系到患者，希望他能尽快做手术。尽早手术可以挽救患者的生命，毕竟早期胃癌的发现是不容易的。

患者是一位 50 岁左右的男性，可能感觉症状不重，不愿相信，加上经济原因，不肯接受手术治疗。我一直放心不下，后来又几次联系，约他见面，反复给他做工作。我告诉他，早期胃癌可以发现是非常幸运的一件事，不治就可惜了。后来我又告诉他可以在他们当地丹徒区医院做手术，能省不少钱。他终于被我的真诚打动了，后来同意手术。

特别有意思的是，手术后不久，他的爱人来看我，向我表示感谢。在我问他们有没有什么困难时，她表示，因为手术后患者暂时不能做重活，她想找个工作贴补家用，问我能不能帮助找个工作。医院当时正好需要清洁工，我就帮她联系了。更巧的是，她恰好被安排在我们科室这层楼。再后来，她爱人身体恢复后，也到我们医院应聘当护工。两口子一直在医院干了五六年，前两年才一起去外地子女家中养老去了。每次回镇江，他们都要来我们病理中心看看。这算是我们中心的一段乡镇情缘。

集团病理中心的建立是医改背景下的一种探索，得到了全国人大、国家卫健委、江苏省和镇江市的多位领导的肯定和支持，时任全国人大常委会副委员长、卫生部部长等领导先后前来中心参观指导。特别是各地卫生系统的领导带队来取经，中心也为兄弟省市提供了范本与借鉴。

正如大学需要大师一样，医院也需要名医，需要有实力、有水平的医生。中心成立以来，我们特别重视培养人才。事实上，中心的成立，规模化的平台本身，也为人才的成长创造了很好的条件。原本普通小医院，没有复杂且有价值的案例，医生的医术很难得到提高，中心成立后，案例大增，见多识广，医生比在单个医院成长得更快。

中心成立以后，这几年我们在培养人才方面也想了很多方法，在医院领导的支持下，我们邀请国内知名教授定期来辅导，极大地提升了中心的整体水平。目前，全国著名专家王坚、范钦和教授，每周来中心进行技术指导。王坚教授是复旦大学附属肿瘤医院病理科主任医师、博士生导师、科室主任。他主要从事肿瘤的病理诊断和分子遗传学研究。范钦和教授是南京医科大学第一附属医院（江苏省人民医院）病理科主任医师、教授、博士生导师，江苏省病理学会前任主任委员，主要从事临床病理的诊断和研究。他们二人在肿瘤病理方面颇有建树，尤其是在软组织肿瘤方面，在国际上有一定影响。他们不仅能给我们答疑解惑，更重要的是，作为全国知名的业内专家，他们各地巡诊会诊，见的各种疑难杂症多，他们会把病例与我们分享，这对于我们来说是极其难得的。我们医生的水平，也就向全国甚至全球的顶尖水平看齐了。

此外，我们还积极开展新项目，比如先后开展了全自动免疫组化染色项目、分子病理项目（FISH）等，为肿瘤靶向治疗及基因诊断提供保证。

这几年中心培养了不少人才，但一些成熟的人才由于各种原因选择去外地发展。

说到人才的流失，我很是心痛，因为病理人才培养不容易。病理医生从认识细胞到会诊断，没有两三年工夫是不行的。一般主治医生或三年以上的住院医生才可以独立发报告。术中冰冻切片，手术台上出报告的，更是要求必须是高级职称，而且原则上是两个人共同做出最终判断，保证准确率。

对于人才的流失，我也很无奈。我能理解并尊重他们的选择。有些同志担心我不放他们走，搞突然袭击，临走的前一天才来跟我讲，结果他哭我也哭。我说，我不会不放你们走，一方面是你们自己能得到更好的发展；另一方面，能在更大的城市、更大的平台上创造价值，也是我们的光荣。

事实上，有好的平台，年轻医生就会不断脱颖而出，这几年我们中心实力越来越强，诊断准确率可以与很多大城市医院比肩。我们的很多病例，会选择去上海等地复诊，结果基本与我们的诊断一致，这是对我们整体水平的一个认可。

人才的培养与代际传承同样重要。几年前，我向医院领导提出，让我退出主要岗位，让年轻的医生担任。领导说，科主任主动提前让贤本院还没有这种先例。医院没有答应，但是一些医学会委员的职务，包括市里的省里的，我已陆续让科里的年轻医生担任了，病理学的发展需要让更年轻的人挑担子。

目前我们中心年常规病理学诊断超 5.5 万例，占市区总量的 2/3，达到超大医院规模。快速冰冻全天候服务；免疫组化工作开展早且质量稳定，测定项目达数十种；细胞学诊断工作是科室特色，细胞穿刺、涂片、脱落细胞学及 TCT 的测定享有一定的知名度；在全市率先开展分子病理 FISH 及 DNA 和 E6/E7 的检测，为临床靶向治疗提供重要依据……医学进步没有止境，我欣慰并自豪的是，在我们镇江市医疗集团病理中心的关键岗位上，永远有最优秀的人才在为患者把着关键的病理关！

（陈洁采写）

我和我的研究生
一起成长

芮涛，男，1964年10月出生于江苏溧阳。主任医师、医学博士、博士生导师，现为镇江市第一人民医院心血管内科主任、江苏省心血管内科专业质量控制中心副主任、美国生理学会会员、中国医疗保健国际促进会心脏重症专家委员会常委、江苏省医学会微循环学分会委员、内科学分会委员。入选江苏省"双创"人才、江苏省"特聘医学专家"、江苏省首批"333工程"培养对象、江苏省"六大人才高峰"高层次人才、镇江市"169工程"学术技术带头人、镇江市"有突出贡献的中青年专家"。曾任加拿大西安大略大学医学院内科学研究教授、加拿大London医学中心及Lawson医学研究院重症疾病研究中心科学家。主持加拿大国家课题4项、中国国家自然科学基金面上项目3项，发表论文60余篇，其中SCI论文40余篇。获原国家教委科技进步二等奖、江苏省科技进步三等奖、镇江市科技进步二等奖、三等奖各1项。

2010 年年底，我是作为引进人才从加拿大到镇江市第一人民医院工作的。当时，我在加拿大已拥有了自己的实验室，担任加拿大西安大略大学医学院内科学教授。这个实验室是 2005 年成立的，主要从事心血管病的基础研究，我的课题组获得了加拿大政府基金资助。虽身在加拿大，但我对镇江的思念之情从未间断，因为出国之前，我就在镇江工作，这里有我很多的朋友和一起成长起来的同事们。我的实验室成立后，接纳了一批又一批前来学习、进修的镇江医生，可以说，我的实验室成了为镇江培养医学科研人才的基地。也因为这一点，我与我们医院的领导比如朱夫院长、钱炜副院长，还有现在的蒋鹏程院长等，都有过近距离的接触。从他们身上，我感受到了医院对人才的渴望。朱夫院长和当时心内科的张国辉主任都对我说过，咱们医院的心血管内科是江苏省临床重点专科，临床方面做得还可以，在科研方面有待加强。他们希望我能回来。

当时从中央到地方实施了一系列人才引进计划。在这个背景下，镇江康复医院给了我比较好的工作环境，让我担任医院心血管内科的副主任、省级临床重点学科带头人。朱夫院长本来的意思是希望我全职回来，后来改变了主意，他说如果我全职回来，加拿大那边的实验室就得关闭，这样就太可惜了，毕竟加拿大那边的研究条件要比康复医院好很多。为了留住我在加拿大的实验室，他让我两边兼顾。虽然两头跑很辛苦，但是我可以在加拿大和国内两边为医院培养研究人才。这期间，我们医院先后派了五六个医生到我在加拿大的实验室学习深造，像普外科的张文波、心血管内科的姚永伟和陶艾彬，都在那里学习过，现在他们都是科里的骨干了，都拿到了国家自然科学基金。我自己也没有因为两头跑而放松对自己的要求，2011 年我就入选了江苏省"双创"人才，这是镇江市卫生系统零的突破。

还有让我感动的是，为了发挥我在研究方面的特长，钻研出更多的研究成果，培养出更多的人才，医院在研究楼专门辟出一层作为心血管内科的实验室，其布局全部按照我在加拿大的模式和标准来设计、建设。朱夫院长作为三甲医院的院长，工作是相当繁忙的，但一直很关心我的工作和生活，我每一次回国，他都抽时间询问我工作的进展、生活上有无困难等，他的真诚待人，让我真切地感受到医院的求贤若渴。2020 年 9 月，张国辉主任退休，医院决定由我接任科主任一职，再加上新冠疫情的影响，兼任国内、国外的工作很不方便，加拿大的实验室只能放弃，我全职回镇江工作。

回想自己从 2010 年年底回来后，我们科室拿了 4 个国家自然科学基金项目、1 个江苏省自然基金项目，研究成果还是比较显著的。但是，我一直没有忘记回国的初心，就是为医院心血管内科培养更多临床、研究"双强"的人才。这是我回国发展的第一要务。

没有想到的是，这个培养却是从我自己开始的。在加拿大，我是教授，是博士生导师，但我的背景是临床医生。有一次，我对加拿大的导师说："老师，我还不是博士，我想再读一下博士学位。"导师对我说："人家读博，是为了获得教授的职位。你现在已经是教授了，读博有什么意义呢？"导师的话断了我要读博的念头。但是，我们国家的人才机制与加拿大还是有所不同的。我是博士生导师，自己却无博士学位，总感到有些别扭。于是，我于2011年读了武汉大学的博士研究生，2014年拿到了医学博士学位。

我们心血管内科一共有医生28人，其中博士5人。科里的姚永伟、陶艾彬是我们医院后备学科带头人，还有援外的郭纪群主任，都是我培养的。姚永伟是1978年的，我带的博士后；陶艾彬是1980年的，是我的博士研究生；郭主任也是在我加拿大那边的机构读的博士后。他们在加拿大进修期间，我除了带着他们做课题，还安排他们的生活，像住宿、伙食等方面，尽己所能为这些身在异乡的学子们提供一个温暖的生活环境。现在我、姚永伟和陶艾彬组成了科室的研究生导师队伍，这支队伍在我们医院是比较强的。

以往，科室的研究生是在一起集中培养的。我们的培养方式是采用启发式教学，要求研究生每两周看一篇关于心血管病基础研究的英文文章，然后把自己消化吸收的东西用英文做报告，还会研究生要求用英文报告临床题材。每两周我们会选择一个周末，把研究生都集中在一起，轮流报告。通过这种方式，我们培养了一批质量很高的研究生。

去年9月份，新的一批研究生来的时候，我们所有导师和研究生一起拍了一张合影，照片反映出我们科室的研究生队伍壮大了。为了更好地培养研究生，我和姚永伟、陶艾彬商量后决定，各自负责自己的研究生，每半年会有一场"Retreat"，花半天时间汇报各自的进展。这是国外通用的研究生培养方式，对导师和研究生的进步都有促进作用。

回想自己回国培养研究生的经历，从2011年至今，我自己带的硕士、博士研究生已有近20名，我对他们每个人的天赋、个性都了如指掌，看到他们一个个在各自所在的医院、高校中都成了优秀的人才，作为导师，我是幸福的。但是，其中也有一些遗憾，那就是我带的一部分研究生没能留在镇江。

小姜是我回国后带的第一个硕士研究生，那是2013年。小姜的英文非常好，而且积极进取。我看他是个好苗子，就对他提出了比较高的要求，我对他说："你的目光一定要放长远，通过读研，你自身的条件才能满足各方面的要求，当拿到学位找工作的时候，你才能成为你选人家而不是人家选你的那种人。"他也很争气，2016年从我这里一毕业就拿到了教育部的留学基金，这是江苏大学医学院有史以来第一个拿到这个基金的在读研究生。后来，他在德国海德堡大学取得了博士学位。去年他回国了，对照各地的人才标准，他选择去深圳大学发展。像小姜这样优秀的人才，是我们镇江所需要的。他选择了深圳，作为他的导师，这确实有点遗憾。但是，我尊重个人的选择。如何把自己培养的人才留在镇江，留在医院，是我必须努力的方向。

在去年全院的职工代表大会上，我们医院领导班子提出了"人才强院"的战略，通过引进人才和培育人才共同发力，逐渐改善医院的人才结构，增强医院的整体竞争力，为患者提供更好的医疗服务。今年医院又开展了一项"康复医学领跑计划"，凡是有潜力的好苗子都被纳入这个计划中，医院为他们创造条件，进行重点培养。乘着这个东风，我们心血管内科要从长计议，增强研究生导师队伍建设，培养我们自己的人才梯队，这样靠着一代又一代人的努力，才能不断提升科室的科研教学水平和临床实力，把我们科室打造成省内一流的专科。

（尤恒采写）

一个肺科医生的
成就感和满足感

王剑，男，1964年6月出生于黑龙江伊春，中共党员，主任医师，医学博士，硕士研究生导师，美国亚利桑那大学访问学者(2010年10月—2011年10月)，镇江市第一人民医院呼吸科主任、大内科副主任。中国医药教育协会呼吸康复委员会委员、海西呼吸病学介入专业委员会委员、江苏省医学会呼吸病员分会委员、江苏省呼吸专业委员会内镜介入学组副组长、江苏省医学会呼吸内科质量控制中心委员、江苏省职业病（尘肺）诊断专家、镇江市呼吸专业委员会名誉主任委员。20世纪90年代，在镇江率先开展气道支架植入术和经皮肺穿刺技术，擅长机械通气及纤维支气管镜的临床应用。

　　1992 年，我研究生毕业后就到镇江市第一人民医院工作了，至今已经 35 年。我医治过很多患者，其中有 3 个患者让我印象特别深刻，是他们让我深深感受到作为一名医生的伟大和自豪。

　　记得，我刚做科副主任不久科室收治了一位 60 多岁的患者。这个患者双侧气胸，非常消瘦。他的基础病就是老百姓通常所说的老慢支，医学上叫慢性阻塞性肺病。

　　患者的肺功能很差，肺大泡非常多，因病情发作反复住院，就是由气胸发作引起的。诊断气胸位置的最好办法是做 CT，后来身体状况很差，不能移动，去不了 CT 室，只能拍移动胸片。我们根据胸片，大致判断出气胸可能的位置，然后进行叩诊，凭临床经验找到气胸的部位，对其进行穿刺，插引流管排气。我是他的床位医生，体格检查、穿刺、置放引流管排气的整个过程都由我来完成。

　　患者刚住进医院时，只是右侧肺部有气胸，但他的病情反反复复，发生气胸的部位也多次变化，就这样，患者的右侧胸部先后放置了 3 根引流管。有一天，患者呼吸困难再次明显加重，立即拍摄胸部 X 线检查，结果提示患者左侧肺部也出现了气胸，危在旦夕。我只能结合胸片气胸大致的位置，反复对其左侧胸部叩诊，找到可能气胸的部位，然后尝试穿刺，立即置放引流管、排气。由于患者肺功能非常差，不能耐受外科手术，没有其他的好办法。到最后，由于患者两侧气胸反复发作，最终他右侧插了 5 根引流管，左侧插了 3 根引流管，一共 8 根。对于气胸的治疗，一般插上 1 根引流管，一次就完全可以治愈。但这个患者由于反复发作，病情十分严重、复杂，给他插上了 8 根管子，这在国内外都鲜有记载，应该说我们在气胸治疗史上创造了一个纪录。至今为止，我再也没有过这样的经历。经过三个多月的治疗，最后这位患者康复出院，患者及家属非常满意，我们作为医生也很满足。

　　还有一次让我特别难忘的治疗经过发生在 2018 年。

　　那是一位 65 岁的女性患者。我记得她来我们科的时候，不断咳嗽，还带来了厚厚的一沓胸片和 CT 片。她介绍自己的病情时说，从 2013 年开始，就不断发作肺炎，五六年中，住院达 20 多次。她是镇江人，但长期在昆山与儿子一起生活。她从昆山人民医院看到苏州各大医院，还去上海看过，但都没有看好。后来，她在上海看过一位全国非常著名的中医，这位中医对她说，吃他的药两个月包好，结果吃了三个月也没好。这位中医又给她换了药，还住了 5 个月的医院，结果还是没好。最后，中医对她抱歉地说："我放弃你了，你的咳嗽是我见到的最难治的。我治不了了，对不起。"

　　她一边断断续续地咳着，一边滔滔不绝地说。我一边听着，一边看她带来的病历。我发现，她每次都是右下肺炎，每次发病的症状都是一样的，咳嗽，咳黄痰，偶尔咯血、发烧。这很蹊跷呀，肺炎怎么可能每次都是在一个部位？如果说是先天性的，那么她早该发作了，怎么可能到 60 多岁才发作？我连忙查看她带来的片子，仔细一看，惊讶地发现，每张片子都显示她右侧的中间支气管有一个高密度区。片子的诊断都是支气管钙化。但我觉得不是，因为支气管钙化是在支气管壁，但患者的高密度区是在中间，我的诊断是应该有异物，更准确地说，是一块骨头堵在支气管中。

我问她："你第一次发病之前，有没有在吃饭时呛着？"

她说："时间太久了，实在不记得了。以前，没有一个医生这样问过我。"

我告诉她我的可能诊断，可能有一个异物在她的气道里，从密度分析，骨头的可能性大。需要做支气管镜检查。做之前，我对她说，我不敢肯定一定能成功，只能试试。我的担心是，骨头卡的时间太久，也许会跟气管壁粘在一起，如果硬取，可能造成气道黏膜撕裂，引发大出血，那是十分危险的，需要做外科开胸手术取出异物。

做支气管镜检查时，我在右侧中间支气管果然看到一个骨头样的异物，我用钳子轻轻动了动异物，发现异物可以活动，说明并没有完全跟气管壁粘在一起。我激动地对患者说："有希望！"

患者说："王医生，我信你，一切都听你的！"

异物有些大，支气管镜的活检钳子太小，根本夹不动。我从消化内科找来了一个大的活检钳，终于把异物夹了出来。异物有 1.5×2.5 cm 这么大，应该是猪骨头。

患者又住了半个月的院，挂挂水，消消炎，然后就出院了。我让她三个月或半年后过来复查。她是半年后来的，看到我就说，这半年是她 5 年来过得最舒服的日子，不咳嗽，不发烧，不住院，行动自如，想到哪里就去哪里。她对我们医院，对我们团队表现了万分的感谢和敬意。

治好了一个持续 5 年反复右下肺炎的患者，作为一名呼吸内科医生，在心理上似乎是有成就感的。但是，这个病例引起了我的深思，为什么持续了这么久的反复发作的肺炎，这么多医院、这么多医生，有的甚至还是全国名医，都给出了支气管钙化的诊断呢？我觉得，可能还是看片不够认真仔细造成的。细节决定成败，作为一名医务工作者，严谨认真的态度十分重要，但凡有一丝的马虎，其结果就是给患者造成无尽的躯体痛苦和精神上的折磨。

还有一个患者让我印象非常深刻。

应该是 2020 年 4 月份的时候，记得那是一个双休日，我正在查房，接到了急诊医学科打来的电话，请我过去会诊。一起会诊的还有急诊内科、急诊外科、耳鼻咽喉头颈外科的同事。患者是位70多岁的老人，住在大港。8年前，在我们医院做了喉癌手术，后来放疗，现在气管切开后一直戴着金属气管套管。老人的儿子介绍说，父亲一直好好的，就是三天前感到透不过气来，呼吸困难一天比一天加重，憋气憋得实在受不了，这才送到医院来。患者当时的血氧饱和度只有百分之七八十，全身都是紫的。正常人的血氧饱和度都在98%以上，这么低的血氧饱和度，可想而知患者难受到什么程度，可以说是命悬一线。我去现场的时候，老人已进入急诊抢救室。耳鼻咽喉头颈外科的医生已用小镜子伸进老人的套管对气道做了检查，发现气道里面有大量的痰，把右侧主支气管给堵住了。痰很硬，已成了痰痂，用吸痰管根本吸不出来。急诊医学科的医生把我喊来，就是建议用支气管镜把痰痂给夹出来。当时我立即通知了支气管镜技师，请她来协助清除痰痂工作。

说心里话，这种情况临床非常少见，我也没有见过。痰痂这么硬，能否用支气管镜的钳子夹出来还是未知数。此时老人大汗淋漓，看得出他那种在生死边缘挣扎的痛苦。我安慰着老人情绪，请他不要急，我们尽量想办法，其实当时我的心里也是非常急的，对是否能取出痰痂也不能确定。这时我立刻思考解决办法。我分析，现在痰痂太硬，已经黏附在右侧主支气管开口处，如果能够把痰痂软化，使痰痂脱离气道黏膜，通过咳嗽，就可能使痰痂排出，这个办法可能会有效。所以第一要务是对痰痂进行软化。当时老人不能平躺，只能坐位，我让病人身子稍微向右侧倾斜，请护士往他的气管套管里注入10毫升的盐水，让盐水能够最大程度地流入右侧的支气管的痰痂上，以起到软化的作用，5分钟后，再注入10毫升，又过了5分钟，我让老人用力咳嗽，结果一大块黑的还带着血的痰痂就咳出来了，老人呼吸困难立刻就得到缓解了。

老人的儿子激动得情绪都失控了，当场就给我跪下了，我扶起他，说："您不要这样，这是医生应该做的，每位医生都会想尽各种办法抢救患者的生命。"

他说："王医生，您不知道，这三天全家是怎么熬过来的，都以为老爷子不行了。您用10分钟就救了他一命，您是我们全家的大恩人！"说着又要给我下跪，而气喘已经平缓过来的老人在床上不住给我作揖，连声道谢。

在回家的路上，我的脑海里复制着刚才抢救患者的那一幕，一种成就感和满足感油然而生。作为一名医生，能够在关键时刻拯救患者的生命，得到患者及其家属的认可，真是一件很幸福的事啊！

"金杯银杯，不如老百姓的口碑。"患者的口碑超过了任何的金杯银杯。

（尤恒采写）

练就火眼金睛，
为患者解忧

单秀红，女，1967 年 8 月出生于江苏大丰，中共党员。医学博士，主任医师，教授，现任镇江市第一人民医院医学影像科主任，中华医学会放射学分会分子成像专委会委员，江苏省医学会放射学分会委员兼分子与功能学组名誉组长，镇江市医学会影像学委员会主任委员。入选镇江市"金山医者"领军人才，镇江市"169 工程"学术技术带头人。从事 X 线、CT 和磁共振诊断工作 30 余年，尤其在 CT 和磁共振临床影像诊断和研究方面积累了丰富的经验。

1991 年，我 24 岁，从南京铁道医学院医疗系毕业后分配到镇江市区一家三级医院。我没有选择人人羡慕的内科、外科，而是选择了医院的"幕后科室"——当时很少有人问津的放射科，这一干就是整整 30 年。

记得那时家人不理解，甚至担心我身体遭到辐射，影响生育。我反复、耐心地向他们解释："现在医院放射科急需医生，况且这里的辐射都在安全范围内，对身体不会有太大影响，你们就放心吧。"

我从影像检查技术做起，学习拍片、操作各种影像设备，不断积累经验。20 世纪 90 年代初，放射科以拍摄 X 光片、透视和胃肠造影为主，检查的项目少且单一。一天一般只有 30 多个患者，医生却有七八名，工作较为轻松。

设备再先进，要想真正做到救死扶伤，还得靠医生的精准诊断，才能让患者得到及时治疗，减少痛苦。

我遇到过一个 2 岁的幼儿患者，吃一口吐一口，进食太少，只两三天孩子就被折磨得精神萎靡。家长带到南京某医院看，据说还是位主任看的，开了很多检查单，所有检查报告出来后，这位医生告诉家长孩子没有病，没法看。家里人急得团团转，后经人介绍到我院就诊，外院 CT 做过没问题，但孩子就是吃不下饭，儿科医师直接向我求助。我立即想到孩子可能误吞异物卡在食道，就用稀释的碘对比剂给孩子喝，再透视观察和拍片，果真发现有一果核卡在食道中部。我立刻联系相关科室医生到手术室取出果核，就这样为孩子解除了痛苦，他们一大家子人十分感激，给我这位幕后医生送来了"医术精湛、医德高尚"的锦旗。

治病救人，首先要能诊断疾病，才能制订治疗方案。从临床学习开始，我就对影像学产生了浓厚的兴趣。放射成像能直观地反映出疾病的状态和性质，而放射科医师个个都火眼金睛，能透过一幅幅黑白影像直接看到患者发病的部位。

由于 X 光受制于深浅组织的影像相互重叠的缺陷，在诊断病情时需要依靠医师积累的经验。一名优秀的影像医生，应该成为临床医生的"医生"，不仅要挽救患者的生命，还要尽力保证患者的生活质量；不仅要有丰富的专业理论基础和扎实的技能，还要有一定的临床基本功，要在较短的时间内给出准确的诊断，这对于复杂的人类疾病而言是非常困难的事。我一边虚心向资历深、经验丰富的前辈学习，一边苦练内功，空闲时经常翻看一些有病理结果的影像病例和专业书籍。影像检查和诊断并非一项单纯的技术，也是临床医学中很重要并且很关键的部分。我深入临床，坚持病例追踪，提高自己影像诊断的准确性。

我的工作不单单是拍片或读片这么简单，一系列影像的诊断报告是否正确、全面，直接关系到临床医生的判断和治疗方案的确定，与患者接受治疗的体验和治疗后的生活质量密切相关。

我遇到过一位61岁的男性吸烟患者，因咳嗽并痰中带血到医院门诊就诊，胸部CT报告显示肺占位，门诊医生诊断为肺癌，需立即手术。患者吓坏了，不敢告诉家人，三天三夜没睡着觉，整个人近乎崩溃了。后经人介绍找到我，我看了他的CT影像，告诉他不像肺癌，是一种软组织密度的肺炎，在门诊挂水消炎即可，同时我特别交代门诊医生给他开抗生素输液。患者两个星期后复查，病灶缩小了一大半，再过一个月复查，病灶全部吸收。这位患者和家属对我千恩万谢，逢人便说我"火眼金睛"。

读片不只用眼睛，更要用心。我认为诊断水平是一方面，认真的态度则更重要，不能因为我们工作的疏忽造成无可挽回的后果。一名影像医师平均一天要出一两百份影像诊断报告，很难做到万无一失。影像医师要努力练就"火眼金睛"，认真对待每一份诊断报告，尽最大可能避免误诊，对我们来说万分之一的误诊，对患者来说，就是百分之百的伤害。

影像诊断需要影像医师结合患者的症状、体征、检验资料及影像表现综合判断。2009年，一名40多岁的男性患者因剧烈腹痛到医院就诊，CT检查后，在十二指肠部位发现较大的包块，临床医生邀请我会诊。经过仔细观察，我发现这个密度均匀的包块跟肿瘤不一样，如果是十多厘米的肿瘤，那中间应有坏死，但是这个包块中间并没有坏死。通过询问病史，得知患者是在喝酒后发生的腹痛，我当即判断为患者喝酒后引起的十二指肠黏膜小血管破裂，导致黏膜下积血，在保证患者没有活动性出血的情况下，不用手术，让患者自然吸收即可，就这样该患者免受了开腹切肠的手术之苦。

2007年，我有幸调入镇江市第一人民医院医学影像科。我选择到这里的理由很简单——学术氛围好。没来之前我就听说医院经常组织读片会，主任会跟部门其他医生一起读片，通过病例讨论分析，提高影像医师的分析、诊断及处理疑难病例的能力，这让我特别羡慕。

影像医学还是一门"不成熟"的学科，临床医学中存在很多难题，这些难题需要我们设计科学的研究方案去解决。

我受PET-CT无创肿瘤靶向定性诊断的启发，克服PET-CT弱点，与东南大学合作进行"肿瘤靶向磁共振成像试验研究"，先后申请发明专利3项，参与完成了国家级、省级课题4项，主持省、市级重点课题2项。2011年，我收到医学影像领域世界最高级专业年会"北美放射年会"的邀请并参加大会交流。2013 年，我获得了江苏省医学新技术引进一等奖，并带领科室成功创成省级临床重点专科，提升了医院乃至全市的医学影像专业水平。如今医学影像科已经成为医院一块响当当的招牌。

作为医院科室负责人，我带领全科竭诚为患者服务，做到了国内领先。每天必须完成当天满负荷的 CT 检查，其他同级别医院要预约两周以上的磁共振检查（MR），在我们医院当天都能完成。

作为集团医学影像中心负责人，我带领团队为全市 23 个乡镇和社区提供 24 小时影像诊断服务，年服务量近 7 万人次。作为市影像专委会主任委员，我带领三级医院专家团队在全市巡回讲座、培训，提升全市影像诊断医师业务能力，受到广泛好评，镇江市影像专委会每年都被评为先进专科分会。

作为教授，我不仅圆满完成了江苏大学本科及研究生的理论教学，还主编了英文版留学生的专业教材，指导培养了 26 名影像学研究生；同时，在"分子影像"等前沿课题研究方面，带领团队完成了 6 项国家、省、市级课题，获得 9 项省、市学术奖，在省内外产生较大影响。2017 年组织全国性分子影像学术会议，有多名院士到会。2018 年，领衔创建了江苏省分子与功能影像学组，成为镇江医学影像界唯一进入中华医学会分子影像专委会的专家。

除了完成日常临床医学影像诊断任务外，江苏康复医疗集团影像中心兼有指导集团分院及相关乡镇和社区的影像诊断工作，承担江苏大学留学生、医学影像研究生（包括留学生）、医学影像本科生及临床医学本科生的影像诊断专业课程教学工作。

影像技术不断向前发展，其背后更需要人才来支撑。仪器再先进，医生不会操作，不会分析、处理，得出的结果同样不可靠。近年来，医院医学影像科的人员素质有了很大提升，现已发展为包括医、技、护及设备工程技术在内共 70 余人的专业队伍，建成集临床各种影像医学诊断、介入治疗、教学、科研为一体的现代化大型科室。2021 年，我们影像科有 3 位医生入选"169"人才工程，我觉得这是这一年最值得我骄傲的事，说明我们团队医生为患者服务的水平有明显提高，达到了高品质的省级临床重点专科要求。也正是这些人才的支撑，技术才能不断地进步，我们医院的影像科辉煌的明天才能指日可待。

（马彦如采写）

在康复羽翼下崛起的新区医院

王荣明，男，1961 年 9 月出生于江苏镇江，中共党员，管理学硕士。镇江市第一人民医院新区分院原党总支书记、院长，系镇江市第七届、第八届人大代表，第四届镇江市人民检察院人民监督员。2003 年获镇江市"抗击非典先进个人"，2021 年获得"镇江市五一劳动奖章"。

我是土生土长的镇江大港人,从牙牙学语到立志于为这片土地奉献自己的大好年华,我努力了很久,直到1981年我来到新区卫生院工作,我的根从此就在这里深扎下来,至今已40年。

四十年弹指一挥间,其中有十多年是我与镇江市第一人民医院同舟共济成长的时光。回望我与镇江市第一人民医院的人生初见,当从1984年我到医院外科进修时谈起。那时医院院长是朱养荣,普外科的高一峰主任是我的恩师。他在技术上毫无保留,手把手教我。我和他们半辈子的情缘就是从那时开始的,一直到高一峰主任退休后到新区医院上专家门诊,我们还在一起共事。此外,马光琳主任、金兆辰主任都为新区医院立下了汗马功劳。这家乡镇医院能和镇江市第一人民医院结缘,和我与医院的情缘有着必然的关联。

在世纪之交,镇江新区管委会考虑到新区医院是乡镇卫生院,需要进一步提升,更要与新区的建设合拍。

就在这样的时代背景下,经过反复磋商比较,新区医院最终与镇江市第一人民医院合作,最大的受益者还是大港新区的老百姓。

2003年11月28日是个值得纪念的吉祥日,新区医院与镇江市第一人民医院举行了合并仪式,新区医院作为零资产整建制划归镇江市第一人民医院。在合并之前,我们医院就征地方面的整个过程很艰难,当时有人提议我们医院的这块地做房地产开发,但是新区不能没有一家医院。建医院是一件惠及一方百姓的大好事,比建设一个小区更有价值。建医院的决定最终在一次政府会议上一锤定音:批准。全院的职工心里像吃了一口蜜,也给我这个当院长的人吃了个定心丸,我守望了几十年的新区医院终于可以改头换面,有了大医院的扶持就是不一样,我们的新区医院如东方的红日冉冉升起在新区的上空。

我觉得不管是一个城市,还是一个区域,一家医院的存在就像茫茫大海中的一座灯塔,给黑暗中航行的舵手指引航道。医院,给人慰藉温暖、安全之感,区域医院可让患者免受远途求医之苦。新区医院离镇江市第一人民医院并不算近,如果我们也能开展集团医院能开展的手术,本地人就不需要往市里跑,既方便了患者,又能减轻集团医院的压力,是两全其美的大好事。

2004年12月,新院址奠基开工;2006年5月16日搬迁工作开始。新院区的建设规模是中小型二级医院,260张床,占地45.4亩,总建筑面积1700平方米,分两期工程,一期工程建了三幢楼,分别是住院楼、门诊及急诊楼、设备楼。医院搬迁后,镇江市第一人民医院在人力与财力上给予新区医院大力支持,派来了各科的专家,有些是轮转,有些是长期。同时,新区医院的医生也到镇江市第一人民医院去轮训,中青年骨干必须学习一年以上,连主任都去学习。短时间内，新区分院的管理与业务能力就上了一个新台阶。

新区分院小儿科的发展离不开镇江市第一人民医院来的马光琳主任，她是真正的大家，帮扶分院儿科长达 6 年之久，投入太多的精力，为我们的儿科培养了一批新生力量。

我提出一个理念：二级医院的规模，三级医院的管理。在镇江市第一人民医院的帮助下，分院的医生有了参加全国性会议的机会。我曾经包了大客车带着医院科主任以上的干部去江阴人民医院、宜兴人民医院等参观学习，带着大家到经济发达地区去拓宽眼界，找差距。

2006 年下半年，新区医院升级为二级乙等医院。2013 年，新一轮的等级医院评审开始，新区医院升格为二级甲等医院。之后三年复评一次，医院均全部通过。这些成绩的取得都离不开镇江市第一人民医院各级领导关心和支持。

分院发展到一定的时期，便进入瓶颈期，亟须突破。我向镇江市第一人民医院蒋鹏程院长提出，把三级医院的管理标准融合到分院，追求医院一体化管理，让新区分院走得更稳健、更踏实。蒋院长很支持，鼓励我放开手脚干。

在这种情况下，2014 年我想到了与大港新区的台资企业奇美化工建立合作关系，为医院的新发展添一把柴薪。我想通过这把好柴火，把新区医院发展的火烧得更旺些。经过双方多次协商，2015—2017 年，这家企业无偿向新区医院捐赠 3000 万元人民币，新区医院自此与台湾奇美医院建立了友好关系。2021 年奇美化工又向新区医院捐赠了 600 万元人民币。

镇江市第一人民医院给了我们一对翅膀，但还是需要我们自己去学着飞行。我是很能接受一些新理念的人。分院虽小，但我们是第一家把中国台湾地区的医院管理引进镇江的单位，新区医院的管理在全国获得过奖项。医院要发展，既要招得进人才，还要想办法留住人才。分院从外地引进许多优秀的医生，培养他们当部门负责人，给他们搭建更好的平台。此外，我们主动招聘公共预防医学人才，为社区街道服务。

作为康复医院的分院，新区医院的脚步时刻与康复医院合拍。在湖北疫情肆虐的时候，我们的医护人员如蔡建、张锋、汤倩、伏竞松奔赴武汉，冷牧薇和李维亚奔赴黄石大冶，他们跟随康复医院的大部队一起支援前线。蔡建、李维亚都是两个孩子的母亲，特别是李维亚的孩子只有一岁多，我真的不忍心让她们去，但她们毅然奔赴战场的决心和行动深深地感动着我。在他们离家的日子，我的心没放下过一天。他们凯旋时，我带领全院职工用鲜花迎接他们，面对他们，我这个七尺男儿第一次流下了眼泪。这些孩子们，我看着他们成长，送他们远征，默默为他们祝福，由衷地感到骄傲。

新区分院合并到镇江市第一人民医院后，发生了翻天覆地的变化。分院现在有 3D 腹腔镜、核磁共振仪等精良的设备，还建立了危重症医学科，聘请了金兆辰主任来指导。一家医院的实力体现，一是外科，二是重症医学科，这两个是王牌科室。我们对社区也有设备支持，派分院的专家去社区上专家门诊，请社区医生到分院来学习，参与手术，让他们得到提升。分院的科主任只要有时间就会到康复医院去观摩，学习新技术。只有不断自我提升，他们才能走得更远。这些，蒋鹏程院长给了很大的支持，他来新区分院亲自操刀做手术。我很佩服他的实干精神，他讲规矩，踏实。百年变迁，镇江市第一人民医院文脉源远流长。她的文化蕴藏在哪里？就在那么多老主任的骨子里，在一代代的优秀员工身上，不同的时代，他们担当着不同的使命，哪怕是在国家最困难的时期，他们坚守岗位，不离不弃，团结友爱，做出了不同的贡献，将精神一代代传承下来。

在国家高质量发展理念中，医疗资源应以多院区布局的形式服务于老百姓，在这一点上，镇江市第一人民医院跟上了时代的节拍，让百年老院的精神走得更远。2021 年我提出成立医院运营管理科，这是镇江地区首例。没过多久，国家出台了关于公立医院运营的指导意见，我觉得患者康复一体化的理念实用性很强，应该能得到社会的认可与响应。比如，中风患者、骨科患者能在医院得到康复治疗，包括安宁病房，这也是对生命的尊重。

多年来，在分区医院遇到困难的时候，镇江市第一人民医院总是第一时间伸出援助之手，拉我们一把，为我们鼓劲。

镇江市第一人民医院对新区分院实行一体化管理，带着我们共同发展，而分院作为"镇江市第一人民医院东部院区"，也把实惠和健康带给当地的老百姓。

（钱兆南采写）

我的师父，我的成长

袁即山，男，汉族，1971 年 9 月出生于江苏丹阳，中共党员。医学博士，主任医师，镇江市第一人民医院骨科主任。江苏省医学会骨科分会委员、江苏省骨质疏松与骨矿盐疾病分会委员、中国中西医结合学会骨科微创专业委员会脊柱微创融合学组委员、SICOT 中国部数字骨科学会江苏分会常委、江苏省康复医学会脊柱脊髓专委会委员、修复重建外科专委会常委、中国老年保健协会骨科微创分会委员、镇江市"169 工程"学术技术带头人。从事骨科工作 20 多年，有深厚的理论基础和丰富的实践经验，擅长骨科创伤、人工关节和脊柱外科的手术治疗，对多发重症创伤和颈椎病的手术治疗有较高造诣，对于髋白骨盆损伤的诊断和治疗，以及人工关节运用有独到的见解。2008 年在加拿大最大的创伤中心 Sunnybrook Health Sciences Center 和关节中心 Holland Orthopedic & Arthritic Center 深造。

　　1997 年，我从华西医科大学拿到了骨科学硕士学位后，就到镇江市第一人民医院的骨科工作了。当时科里只有 7 个医生，主持工作的是章洪喜主任。那时章主任刚 40 出头，却顶着一头花白头发，个子不高，骨架子比较大，看上去非常有力量感，也很精干。我听同事们说，章主任是 1971 年到医院骨科的，那年他才 15 岁。那个时代无书可读，他在谢良尧、王湛清两位医生"手把手"的调教下，刻苦钻研，练就了一身真本事。作为一名外科医生，我深知临床实践是多么的重要，但我欠缺的恰恰就是这些。听了同事们的介绍，我不禁对章主任肃然起敬，我对自己说："一定要跟章主任学到真本事！"

　　一开始，我以为只要自己虚心求教，章主任就会像大学里的教授那样给我讲很多很多。但事实并非如此，章主任是个沉默寡言的人，你做得好，他不会表扬你；你做得不好，他也不会批评你。但他会用自己的实际行动来影响你，如果哪一天他开口了，那一定是重点，定会让你听了就忘不了。

　　虽然章主任的睡眠一直不好，但每天最早到病房的一定是他，早上 7：30，雷打不动。我们查房之前，他其实已经查过一遍了。他在查房过程中，会把一些患者手术刀口上的纱布掀开来仔细查看，看过再把纱布缠好，但一般不会替患者换纱布。我们查房时，如果查得不仔细，就可能把换纱布的事给漏掉了，这时病人会提醒我们："章主任掀了纱布看过了，今天得换药。"这样的事若是碰到两三次，你就不得不认真，不得不细心，严谨的工作作风就这样被"逼"出来了。

　　我刚来医院那会儿，夜里只有一个医生值班，如果来了开放伤的患者要做手术，一个人是搞不定的。值班医生只能给章主任打电话，不管何时，他一定会及时赶到，把手术做了。有的时候，他夜里 10 点才做完手术回家休息，夜里 2 点来了患者，他又立马赶到医院把手术做完。第二天早上 7：30，他依然会准时出现在病房。他用自己的实际行动诠释了医生的敬业精神，影响着我，影响着我们科每一个人。

　　王湛清主任是科室的前任主任，也是章主任的师父。王主任工作期间，一直照顾自己多病的老伴，老伴过世后，他的身体也垮了下来，多次脑梗，后来又患上老年痴呆。他的两个儿子工作太忙，照顾不到老人家。章主任便把王主任接到我们科的病房里来，大家轮流照顾，直到王主任过世。王主任走的时候，身上很干净，没有一点异味，没有一个褥疮。我们从章主任对师父的照顾中，知道了什么叫医者仁心，什么叫医者大爱。在章主任身上，我们看到了医务工作者身上闪烁着的仁爱光芒。我想，这应该是"康复精神"的一部分吧。

　　最让我没齿难忘的，是章主任对我这个后辈的培养。1998 年，是我来镇江市第一人民医院工作的第二年，这一年我 27 周岁，正值心气正高的年纪，想要主刀人工髋关节置换手术。这个大手术最难的部分是锉髋臼。锉髋臼能否成功，关键在于手感和经验。有一次，做人工髋关节置换手术过程中，到了锉髋臼环节时，我壮着胆子抓着工具不放，心里想着"这一回，我一定要自己做"。章主任知道我的心思，他没有说一句话，而是抓住我拿着工具的手使力，将他的力量传递到我的手上，通过我的手将力量传递给患者。在锉髋臼过程中，我们师徒二人的手就这样紧紧握在一起，师父的手带着我的手，一点一点地完成了锉髋臼。这一次，我产生了强烈而难忘的肌肉记忆。后来，我又做了很多例人工髋关节置换手术，师父每次都会给我做助手，帮我建立自信。2002 年，我到中山大学攻读博士学位时，导师问我做过什么手术，我说做过人工髋关节置换手术，导师和同学们都很惊讶。现在回忆起第一次锉髋臼的过程，我还能感觉到师父传递给我的力量和温暖，这种力量和温暖随着时间的推移，不仅没有淡化，反而越来越强烈，由肌肉记忆变成了精神上的升华。章主任就是这样的人，只要他觉得你是个可造之才，他就会用心带着你往前走，这是一种弥足珍贵的情怀！2009 年，我自己开始带组，章主任是怎么带我的，我就怎么带自己的团队，我要把这种情怀传承下去。

在从医的道路上，除了章主任，我还有过很多位师父，他们有的传授我技术，有的教会我做人，有的转变了我的理念。2008 年，医院送我到加拿大学习深造，师从 Kreder 和 Murnaghan 两位著名教授。在跟两位教授学习的过程中，我发现他们有一个共同特点，手术刀口缝合得特别完美。一开始我挺纳闷，为缝合手术刀口花这么多时间和精力，值吗？有一次，我终于把这个问题提了出来。两位教授给出的答案几乎一模一样：手术刀口是医生留在患者身上的印记，看到这个印记，患者会想起痛苦的过往，会给他造成心理阴影。心理的刀口比肉体的刀口更难愈合。只有把刀口做小甚至做成一件艺术品，才能减少患者的心理阴影。他们的回答彻底颠覆了我的观念，医生不仅要医治身体疾病，还要医治心病，作为一名外科医生，减轻患者心理痛苦可以从美化手术刀口开始。

回国后，我开始做手术刀口美容缝合。以前缝合刀口都是先粗针大麻线似的缝上，然后用引流管。做美容缝合就不一样了，这对医务人员是一个考验。一开始美容缝合就我自己在做，一针一线地缝，后来我带着自己团队里的医生做。我首先教会他缝，他缝的时候，我就陪着他，他做得对了，就继续往下做，如果做得不对我再改，他做得不顺手、不耐烦了，我就替他打气鼓劲，直至他做顺了为止。慢慢地，美容缝合在我们骨科推广开了，现在全院都在推广。

　　我时常遇到这样的患者，他们直接找我做手术，给出的理由是袁医生的刀口缝得好。我想，这部分患者可能比较容易产生心理阴影，对他们而言，治心与治病同样重要。美容缝合缝上的不仅仅是手术后的刀口，更是缝上了病痛带给患者的心灵创伤。

　　每个人的成长道路上都离不开引路的老师。我有幸在镇江市第一人民医院遇到了章洪喜主任，有幸在这里获得了到加拿大学习深造的机会并在那里遇到了 Kreder 和 Murnaghan 两位教授，从他们身上我学到了很多很多，正是在他们的指导下，我才逐步成长、成熟起来。可以说，没有医院，就没有今天的我。在我心中，医院就是我的家，我希望她永葆青春，把踏实、勤奋、严谨、仁爱的康复精神传承下去并发扬光大，是我们每一位康复人义不容辞的责任！

（尤恒采写）

一个麻醉师的
辛苦与骄傲

邵东华，男，1964 年 12 月出生于江苏句容，中共党员。 1988 年毕业于南京医学院，主任医师，硕士研究生导师，现任镇江市第一人民医院麻醉科主任。 中华医学会江苏省麻醉分会委员，中国医师学会江苏省麻醉分会常务委员，江苏省麻醉科医疗质量控制中心成员，镇江市麻醉质控中心主任。 镇江市麻醉专业委员会副主任委员，中华系列杂志《国际麻醉学与复苏杂志》审稿专家。 2007 年赴德国柏林心脏中心学习，具有丰富的临床经验和娴熟的临床操作技能，擅长各科手术的麻醉。

2020 年国庆节前，我与夫人一起去参加一个生日宴，才进大厅，远远的几个老太太都站起来打招呼，我一个都不认识。夫人开玩笑，说我是老年妇女的偶像。后来才知道，她们都曾是我的患者。因为参与的手术太多，我记不住所有患者，而越来越多的患者能记住我，这让我这个麻醉师很有成就感。更让我欣慰的是，这说明麻醉师和他们的价值，开始得到这个社会越来越多的认可。

我是 1988 年分配到医院的，一直在麻醉科，屈指算来，我已当了三十几年的麻醉医生了。其实，一开始我并不喜欢做麻醉医生，而是想当一名内科医生。想想看，诊断，找出原因，对症下药，在治疗过程中不断探索，看着患者慢慢好转……很有意义。而麻醉相比之下就比较单调，而且没有成就感：手术做好了，患者只知道感谢外科医生，谁记得麻醉师是谁？当年到医院服从分配到了麻醉科，始料未及的是，日复一日干下来，我越来越感觉到麻醉的重要性，越来越爱这个职业，也越来越多地感受到身为一名麻醉师的辛苦与骄傲。

麻醉医生是干什么的？在很多人看来，麻醉就是"打一针、睡一觉"，事实上麻醉远非如此简单。

业内有个说法，"外科医生治病，麻醉医生保命"，说得再对不过了。开胸开颅，切除肿瘤，腹镜喉镜……几乎所有的手术，患者都需要进入麻醉状态。麻醉除了要让患者感受不到疼痛之外，更重要的是维持住患者的生命体征。如果生命不能保全，手术还有什么意义呢？

讲个故事。美国曾就麻醉医生收入太高的问题举办过一次论证会，有外科医生、保险公司和麻醉医生等参加。当时有一种观点，认为麻醉医生打一针就没事了，收入却排在行业前三，太高了。参加论证的麻醉医生表示，大家说得对，打一针不值什么，我的职责还有打完针后看着患者，不让患者因为麻醉或术中出血而死去，并保证他们在手术结束后能安全醒来。如果你们认为我拿多了，也没问题，我的收入降下来，然后我打完针就离开。在场的人一想，那不行，手术过程中，麻醉师是不能离开的，谁也不能保证患者的生命体征在整个手术过程中不出意外。从此，这个问题再也没有人提起。

一台手术，人们往往只注意到主刀的外科医生，其实一台完整的手术是外科医生与麻醉、护理三个团队共同合作完成的，缺一不可。一般来说，麻醉医生要做的事手术前就开始了，手术结束后还没有结束。常规麻醉，最快也要提前半小时介入，长的需要提前一个多小时，设备检测，药品耗材的准备，动静脉穿刺、超声引导、神经阻滞等操作，都需要时间。从术前的准备到术中的观察，再到术后顺利苏醒，一般麻醉师介入手术的时间比外科医生更长，一些大手术，比如心脏手术，病情一般较严重，手术比较大，手术时间特别长，像主动脉夹层手术，当天能完成都算是比较快的。曾有一次心脏手术，从早晨一直做到第二天凌晨，将近 24 个小时。

麻醉没有固定的方案，哪怕手术指征完全一样，麻醉师面临的情况依然复杂。比如一个 30 岁成人与一个 90 岁老人都要做胆囊手术，对于外科医生来说差不多是一样做，但是对于麻醉师来说是完全不一样的。30 岁的成人按正常剂量做麻醉就可以了，90 岁的老人，因为身体机能差，代偿功能差，同时可能还有心脏病、高血压、糖尿病等各种基础疾病，在手术过程中，维持住正常生命的状况，就是一个非常复杂的综合工程。任何一点风吹草动，都有可能导致意外，出现各种并发症，严重时甚至会导致死亡。

所以，根据患者的实际状况，选择适当的麻醉方法，同时酌情确定药量，特别是结合手术与麻醉对全过程进行个体化的生命监测管理，真正考验一个麻醉师的综合水平，也是患者保命的关键。手术过程中，我们必须时时刻刻关注患者的生理指标，任何一个微小的指标都不能疏忽，一刻都不能停，才能确保患者平安地出手术室。

麻醉就是这样一个因病而异、因手术而异、更因人而异的私人定制的专业服务。手术前，有一个人会去了解患者的病情，为其讲解术中注意事项；手术中，有一个人一直在为患者量血压，测心率、体温、尿量，眼都不敢眨一下地关注各项指标；手术后也会有一个人轻声唤醒患者，关注患者的清醒状态和机能恢复水平甚至舒适程度。这个人就是麻醉师。手术前，根据患者特点及手术需要制订个性化的麻醉方案；手术中密切关注患者体征和各种调节，维持手术与生命所需的平衡，这些工作把一个麻醉医生的综合技能发挥得淋漓尽致。其中的辛苦不足为外人道，但你所做的有时会深刻地留在患者的心里。

几年前，曾有一对 80 多岁的老夫妇到医院要找一名姓邵的医生。找到我时，我觉得很奇怪，因为这两个人我完全不认识。老先生说，20 年前他在医院做过手术，麻醉师就是我，现在他要做一个关节置换术，还想请我做他的麻醉师。原来，当年 60 出头的他来我们医院做胆囊手术，医院安排我给他做麻醉，他看我是个小年轻，不太放心，但我给他详细解说了可能的问题，会采取哪些应对措施，消除了他的顾虑。术后他醒得很快很彻底，非常满意，术后随访时，他特地记下了我的姓名。

麻醉医生是需要终身学习的，并且要学的东西特别多。一个合格的麻醉医生，除了要学习与时俱进的麻醉相关知识，内科的知识要学习，外科的知识也要学习。这样，才能在制订和实施麻醉计划时，更好地把握患者的生命体征。

早在 1989 年，麻醉科就从医技科室转为临床科室，但麻醉的临床跟内外科的临床不完全一样。一般接到患者，要先完成术前检查，充分了解患者的症状，然后制订麻醉计划，包括用什么方法、用什么药物、怎么苏醒恢复等。之后就是实施，最后进行效果评价。

想做好麻醉医生就得用心钻研技术，得有责任心，得不辞辛苦。印象最深的是 1995 年，我从北京进修一年回来，各方面的技术更加成熟，也有非常强的工作热情。当时一些危重患者的麻醉比如困难气道插管、动脉置管、深静脉置管等，操作难度比较大，有些根本看不到气管，如果插管不到位，就不能有效提供呼吸支持，后果不堪设想。有时一些年轻医生搞不定，常常半夜三更喊我过来。曾经有一个星期，夜里我被喊到医院来"救急"十多次。我还创下一个纪录，就是从当天傍晚 6 点下班到第二天早上 8 点钟上班，在这"休息"的十几个小时里，每个小时都被喊来过，没有留一个空白点。当时年轻，也不觉得累，夜里来过，第二天还是正常上班。这种夜半加班是全无报酬的，现在想想都很佩服自己。后来团队新人陆续成长起来了，我也就不用那么辛苦了。

现在，医院有 15 个手术间，一天承担上百台手术，一年就有几万台手术。近年来，舒适化医疗成为一种趋势，无痛胃镜、无痛肠镜、无痛支气管镜、无痛分娩等，手术增多。我十分清楚地记得 2000 年，我们为一位 50 岁的女性患者实施了医院第一例，应该也是镇江市第一例无痛胃镜检查术。当时这位患者特别怕痛，对做普通胃镜恐惧心理严重。当时医院新引进一种药物丙泊酚，在充分论证并与病患充分沟通的基础上，我们决定实施无痛胃镜检查。因为是医院第一例，我们非常慎重，做好了各种预案和准备，生命监护仪、气管插管设备等都准备到位。约 20 分钟的检查过程中，患者生命体征相当平稳，检查结果是早癌，及时安排手术，患者很快痊愈出院。医生和患者都非常庆幸：幸亏做了无痛，可以定心慢慢细查，若是常规插管很可能看得没有这么仔细，一点小小的症灶很容易被忽略。患者非常满意，一直到现在都跟我们有联系。

一些大手术，有时关键不在于手术本身的难度，而在于不同患者不同的情况，其中老年患者的麻醉最具挑战性。前些年，一名 99 岁的患者要做腹腔镜下的直肠癌根治术。这虽然不是我们医院年龄最大的手术患者，却是此类大手术中年龄最长者，腹腔镜下手术虽然对后续恢复有利，但手术过程中对生命体征干扰较大，产生的压力对体内血管都有影响，手术过程中对麻醉师的要求就特别高。我们制订了详细的方案，实施精确控制，手术非常顺利。后来这位患者活到了 103 岁，自然死亡。

值得一提的是，30 多年的从业经历，也让我见证了康复医院麻醉科的发展，科室人员从我刚来时的 8 人增加到 30 人，设施设备与时俱进。我还记得最初给患者做辅助呼吸，都是靠手挤，一场手术下来，麻醉医生常常两手都是泡。现在除了有现代化的呼吸机，还有进口全能麻醉机、麻醉工作站及多功能监测仪、血液回输机、体外循环机、血气分析仪、加压输液系统……20 世纪 90 年代末开始，一批先进设备的陆续引进，让我们的麻醉师如虎添翼。这几年，随着可视化技术的推进，从凭感觉到在超声指导下操作，穿刺精确度更是提升了不止一个等级。

随着舒适化医疗的普及，麻醉开始有机会从手术室重门紧锁的"深宫"走到一些临床科室甚至门诊的"前台"，让越来越多的普通人认识到麻醉的重要性。如今已有一些患者和家属了解手术中麻醉的真相，真切感受到一个技术高超的麻醉师的重要性，更多时候，即使无人知晓，我们也依旧辛苦并自豪着。后来，每一次顺利的手术麻醉都能让我体会到成就感，有时手术过程与自己的预估完全吻合，过程那样平稳，用药精确到位。可以说，麻醉是一门艺术，是一门与生命相关的、伟大的艺术！

每一种麻醉药都有自己的个性，每一位麻醉师都是一位匿名的天使，忠诚地守护着生命的安全。

（陈洁采写）

骨科护理团队
"炼"成巾帼文明岗

真启云，女，1975 年出生于江苏镇江，中共党员。现为镇江市第一人民医院骨科一病区护士长，江苏省骨科护理专业委员会秘书，镇江市骨科护理专业委员会副主任委员，江苏大学硕士研究生导师。江苏省第五期"333 工程"三层次培养对象，镇江市"169 工程"学术技术骨干，1993 年入职镇江市第一人民医院，先后在输液房急诊、血液科、肾内科、乳腺外科、骨科从事护理工作。

康复医院骨科的医疗护理团队非常强大，其中，护理姐妹们主要承担着创伤、关节、脊柱、运动等护理工作任务，"积极配合医疗，提高患者满意度，实现最佳护理效果，"是我的美好愿望。

1993 年，我从苏州大学附属第一医院卫校毕业后就分配到镇江市第一人民医院工作，先后在输液室、急诊科、血液科、消化内科、肾内科、乳腺外科、骨科工作。2000 年，通过竞争上岗，我成功竞聘为副护士长，是当时全院最年轻的护士长。

1998 年，当时在血液科的我有幸参加了我院，也是镇江市的第一例骨髓移植手术。患者是一位 8 岁的小男孩，做的是自体骨髓移植。为了开展骨髓移植手术，血液科做了充分的准备，我还被派到苏大附一院学习骨髓移植护理技术，成为第一批进入手术舱的护士。由于准备充分，该手术非常成功。之后我又参与了多例自体、异体骨髓移植，以及造血干细胞移植手术。

2002 年，医院决定成立乳腺外科，当时我还在休产假，时任乳腺外科主任打电话给我，希望我能到乳腺外科担任护士长，她对我说，"你来我放心！"就这样，生完孩子的第 56 天，我就返回了工作岗位，参与乳腺外科的筹备。从病房的设计，到物品的摆放，我画了一张又一张图纸。治疗室各种药品、物品、仪器设备等放置规范，以及护理常规都是我修订的。

科室新成立，人手少，每个排班我都要跟进。过年过节，外地的护士需要回家休假，我主动顶上。我的想法很简单，主任信任我，我就要把科室护理工作做好。好在我的身体底子好，总能保持旺盛的精力。

2007 年，我调至骨科担任护士长。骨科是一个专科性极强的科室，随着专业的发展，已细化为关节、脊柱、创伤等亚专科，对专业要求非常高。任何知识和技术都是学来的，而不是别人给的，想要当好一名骨科护士，就要主动学习骨科疾病的治疗和护理知识。我自己买来骨科专科护理书籍，对照书本，边学习、边思考，不懂不会的就虚心向医生请教，慢慢地我也会判断患者是否骨折，知道遇到骨折患者该如何处理了。

不管在哪个岗位工作，要想干出成效来，就要勤动手脚，勤动脑筋，善于发现自身不足，善于总结工作中的成功经验。

记得当年有一位年仅 19 岁的男孩，由于家族遗传性疾病，双侧髋关节重度骨性关节炎，就像"美人鱼"一样，无法迈开双腿。他多次外出求医无果，抱着最后一丝希望来到我们医院骨科。医疗团队召开了多次术前讨论会，还给我布置了一个任务——患者术后髋关节功能的恢复。

我立刻着手查阅国内外文献，针对患者的手术方式、年龄特点、基础疾病等情况，制订了个性化的康复方案。在医生为他顺利完成双侧髋关节同期置换手术的当天夜里，患者由于多年的髋关节强直、畸形、粘连，术中大面积的粘连剥离，导致剥离面渗血，关节腔内大量出血。第二天凌晨2点，我和主任米到病房，讨论止血方案，果断地采用了输血加关节腔内止血药及加压止血的方法。

那晚，我一夜无眠，当清晨的第一缕阳光照进病房时，我欣喜地发现患者的活动性出血止住了。

之后，我的任务更重了，完成双髋同时制动情况下的翻身、移动、护理等，都是摆在我面前的一个个难题。我一面查阅资料，一面临床实践，率先引进了运动医学的理念，使患者的治疗护理与术后康复真正融为一体，在服务理念及服务方式方面进行了流程改造，并推行了医护联合查房，与患者共同制订治疗、护理、康复计划。

"美人鱼"大男孩张开了双腿，终于可以在助行器帮助下独立行走了。

那天早晨阳光灿烂，病房里充满了阳光，大男孩的脸上充满了阳光，我们医护人员的心里也充满了阳光。

多年来，我坚持及时总结护理经验，优化护理流程，积极撰写论文，共发表护理学术论文30余篇，并先后获镇江市新技术引进一等奖、江苏省首届护理用具创新大赛一等奖、全国"品管圈"大赛一等奖，两岸医疗品质促进交流竞赛银奖。

我曾受邀在全国骨科医疗最高等级的 COA 国际会议，以及全国骨科护理最高等级的中华骨科护理学术会议上做学术交流，曾多次以演讲嘉宾的身份在江苏省骨科医疗最高等级的长江论坛上专题讲课，并被江苏省护理学会邀请，作为海峡两岸学术会议骨科护理分会场的主持人。

为了让更多的患者享受到优质的护理服务，努力打造"全程康复，关节无忧"骨科特色护理品牌，我还创建了"骨力四射"微信公众平台，在术前风险评估、术后康复护理、出院专科指导方面形成自己的特色，先后带领的骨科护理团队荣获省巾帼文明岗、省青年文明号、省工人先锋号等荣誉称号。

作为镇江市骨科专科护士培训基地负责人，我已为本市培养了42名专科护士。

过去从没想过，护士不仅可以发明创造，还能申请专利。我喜欢钻研，围绕患者的需求，积极帮助患者解决切身问题，至今已获国家专利7项。比如，为了方便卧床患者腿部锻炼，我发明了实用新型的一种可调式肩关节外展包，使患者在卧床、移动、翻身、下床、活动等运动状态下仍能保持有效的肩关节外展角度，操作方便，实用性强，减轻了护士及家属的工作量，更重要的是缩短了患者康复的时间。

我的发明创造的灵感来源于患者及多年临床护理中的经验和心得，各项专利发明不仅使广大患者深受其益，提高了患者满意度，深化了优质护理服务内涵，还激发了科室护理姐妹的学习风潮和创新热情。

把自己实践过的好的方法教给别人，让大家在遇到问题时都知道该如何去处理，我觉得特别有成就感。

（马彦如采写）

我在前方，
医院是我的大后方

冯丽萍，女，1976年11月出生于江苏镇江，中共党员。现为镇江市第一人民医院科护士长、心胸外科一病区护士长、主任护师。2020年2月，作为镇江市第二批驰援武汉医疗队队长，带领队员先后驰援武汉华中科技大学同济医院中法新城院区医院、武汉市肺科医院。先后获评江苏省"三八红旗手"、江苏省"抗击新冠肺炎疫情先进个人"、江苏省"岗位学雷锋标兵"等称号。

从 20 岁参加工作到现在，我一直在镇江市第一人民医院。在报到的第一天我就认识了后来成为我爱人的朱祥医生，冥冥之中感觉是医院给了我一个家，让我在最好的年华遇到最合适的人，我们在医院里成婚生子，共同成长，医院成为我命中的福地。

从参加工作开始我就在心胸外科 ICU 特护病房工作。病房里都是心脏病患者，对患者术后的护理要十二分小心。护理行业中有句俗语：三分治疗，七分护理。ICU 重症特护病房，任何人不能进入，所有的事务全部由护士来完成，从给患者洗脸刷牙，到喂患者一日三餐。除了要照顾好患者，还要给隔离间与缓冲间的所有物品全面消毒、打扫卫生，必须要面面俱到才行。

在护理过程中，我曾被行心脏手术后的患者咬伤过一次，多少年过去了，那道牙印伤疤仍在。清楚地记得，那个患者手术后出现谵妄症状，他突然跳起来准备拔管子，这是我们最害怕的事。患者如果拔掉管子，容易引发伤害，随时会有生命危险。我正守在他床边，发现他跳起来的时候，赶紧一把拉住他。不承想他一紧张，张开嘴逮住了我的胳膊使劲咬下去……疼得我一声尖叫，3 个男医生和一个当班的护士闻声赶到病房，4 个人一起架住患者，想把我解脱出来。但越是拉，他咬得越紧，死活不松口，我当时疼得汗都出来了。两天后患者清醒，问他咬人的事，他什么也不知道。幸亏是冬天，我还穿着毛衣。如果是夏天，我胳膊上的肉肯定被撕下来了，即使是这样，我也被咬得不轻。想想都后怕，我们当时都太慌了，没有人想到阻止他的办法，如果有个人捏住他的鼻子，他就能松开口。

我们心胸外科做过好几例心脏移植手术，手术后患者需要在重症室住很长时间。这期间我是不能回家的，吃住在医院。尤其是出现谵妄症状的患者，更难护理，由于身上的管子多，患者特别难受，手会不停地动，我要坐在患者床边抓住他（她）的手，一步也不能离开。我记得有位姓徐的患者，精神状态非常不好，要一直抓住她的手，直到她迁回病房也要抓住她的手，不让她乱动。我一直坐在她床边，怕她拔管子，怕她伤害到自己。她一旦发作起来什么都不知道，不肯吃饭吃药，不知道穿鞋子就下床，我怕她饿着冻着，蹲在地上给她穿鞋，嘴皮子磨破了求她吃饭。两个半月后，在医护团队的精心治疗和照顾下，她恢复了正常，而我们这个团队可以说心力交瘁。

我最对不起的是孩子。几乎所有的医护人员都不可能按时下班，来了要抢救的患者就得推迟下班。我和爱人都在医院，他是普外科主任医生，我们在相同的时间不同的空间里各自奔忙，对孩子的陪伴太少，我甚至没参加过一次家长会。有一次晚上我下班回家，老远就看到我们家灯火通明，原来是儿子把所有的灯都开着等爸妈回家。儿子说："妈妈，我一个人在家害怕。"儿子从上三年级起，放学就自己坐公交车回家，我们没有办法接他。有次他忘记带公交卡，也没办法联系我们，就从镇江市实验小学步行到润州花园的家。一个大人走这么远的路都难，何况是一个孩子。

2016 年，40 岁的我捐献了造血干细胞。早在 2004 年时我就加入了"中华骨髓库"，成为一名骨髓捐献志愿者。2016 年 11 月的一天，我突然接到市红十字会打来的电话，说我和另一个人的骨髓初配成功。红十字会的贾主任问我："你愿意捐骨髓吗？你也可以选择不捐。"我回答说："我愿意捐。"

签了同意书后，我没有告诉单位和家人。在准备去南京捐献的前两天，我把这件事告诉了科里的同事和家人，但仍然没告诉单位。同事武丽娟说："你这么瘦小，还是不要去，这个年龄的人，上有老下有小，万一以后身体有个三长两短了，怎么对得起家人。"好在爱人是支持我的。在我准备动身的时候，父母才在我爱人的劝说与解释下同意我去捐献骨髓。

为什么义无反顾决定捐献骨髓？因为我在科里见过太多等待供体移植的心脏病患者，如果等不来供体，他们真的就没命了。如果能等到匹配的供体，救的不仅是一条人命，更是一个家庭。现在，我和另一个人都配型成功了，如果不去，那个等待骨髓的人肯定会从失望到绝望。我想，我一定要去！

2016 年 11 月 18 日，我去了南京。当我还在犹豫是不是要告诉医院领导时，领导已经知道了，大家都特别关心我，考虑到家里没有人跟去照顾我，医院派了我们科的武丽娟陪我去南京全程照顾我。出发前医院组织大家为我送行，领导让我说几句感言，我嘴很笨，什么也说不出来，急得脸发红、手发烫。

南京之旅注定是刻骨铭心的"苦旅"，更是一场体现生命之重的道义之行。我住进了病房，每天早晚要注射 2 针"动员剂"，为的是刺激骨髓活动起来，为采集干细胞做准备。我全身的关节开始疼，头疼得要炸，腰疼得直不起来，也没有食欲，身子像风中的树叶在飘。另外，每天要抽血检查各项指标是否合格，5 天以后才具备采集干细胞的条件。检查的第 5 天采集到下午 3 点多钟才结束，我有近 7 个小时手臂不能弯，不停地握拳。我只知道受赠者是个 30 岁左右的小伙子，所需骨髓比较多。第 6 天开始采集。因为我太瘦，采集骨髓的进展缓慢。因为缺钙，我的全身开始麻木，手和脚不停地抖，需要不停地补钙。医院怕影响到采集，在我的手臂下绑了个板子固定，手臂一动不能动。

我爸妈和爱人放心不下，坚持赶到南京接我回家。许多天我都坚强挺过去了，没有淌一滴眼泪，但看到家人后，再也忍不住，哭了起来。我以为自己很坚强，其实也有脆弱的一面。

如果说镇江市第一人民医院是一棵树，那么我就是树上的一片叶子，我这片叶子在大树的庇护下于 2020 年春披挂出征，作为领队驰援疫情中的武汉。

庚子年春，新冠肺炎疫情席卷武汉，我积极响应医院党委的号召报名去武汉支援。科室很多人跟着报名，说要陪我一起去。我们科所有的医护人员都在请战书上按下了红手印。虽然报了名，但我们并不知道是否能去成，因为去支援的医护人员必须有 ICU 重症科、呼吸科的工作经验。

2020 年 2 月 1 日，护理部打来电话，让我准备出发。晚上到爸妈家吃晚饭，我才吞吞吐吐地告诉妈妈去驰援的事，妈妈当即就反对。可爸爸接过话头说："她能不去吗？她是护士长，又是党员，她肯定要去的。"

吃完饭到家 10 点，正准备睡觉时，护理部高燕主任打来电话，让我组建一个群，把首批去支援的戚文洁、刘宁利拉进群里，赶紧收拾行李，做好第二天出发的准备。刘宁利是神经脑外科重症室的，戚文洁是重症医学科的。护理部帮我们准备的东西比我们自己准备得还要多，外科口罩每人 100 只，N95 口罩每人 10 只，时任医院党委书记时秋香、党委副书记吴家平、党委办公室主任解敏全来为我们送行。大家一起帮我们装箱子，贴好"镇江一院"的标签，写上各自的名字，每个人还有一个背包，都贴上了标签和名字，连充电宝都准备了。

3 人当中，我成为队长。医院派车把我们送到市政府，那边还有来自丹阳、句容、扬中、新区几家医院的 14 人。到了政府市民大厅，我才知道自己不仅是医院支援队的队长，还是镇江市第二批出征队 17 人的总队长，突然间觉得自己身上的担子更重了。我不仅要管好自己，还要负责他们每一个人的安全。作为队长，我做了动员发言，我说："湖北发生疫情，作为一名党员，作为医护工作者，我责无旁贷。请领导放心，我一定会做好个人防护，带领好队员，让每个人都平安归来。"

到达后我们被分到武汉同济医院中法新城院区。作为领队，我负责的是 ICU 病房，28 张床。江苏医疗队和北京协和医院一起负责病房，协和医疗队有 20 多个人，加上江苏医疗队 120 多人，全部在这个病房里。我负责两个班，一班三十几人，另一班二十几人，共分成 6 个小组，4 小时一班。

2 月 4 日下午 3 点开始接收患者，班组进入病房。

我是 2 月 5 日凌晨 1 点的班。说是 1 点上班，但要提前 2 个小时去。我午夜 11 点坐大巴从酒店出发，半小时路程。虽然经过了训练，但到了医院还是什么都不知道，摸不着头脑。穿防护服、隔离衣，手套戴 3 层，戴一层 N95 口罩，一层外科口罩，戴面屏，外加护目镜，仅穿衣服就得用去 1 小时。

快进入最后一道门的时候，有个年轻护士拉着我的手说："冯老师，我怕。"其实我也怕，但不能说，我是队长，就安慰她说："没事的，没事的，我在你旁边，等组长分配的时候，我会跟组长说让你在我旁边，有什么事我可以照顾你，我会帮你，有我在，别怕。"我一直牵着她的手往里走。

我接手的一个女患者，60 岁左右，上了无创呼吸机。另一个是男患者，60 多岁，虽然没上呼吸机，但神智不清楚，无法交流。女患者很清醒，需求也能讲清楚。接班不久，她说要小便，我拿便盆给她时有些紧张。刚刚进入病区的时候还不知道排泄物会不会传染，后来才知道有气溶胶的说法。一晚上，这位阿姨小便了四五次。旁边的那个男患者虽然神志不清，但他难受，不停地撕掉口罩，我就不停地帮他戴上。虽然他无法与人交流，但我还是不停地跟他讲话，问他哪里不舒服。那一夜，我不知道是怎么过来的，这是我第一次面对这样的重症患者。

第一次穿防护服，太难受了，呼出来的气弄得眼镜上全是雾气，看不清。哪怕再难受，头上的任何东西都不能碰。口罩勒得很紧，大脑严重缺氧。只觉得自己呼吸困难，头疼，气喘不过来，不知道怎么办好。稍微动一下浑身难受，全身汗湿，除了尿不湿是干的。离下班还有 1 个小时的时候，我和组长讲自己实在吃不消，问他有什么好的办法，他说："你过来，这边有个氧气筒，我打开来，你呼吸。"其实根本没有用，戴了两层厚厚的口罩，哪能呼吸到氧气，但站在旁边心里舒服一点，自己调整好了便又再去照顾患者。

我负责的两个重症患者一天一天好了起来。

后来我换了病区，专门负责感控工作。感控人员不仅要最后一个离开病区，还要负责给病区里的所有物表擦拭消毒。我要做的事很重要：守住最后一道门，看所有的人脱完防护服，最后再留一个人看着我脱防护服。

最后一道门，可以说是生死之门，守不好，可能会导致团队感染。这个时候我是最焦虑的，眼珠子盯着每个从自己面前经过的人，不允许自己犯一点错误。

记得有一天，我上的是下午 1 点到 5 点的班，刚进病区不久，就全身是汗。一出汗我就感到胸闷，头晕，心慌，十分难受。队里也有规定，如果实在不舒服，不建议硬撑着。就在我难以忍受想出病房的时候，转念一想，如果这时候出去了，工作就得交给其他人做，大家都有自己的岗位工作，最后还是坚持看着所有人脱掉防护服安全离开。我不能拖大家的后腿。

管感控的责任并不比管患者轻松，我相当于病区的保洁员。等所有的人进入病房后要把上一个班每个房间产生的垃圾收走。十几个人脱下来的防护服，再加上其他垃圾，每个病房都有七八个大袋子，得一个个进去拎。除了把垃圾收好，每个房间的地都要拖，所有物品打扫干净后擦拭消毒，然后用紫外线灯给每个房间消毒，再把垃圾全部送到污染区的电梯口，由工人收走。感控的事做完了，我就和其他人一起做事，帮助患者喝水、吃饭、翻身，给她们擦大便、换尿不湿……从上班忙到下班，一刻停不下来。

这些工作结束后，要到病房的护士站、治疗室拖地擦桌子，平时由护工做的事，现在全部由感控人员来做。此外，还要监督医生和护士洗手是不是规范，他们有时候忙着做事，容易忘记洗手。洗手液也要检查，没有了要补充，发现不多了要提前带进来，进了病房中途就不能再出去了。

正因为我们的感控做得好，全国来支援的医护人员没有一个人感染。

2020年3月25日，我与同事们结束了同济医院的工作，转战去武汉肺科医院。26日早晨接到通知，江苏医疗队全面接管武汉市肺科医院。

到了肺科医院，我还是做感控。还没去的时候，就听说那边的患者病情非常重，都上了呼吸机，还有 CRT（血透）和 ECMO（人工心肺）。大家刚去的时候心里都有顾虑，因为没有见过 ECMO，没有经验，所以心理压力很大。整个镇江只有我们医院重症医学科有这个仪器，使用的频率也不算高，只有少数人有操作经验。

武汉肺科医院集中收治了近百名危重症新冠患者。这是我工作这么多年，第一次见到这么多的重症患者。

我这一组负责三个重症患者，病房里都有 CRT 和 ECMO。从他们拍的片子来看，一个比一个严重，其中一个患者身上有十几根管子。连续作战53天后，一批批医疗队都回去了，留下来的人什么时候才能回去，没有人知道，大家都特别的想家，更担心仪器不会用。

本以为用 ECMO 的患者凶多吉少，但在江苏医疗队的精心照料下，他恢复得很好。有一个40多岁的患者，当时病情很重，昏迷不醒，但在大家准备回程的前一天，已经为他撤了机，和他讲话他也知道点头了。

4月12日这天，我带领的镇江医疗队准备启程回家。收拾行李箱的时候，我心里特别激动。71天时间不算长，也不算短。能实现零死亡、零感染，都是大家努力的结果。

在这里我遇到一位特别的患者，她是胸外科护士，也是一位护士长。这位护士长在救人的时候不幸被感染。

一天晚上忙完了工作后，我怀着复杂的心情去探望那位年轻的护士长，隔着玻璃窗看见她床头的灯还亮着，便轻轻地推开门，一声问候，我们两个女人就打开了话匣子，两个人互加了微信。

我问她："怎么还不睡？病中的人要多休息，不能劳神。别怕，有我们在，把心放到肚子里，一切都会好起来的。"

她对我说："睡不着啊，我自己也是护士，本来是救人的人，现在倒好，倒在床上爬不起来还要麻烦别人，心里那个急。"

她说："真心感谢你们来支援我们，如果没有你们，真不知道现在会乱成什么样子。江苏医疗队对武汉人的好，我们会深深地记在心里。虽然每天只见穿着隔离衣的身影，看不到大家的脸，但我天天盯住你们的眼睛看，把你们的身影装在了心里，真到哪一天重见了，只要一眼，必定能认出你们来。"

两个跨省的同行，一个穿着隔离衣，一个躺在病床上，眼睛里都有泪花。

那一夜，我的眼睛一直疼，疼到心里，护目镜上的水珠子比往常更多。虽然难过，但是我没有哭，我想唯有专心做好每一件事，才对得起每个人的付出。

我和战友们终于回家了，我爱人在我出征期间得了肺病，在他住院期间，院党委领导曾去探望。那些天里，我妈妈的哮喘病又发了，医院领导也给予特别的照顾。

我在前方，离家的这些日子，家里人得到了医院和市里各级领导的关心和照顾，好多人给了我们爱和关心。

医院给予我很好的平台，让我得以在这个舞台上尽情发挥自己的潜能，为医院发展尽自己的一份绵薄之力。我一直认为，护士所做的是最基础的工作，但能把最基础的工作做到极致，也不容易，把自己该做的做好了，就是最好的。

（钱兆南采写）

给你一个不一样的超声科

钱晓芹，女，1973年10月出生于江苏扬州，中共党员。博士，副教授，江苏大学博士生导师。镇江市第一人民医院超声医学科主任，主任医师，江苏大学医学院影像医学系副主任。全国医师协会超声分会委员、全国女医师协会超声分会委员、全国超声医学工程学会委员、江苏省超声医学分会及省医师协会超声医学分会委员、镇江市超声医学分会主委。江苏省"333工程"三层次培养对象、镇江市"金山医者"医学领军人才、镇江市"169工程"学术技术带头人、镇江市"有突出贡献中青年专家"。2021年2月在全国超声医学相关领域专家国际论文学术影响力百强排名中位列第71名。

1995，2005，2014，这三个年份对于我个人有着特殊的意义，我分别迎来了本科毕业，硕士毕业和博士毕业。有人羡慕地说："边工作边学习，你真是学霸型医生呢"！可是，对于医生来说，选择了这个行业，就等于选择了不断学习的人生。

十年一个台阶，尤其是后两个十年，在关键时间节点，我赶上了超声医学大发展的契机。这是我的选择，也是我的幸运。

记得1995年本科毕业刚来到扬州苏北人民医院超声科工作时，医院还只有黑白超。那时彩超对我们只是一个很遥远的概念。但我预感到，彩超将带来超声医学的一场革命。彩超不仅功能更强大，还能在更大范围和限度上帮助临床和患者。每次读到相关报道，我都激动不已。我非常希望自己在超声医学领域有更大的突破。

但当时国内能带超声医学硕士的医院非常少，只有一些特大城市大型医学院附院中才有，而我那时工作忙，孩子才上小班，实际困难太多。看着年幼的孩子，想想作为医生的本分，想想作为母亲要做孩子榜样，于是下定决心，边工作边学习。在工作了7年后，我考取了大连医科大学的硕士研究生。

硕士毕业回到苏北人民医院时我发现，短短3年时间，超声科已发生了翻天覆地的变化：所有的黑白超已全部被淘汰，更新为彩超。我很庆幸当初做了继续深造的决定。通过努力学习，我掌握了更多的彩超知识，跟上了超声时代前进的步伐。因为有了彩超，超声医学在黑白影像的基础上叠加了彩色血流的信息，从最初只能诊断腹部疾病发展到可以诊断心脏、血管疾病，以及鉴别诊断更复杂的疾病。

医学发展日新月异，超声医学很快又迎来了新的突破：不断地由被动转为主动，从幕后辅助性科室走到前台，直至直接参与临床。

来不及兴奋，我首先感受到的是压力：这么好的机会我能不能抓得住？我自觉需要进一步深造。2011年我在硕士毕业工作6年后，考取了复旦大学的医学博士研究生。与此同时，我也正式开始结缘镇江市第一人民医院。读博期间，我利用课余时间奔波于复旦大学和镇江市第一人民医院，协助科室开展新的项目。2014年博士毕业后，我正式被镇江市第一人民医院引进，从此开始我便与医院超声医学科共成长。

加入一家好医院，赶上一个好时代是人生幸事。在医院领导和科室同事的支持和帮助下，2014年以来，超声医学科抓住机遇，不断发展，实力得到了全面提升，成长为省级临床重点专科，拥有副高以上职称和硕士以上学位的医师迅速增加。6年前，我们几乎没有教师职称，现在不仅有硕导还有博导。

2020 年，江苏大学一个来自加纳的留学生 Enock 考上了博士研究生，我是他的导师。他很努力，也很可爱，但是，汉语水平一般，我就用英文给他上课。我们沟通得非常好。Enock 进步很快，不到一年的时间，已参与我们的多项科研工作，成为我们科研团队的一员。目前，他已在国际期刊上发表了 3 篇高质量 SCI 论文，2 篇是与我们科里同事合作的，还有 1 篇是第一作者。

Enock 是我们科室的第一个博士留学生，目前科室还有硕士生在培。此外，我们科室连续 5 年共有 4 人承担了江苏大学留学生超声诊断英文课程的教学及实习带教任务，同时还承担了江苏大学医学院、徐州医科大学医学影像专业本科生的实习带教任务，每年培养进修和规培轮转医师 20 多名；在前沿研究领域，我们与多家医院和高校进行了多项跨专业、跨学科的合作。这也意味着我们科室已从一个单纯的诊断性科室，成长为医、教、研三方面齐头并进的诊疗一体的科室。

在一般人的印象中，超声科就是在看病时由其他科室的医生开具检查单去做检查的地方，超声科就是临床辅助性科室。但近年来，影像医学开始越来越多地介入临床，当初的临床辅助科室已"升级"为亚专业更加细分，临床、科研和创新能力明显增强的诊疗一体的科室。2021 年年初，一名女患者在超声影像的引导下实施了甲状腺良性结节的微波消融术，以前这类疾病一般都要通过外科手术进行治疗。

成绩背后，是在新技术路上不断求索的超声科医生团队。没有人，再好的戏也演不出来。走上管理岗位后，并不太懂管理的我，特别重视人才的培养。只要有机会，我就会把团队里的同事们，尤其是年轻人，送出去长见识。这些年，大家轮流前往北京、上海高水平医院进修，在新的平台上开阔了眼界，团队实力与凝聚力都得到了提高。我并不担心送出去的年轻人会成为断线的风筝，因为我们完全可以为学有所成、业有所进的他们提供施展才能的舞台，只要他们通过努力在工作中获得越来越多的成就感，就会对科室产生归属感。2019 年科室创成镇江市临床重点专科，2020 年成为江苏省临床重点专科。

值得一提的是 2020 年江苏省超声医学科与影像医学科正式分开，这是医院超声医学科作为独立的学科第一次获评省级临床重点专科。同时获评的有三家医院，另外两家分别是江苏省人民医院和东南大学附属中大医院，我们是唯一的一家市级医院，对我们来说，这次获评含金量很高。

我相信，压担子能出成绩。2020 年，我们科室打破常规，专门开设了由年轻医生主导的肾病患者自体动静脉瘘超声评估的专病门诊。这位医生是肾脏病学硕士，2019 年进入医院，研究生毕业后从事超声医学工作。每每遇到肾脏方面的病例，她特别愿意去多接触、多探究。通过努力，该特色专病门诊受到了越来越多的关注，不少患者慕名而来。

近年来，我们开设了很多特色专家专病门诊，在解决疑难病例的超声诊断方面形成了一定的区域优势。比如甲状腺超声专家门诊、心脏超声专家门诊、疑难产科及胎儿先心病的超声诊断、乳腺疾病的超声诊断等。目前，全科全年完成门诊超声检查 20 多万人次，术中超声引导及超声介入诊疗共计 1000 多人次。2020 年以来，甲状腺结节的微波消融治疗就有 40 多例。

"面对压力，有人主动承压，有人被动承压。时间一久，不同承压能力的人就会走出不同的人生道路。"这是我的切身体会，我与我的同事们常常以此相互鼓励。我们的科室也因此快速成长。

医学基础知识是相对稳定的，但超声医学的未来却有着无限的可能。与时俱进，愿超声医学在新的时代带给大家新的惊喜。

（陈洁采写）

我从"野路子"
到做机器人手术

　　赵松兰，女，汉族，1964 年 8 月出生于江苏扬州，中共党员，硕士研究生。现任镇江市第一人民医院妇产科主任，妇产科教研室主任、主任医师。江苏省医学会妇产科分会委员、围产分会委员及妇产科分会盆底学组成员，江苏省医师协会微无创专委会妇科学组委员，长三角宫颈病变联盟江苏分会委员，江苏省妇幼健康研究会消除宫颈癌工作委员会专家指导组成员，镇江市医学会妇产科分会主任委员。擅长治疗妇科各类良恶性肿瘤、内分泌疾病、更年期疾病、产科合并症及并发症等疾病。熟练掌握腹腔镜、宫腔镜、盆底重建等微创手术在妇产科的应用。

1986 年，我大学毕业参加工作，在扬州市宝应县人民医院。那个年代的县医院规模并不大，刚到医院时是不分科的，而是在儿科、妇产科、外科、内科轮转，要求每一个医生都要是全科医生，什么病都要看。特别是门诊夜班时既不分科，也没有第二个人，来了急诊既要处理患者，还要帮着搬抬患者，一个夜班上下来，累得筋疲力尽。

在县医院工作的几年虽然辛苦，但培养了我的韧性，为后来的工作打下了坚实的基础。县医院的磨砺把我铸就成一个有大心脏的女汉子。记得有一天小夜班，快要下班的时候，我突然腹痛得厉害，外科会诊诊断为急性阑尾炎，需要马上手术。跟主任作了汇报让人顶我的班后，我就被推上手术台手术了。救人的人，成了被救的人，手术同意书是院长签的字。家人在几天后才知道我住院的事，非常感谢同事们的照顾。当时，几乎所有的县医院都差不多情况，人少事多，强度高。有时候一个夜班要做七八台手术；除了下夜班休息，没有休息天。

1991 年，我决定离开县医院，去寻找适合自己的大平台，为的是学到更多的知识。我选择到镇江市第一人民医院。在来之前，我们县医院的同事还来看了一下，回去告诉我："赵松兰，你准备去的医院很不错哎，那么气派的外科大楼，这家医院实力很强啊。"我听了心里美滋滋的，心想，能在这么气派的外科大楼里工作，就能遇到更好的老师。我怀着对这幢大楼和对自己美好未来的憧憬来到了这里。县医院的同事都为我高兴。

我原来在县医院时是在妇产科，来到镇江市第一人民医院理所当然被分到妇产科，这个科当时很缺人。我第一天上班就进入了状态，第二天就开始上夜班，夜里就遇到急诊手术。当时患者已经休克，我直接把她从急诊送到手术室抢救。这一夜，我像战场上的将军，硬是把这个患者从死亡边缘夺了回来。这可能是我在县医院经历过"很大的场面"胆子特别肥的原因，遇事不怕事，怕也不是个事。后来当班护士长和我说："赵医生你真胆大，一来就上手术台，而且是不打麻醉的情况下做手术。"我也不知道哪来的胆子，只知道救人。

记不清楚这些年我抢救了多少个妇产科的急诊患者，好多都是命悬一线的大出血患者。民间有句话：人生人，吓死人。女人生孩子就是到鬼门关走一遭，弄不好就是一尸两命。其中就有一个患者，是用救护车送来的，前置胎盘大出血，我把她从鬼门关拖了回来。出院后她寻找我好多年，后来通过耳鼻咽喉头颈外科的护士找到我。她抱着我泪流满面，说终于找到我了。她家在农村，条件很一般，她在住院的时候，我给她送了些吃的用的，还给了她一点钱。这些事我早就忘记了，可是她一念就是十几年，并且找了我十几年。

我每天牵挂的就是患者，哪一天下班了不过去看看她们，心里就不踏实，特别是刚做完手术的人，她们特别需要医生的关注。我们病房老年人多，子宫出血的多。有一位老人患子宫脱垂多年，在其他医院治疗一年多，都没有告诉她可以做手术，后来她老伴在散步的时候听别人说我能做，他们就找到了我。手术后，老人拉着我的手不放，说了那么多的"谢谢，谢谢"。我的患者各种各样，有位不育不孕的患者面临着离婚的危机，在我的治疗下她成功怀孕，后来我还亲自给她做了剖宫产，生了个 9 斤重的大胖小子，他们全家人非常高兴。这位患者每年都来看我，只是为了问候一下。就这样，这么多年来，我在和患者相处中产生了很深的感情。像这样的患者有许多。把患者照顾好了，是我最大的幸福。

我经常因为做手术误了饭点，饿肚子是常事。两包方便面放在办公桌上，我已经没有一点食欲。每天早晨出门，我不知道什么时候才能下班，因为不可知的事情太多，必须随喊随到。我家小区也有一个医生，有一次我们在同一个会议上遇见，一交谈才知道原来我们住同一小区，她却从来没有见过我。

我经常是上午专家门诊，下午三四台手术在等着我。我在院领导的支持下学会了达·芬奇机器人手术，在此之前，有人说我的一些腔镜手术技术是"野路子"，因为没有脱产进修过。其实不然，我觉得所有的学科学习都需要举一反三，不必生搬硬套。鲁迅有句名言：其实地上本没有路，走的人多了，也便成了路。在医学的道路上，也需要逆向思维，走常人没有走过的道路。我自创的"野路子"只是撷取了别人临床中的精华，运用到我的技术实践中来，只要是好的，我就采纳，努力做到活学活用。为了一个疑难杂症，我到处寻找解决的方法，通过各种渠道学习，哪怕一段视频，我都会反反复复看无数遍，从中学习经验。所谓的"野路子"也是另一种创新，独具生命力。

人一定要往前看，要有长远的眼光，比如 2021 年蒋鹏程院长为手术室新添的设备——达·芬奇机器人，让大家开了眼界。目前镇江市只有这一台达·芬奇机器人。机器人时代的到来，可以改变医生的工作模式。机器人手术的视野更清晰，它可以放大十倍手术视野，看得更清楚。许多从前无法做的手术，机器人可以做到，机器人手术可以让患者基本不出血，恢复得快，住院时间缩短。

人活着的过程就是学习的过程，理论知识与实践结合，才能在行业上站得住脚。我希望自己通过不断学习、不断总结工作经验，努力提升自己的专业技能。我特别尊敬爱学习的人，也虚心向任何人学习。只要是值得学习的我都会去学，并且终身学习，把所学运用到患者身上。我经常自费去学习，只要有学习的机会都积极争取，并且通过在网上买课时学习，提高自己的技术。如果一堂课有一个知识点，那么十堂课就有十个，慢慢积累才能成大器。患者无数次的感谢，成为我不断学习的动力。如果我自己的业务水平不强大起来，何以面对我的患者们。

我每周有一天半的专家门诊，一天至少有 60 号患者。

我刚来到医院的时候，听赵俊杰和包申华两位主任说，妇产科的创始人是马有洪前辈。这个科室的发展很不容易，开始的床位并不多，技术也落后，到我来的时候才有了 38 张床位。包申华主任在 20 世纪 80 年代去江苏省人民医院妇产科进修，去上海复旦大学进修日语，后来在上海杨浦中心医院进修腔镜，主攻妇科肿瘤、腔镜手术。可以说我们这个科室是靠不断地学习走到今天的，我和沈亚杰副主任医师后来追随包主任的脚步去上海进修，主攻腔镜手术、妇科肿瘤。我们科在技术上有了突飞猛进的发展。

我们科现在有 27 位医生，研究生占一大半，72 张床位，算是大科。我们的临床业务能力很扎实，各类妇科手术都能做。

科里的年轻医生们很努力，我也每年派医生出去进修，把她们送到上海红房子医院、华西二院、北京 301 医院、广州中山医院等地方去进修。只要她们愿意学，就要努力给她们创造学习的机会。我觉得一个医生最大的苦不是其他，而是不知道学习的重要性与使命感，具备了这二者，才能成为一名好医生。一个人的职业平台很重要。我不仅要求她们学专业知识，包括对科室的管理、病历的书写、与患者沟通的技巧等都要学回来。她们进修结束回来后，我会组织全科开会，让进修者讲述学习过程中的所见所闻，带动大家的知识不断更新。

2017 年，我们科创成了江苏省妇幼健康重点学科。我即将退休，我希望能有越来越多的人才加入我深爱的妇产科、我深爱的医院，为医院增光添彩。

（钱兆南采写）

我与 26 张病床上
流动的"女人花"

　　肖秀娣，女，1968 年 10 月生于江苏盐城，中共党员。现为镇江市第一人民医院乳房外科主任，主任医师。中华医学会江苏省分会内分泌乳腺外科学组委员、江苏省中西医结合学会乳腺学组委员、江苏省妇幼保健协会乳腺疾病分会委员。2000 年调入乳房外科，在邹士林主任的带领下将乳房疾病融治疗与整形为一体的理念带到每一例手术中。镇江市"169 工程"学术技术骨干，2011 年成立镇江市医学会普外科专业委员会乳腺学组，任组长。2021 年带领乳房外科创建成为江苏省妇幼健康重点学科。

1992 年 6 月，我作为南京医科大学临床医学系的一名实习医生来到了镇江市第一人民医院实习，在没有来到镇江前就听闻，镇江市第一人民医院管教学的张希云老师一心扑在带教各校实习医生的工作上，非常严格，却认真负责、言传身教，她不仅仅教育实习医生要成为一名优秀的医生，更重要的是教导实习医生如何做人，如何谋事。

传统教学医院的氛围，加良师的指引，我实习时非常认真，是一个不折不扣能干活、能写病历、能管理患者的"挺能干"的实习大夫。临床工作特别忙碌，带教老师都特别希望能够带教到能干、通透、能够独当一面的实习医生，记得当我轮转到一个科室的时候，两位带领老师为了争着带我这个实习生，"吵"到了科主任办公室。实习期间印象特别深刻的科室是普外科，原先脑子里固化性思维是外科开刀的大主任应该都是男生，但这个医院的普外科竟然有三位赫赫有名的女主任——邹士林主任、周琴南主任和陈兆成主任，对普外科的这三位女主任，我内心充满了特别的敬仰和无限的崇拜，她们各有特色，技术超群，她们三人都是医院的元老，在这个有着百年历史的医院里，她们的经历都是一部传奇。我在普外科实习的直接带教老师是南京医科大学高我两届的师兄蒋鹏程院长，还有另一位师兄高我一届，我们三个人在一个组。就这样在各个科室实习结束后，老师们对我留下了良好的印象，特别开心的是，好几个科室的带教老师跟我说："小肖，工作找好没有啊？我去科教科说把你留在我们医院工作吧。"就这样，想留在这个医院工作的念头油然而生，实习期很快结束，恩师相助，幸运如我，1993 年 7 月我从南京医科大学毕业，8 月直接分配到了镇江市第一人民医院工作。

一到医院，当时的妇产科缺人手，我被分在妇产科，一干就是 7 年，从住院医生做到主治医生。2000 年 5 月的一天，我在产房上班，突然接到实习期间特别敬重又有点敬畏的普外科大专家、带教老师邹士林主任的电话，她说："肖秀娣，你愿意到我这里，和我一起做乳房外科吗？"接到她的电话，我没有半刻迟疑，爽快地回答"好啊！"我当初想都不想，一下子就做出决定，放弃干得好好的妇产科，跳到没有基础的乳房外科，现在想来是出于对邹主任的崇敬和膜拜，是邹主任对我信任的感动和回馈，是义气，是"懂得"。

我很幸运被邹士林主任选中。天时、地利、人和，这一天终于等来了。2000 年 6 月 1 日，这个吉祥的日子对邹主任、对乳房外科的其他同事和我来说是值得纪念的一天，这一天乳房外科成立了！独立的行政科室！仅仅以乳房一个器官疾病成立一个独立的科室在江苏省只有常州市第一人民医院和镇江市第一人民医院两家。当时乳房外科的病房在 C 楼一楼，和骨科一起，只有 12 张床，没有独立的病区，邹主任带领着我们从日常的专科门诊，到病房的常规手术，到乳腺癌患者手术后的综合治疗进行一系列相关工作，她还提出了融治疗与整形为一体的手术理念，独创倒"Q"式缩乳成形术，吸引着广大乳房疾病患者及各类爱美女性朋友前来就诊，很快我们的科室进入了良性的发展。

2002 年，镇江市市级临床重点专科评审，邹主任领着我们创建并通过，谈何容易！这也莫大的鼓舞、鞭策着我们，唯有努力，继续向前。

2003 年 A 楼门急诊综合大楼建成，我们搬进了新楼，有了独立的乳房专科门诊和独立的病区，有病床 21 张。邹主任亲自动手，将我们医生办公室设计成为一人一格的独立办公区域，便于我们忙碌时互不干扰，安静时认真看看书。

2004 年 3 月，因种种原因邹主任决定回她的老家，这个新科室交到了我们手上，我们必须要守护好、发展好。

医院领导高度重视刚刚起步、羽毛尚未丰满的乳房外科的发展，2005 年 1 月，特聘请来了原中华医学会外科学会乳腺内分泌外科学组组长、江苏省人民医院的原大外科主任武正炎教授来带领科室。武主任在 20 世纪 80 年代中期由原国家教委派遣赴美国匹兹堡大学全美乳腺癌外科辅助治疗研究会进修，师从国际著名乳腺外科专家 Bernard Fisher 教授，1986 年回国后筹建了国内综合性医院中第一个乳腺、甲状腺外科。也将国际规范的乳腺癌综合治疗理念及规范的乳腺癌保乳手术带回国内，教导我们。他绝对可以称得上国内乳房外科的鼻祖。

武主任的到来帮了大忙，医院任命他为科主任，我是副主任。他带着我们查房，看专家门诊，做手术，进行学术讨论。在他的指导下，乳房外科在诊疗规范化的道路上大踏步前进。

武主任教导我做任何事一定要在符合规范的基础上针对患者的情况个体化、精准化治疗。除此以外，还要考虑到专科发展的前沿，要有前瞻性的眼光。

在武正炎教授的带领下，我们与病理科、肿瘤放疗科积极合作，2005 年我们开展了医院第一例保留乳房的乳腺癌切除术，同年在镇江市率先开展了超声引导下的 Mammotome 乳房微创手术。之后运用多项先进的诊断技术，如半数字化的乳腺钼铑双靶 X 光机，使临床上难以触及的早期乳腺癌的诊断率不断提高。我们科室的治疗措施及水平基本与国内同期先进水平接近。到 2009 年，又开展了乳管内视镜检查，对乳管内病变的诊断、定位、手术有很大的帮助。在武主任的带领下，科室形成了一股浓烈的学术氛围。我们陆续开展了乳腺癌保腋窝手术、乳腺癌改良根治术加乳房一期重建等各项新技术新项目，乳房外科的诊疗水平紧跟国际先进水平。乳房外科的发展水平，最主要是看重点病种乳腺癌的治愈率如何，规范的治疗手段如何。科室全年专科门诊量、住院患者数、乳癌手术人数等指标，均是镇江市第一。

武主任在镇江市第一人民医院的这 10 年，对我的帮助与引领至关重要。武主任和邹主任在我的心中都是真正的大家，不仅理论基础特别扎实，而且做事的严谨性也让人敬佩。哪怕是整理病历时叠一张化验单，他们都会叠得方方正正的；做笔记时字迹更是工工整整、一丝不苟。他们为人仁心仁术，对每个患者常怀父母心。对他们两位主任，我充满了感恩；对这个专业，我倾注了全部的爱。

乳房，对女人来说是一个私密的器官，是一个神圣的花园。作为一名乳房专科的女医生，我与患者沟通较为方便，容易获得她们的信任，也更有亲和力。我对待每一个乳房患者，都带着生命的体温与情感。让每个患者认可你，这是做一个医生的根本，这需要技术与情感来支撑。我反复告诉科里的年轻人，对患者一定要温和再温和一些，哪怕在和患者相处的过程中受了委屈，也要温和以待，反复解释，用精湛的技术让患者信服于你，用真诚的服务让患者认可你。医院不仅讲求技术，更要求服务。

2015 年，武主任回到了南京。这时候我们科已经有了 10 名医生，26 张床位。床位就这么多，以一当十，像流水一样流转，患者周转得特别快。科室每天像打仗一样，每一个人都是一个微小且坚强的螺丝钉。医生经常早晨 8 点走入手术室，直至晚上 7 点多才从手术室走出来。这 11 个小时里，我们要完成 10 台左右的手术，其中 6 台属于"日间手术"，术后医生仍无法下班，还要继续为这 6 台"日间手术"的患者进行术后评估，写医疗文书，因为第二天早晨，这 6 名患者要全部顺利出院——也就是说，她们在医院里只住一个晚上。

前人创建，后人守业！责任和使命使我带领团队时深知肩上的重担有多沉。像当年邹士林主任一样，我们一直都坚守着一个梦想，那就是建立乳房疾病诊疗中心的模式，要做就要做到最好，从乳房健康体检、疾病筛查、诊治、手术、术后随访到乳房整形等各种项目全覆盖。对于乳房专科，我常常怀有一种使命感，那就是唤醒更多的女性关爱乳房健康。我在媒体上看到演林黛玉的陈晓旭，42 岁；唱《甄嬛传》片头曲一夜成名的姚贝娜，33 岁，她们都是在人生最好的年华罹患乳腺癌离世，她们本应该健康快乐地活下去，却在散发青春芬芳的大好年华与这个缤纷的世界告别。那么多或优秀或平凡的女人，最终都败给了乳腺癌。乳房对一个女人而言，如同第二张脸面。没有哪一个女人不爱美，如果失去乳房，她们的精神世界可能会随之坍塌。

让广大的女性同胞关爱、呵护好她们的乳房健康，早期的筛查太关键了。乳房疾病通常没有明显的症状，有许多的患者因乳房肿块不疼不痒认为不要紧而延误了诊疗，中国的女性太能忍，不到万不得已不会告诉家人自己身上的病痛，往往错过了最佳的治疗时期；很多女性无法面对乳房切除手术，乳房作为女性的第二性征，失去后，再坚强的人在心理上都一时无法接受。同为女人，我深深理解她们生理与心理上的双重疼痛。因此，我想要唤醒更多的女性关注、关爱乳房健康。

我把自己的想法向院党委书记孙萍和党委委员解敏主任做了详细的汇报，三天内就得到了支持，给了我答复——全力支持，这让我非常感动。2020 年 6 月 1 日恰逢乳房专科成立 20 周年，我们在全市率先发起"粉红丝带关爱乳房"的公益行动，面向社会大众提供公益讲座、健康义诊、早癌筛查。结合"两癌筛查平台"我们走进乡镇、企业、厂矿，相关服务辐射全市女性群体，那年我们共走访 16 个乡镇、10 家社区及企业，开展义诊和讲座 30 余场次，免费筛查 1.5 万名女性群众，查出无任何症状但须手术治疗的乳腺疾病患者 482 人，其中乳腺癌患者 28 人。通过深入基层，"粉红丝带"团队在三甲医院与基层卫生医疗机构之间架起了群众就医"高速路"，以乳房疾病为中心的分级诊疗网络逐渐完善，让群众在家门口就可以获得更便捷、更优质的医疗服务。一次在访仙镇开展的筛查中发现了一名 50 多岁加油站女工乳房有肿块，约 5 厘米，联系到这位患者时，她一度非常抗拒："我好得很，什么感觉都没有，怎么会得癌症？"经过再三劝说、沟通后，患者终于同意住院，经进一步检查发现乳腺癌淋巴结转移，经过手术、化疗等综合治疗，现在这位患者已经康复，回到了工作岗位上。

良好的心境对任何人都重要。开展女性心理健康教育尤为重要，必须作为一个课题来研究。

2021 年 3 月 8 日下午，我们的乳腺癌患者之家——"粉红丝带"病友之家在医院成立。这一天，一下子来了 40 多名乳腺癌患者，看着许多熟悉的面容，再想想她们曾经被病痛折磨的憔悴容颜，如凤凰涅槃，她们疼着哭着笑着一路挺过来了。

我还遇到一位 93 岁高龄的患者，她是真正的强者。她在体检时发现病灶，必须要手术切除。她见到我说的第一句话："我信任你，你叫我怎么做就怎么做。"这位老人没有惊慌，淡定从容。我给她做了评估，可以做手术。她的心态好得不能再好，全程积极配合医生。说实话，我是冒着风险给她做手术的，怕她恢复得慢，怕她接受不了。我没想到她手术后恢复得很快，在最短的时间里拔掉了引流管。她是我目前遇到的年纪最大的患者。

我遇到过的最年轻的患者是一位 23 岁的姑娘，因为到单位上班体检查出来得了乳腺癌⋯⋯

对于许多无法走出心理阴影的患者，我很难过。事实上疾病本身并不可怕，最可怕的是情绪失控的患者。现在许多高尖端手术治疗与药物治疗可以控制住病情的发展，但无论现代医学多发达，情绪都是无法控制的，许多患者的情绪主宰了病情的发展，这是让医生头疼且无法把控的事情。

无缘不医，治病先治心。对患者要像朋友一样去沟通，医生与患者也是从一言一行中建立起对彼此的信任。"医患为一体"并非一句空话、套话，共同努力才能双赢。面对一些个性鲜明的患者，医生需要怎样面对，并与患者达成共识，如何与患者的家属一起筑起一道呵护的城墙，也是现当代医生需要努力破解的课题。

关爱乳房，更应该从关爱女性的心理健康开始，特别是医生与患者之间的交流，只有让患者信服于你，她们的病情才会向良性方向发展。和患者多说几句话可能会让医生花费更多的时间，但收到的效果是不一样的。好的医生更应具有平民情怀。

医生每天要面对许多患者，常常 24 个小时值班，到第二天有的要上手术台，有的要上门诊，他们非常辛苦，非常敬业。现在我们的专科发展得很好，每个年轻人的专业底蕴都很深厚，他们都能安心踏实地做好自己的本职工作，我更希望他们有新的目标，哪怕是小目标，都要去努力，假以时日，小目标必成大目标。

据 2020 年世界卫生组织统计报表显示，乳腺癌已超过肺癌成为红颜杀手——女性第一大疾病。我感觉到压力特别大，原来中年女性才患的乳腺病，现在提前出现在好多 20 岁到 30 岁之间的患者身上，不仅发病率高，而且进展很快。许多年轻的女性从发现到手术仅一个月时间，却已无法逆转，所以乳腺癌早筛工作如同箭在弦上。

乳腺癌患者要做到三早："早发现、早治疗、早预防"。越早发现，做手术对身体造成的伤害越小，而且不需要全部切除，减轻了患者的痛苦。许多切除了乳房的患者觉得自己和别人不一样了，时刻暗示自己会在哪一天复发或死去，手术后心态很不好，对生活失去了希望，走不出疾病的樊笼。

一个患者，无数个患者叠加起来，就是整个社会，只有全民的健康社会与家庭才有希望。这些年，我遇到过许多家庭特殊的患者。我的一个患者，在县人民医院检查出恶性乳腺癌，她想保住乳房，听人介绍得知到我们医院的乳房外科做手术可以保住乳房。当她红着眼睛坐在我面前开始讲述家庭时，我的内心非常震撼。她说："肖主任，帮帮我，帮帮我，我不能没有乳房！"

中国的女人真了不起，特别是为人妻人母的女人们，她们的隐忍，博爱，无私，感天动地。感同身受，乳房这个小小的身体器官，它是婴儿的饭碗，是家庭的港湾，更是人类社会文明发展史中屹立着的两座巍峨的大山。正如歌德所说，"永恒的女性，引导人类前进。"

"今天你感觉怎么样？引流少了吗？什么都别想，一定要好好睡觉，好好吃饭，你一定要好好的，明天我来看你，我会和你在一起闯过手术、化疗的难关。你需要我的时候让家人告诉我，我肯定来看你。"这是我对患者讲得最多的话，我不知道讲过多少遍，每次像复读机一样重复着这些话，但我并不觉得厌烦和唠叨，我在想，让她们知道我在她们身边，让她们不要放弃自己的生命。除了医疗技术，我希望用自己的心给她们带来更多的安慰。

作为一名乳房外科医生，我希望把自己埋进沙子里，做一粒默默无闻的沙子，每一粒沙子都没有名字，只是从一粒沙子汇聚到更多的沙子里，成为一座沙山的一部分，一粒沙子才会有价值。但在乳房外科的技术进步方面，我希望拥有能站在前沿看前沿的勇气与智识，为更多的女性乳房健康架起一座桥梁。如果你在这一个专科中没有创新的意识，不进则退，是对不起这个行业的。30年来，我在病房里、手术室、专家门诊像急行军一样走着走着，我的眼前跃动的是无数个如花的女性面孔，我爱她们，更爱自己的专业。就这样，我们把责任、使命、担当落实在日常的工作中，一方面努力传播乳房保健知识，提升乳腺癌早期发现率；一方面，努力提升技术，在镇江市率先开展乳腺癌改良根治术加一期、二期乳房重建术，率先将腔镜技术应用于乳房手术中，多项技术填补镇江市乳房外科领域的空白。2021年科室创建成为"江苏省妇幼健康重点学科"。为把乳房外科建设成为镇江市最好的乳房中心，为了更多的"女人花"的乳房健康美丽，我带领的团队仍在不懈努力中。

走过百年的医院，有着辉煌的历史，在21世纪的今天，急需要依靠优秀的专科和优秀的人才来支撑，特别是对专科的建设要站在前沿看前沿。我有幸得到邹士林主任、武正炎主任两位乳房外科顶级专家的带领。现在乳房外科的"后辈"们，是小我10岁左右的赵远、陆莉、陈培勤等医生，他们在专业上非常务实，是实干型的优秀人才。

　　2022 年，我到镇江市第一人民医院实习、工作整整 30 年了，"百年康复"，我有幸亲历 30 载，何其荣耀！我和医院、和我的患者之间的情感纽带无法分割，这么多年来的病案背后是集聚的庞大数据，每一个数字都对应一个患者。百年康复有文化底蕴，也有技术底蕴，一百年历程的每一天，都是每个康复人用心用情构筑出来的。

（钱兆南采写）

站在 C 楼肿瘤科门前
我想对你说

范钰，男，1971 年 11 月出生于辽宁建平，中共党员。博士后、硕士研究生导师。镇江市第一人民医院肿瘤中心主任、化疗科主任，国家自然科学基金一审专家，江苏省第十三届党代表，美国 AACR 会员。入选江苏省"333 工程"二层次培养对象、江苏省卫计委创新团队领军人才、江苏省"六大人才高峰"高层次人才、江苏省第一批卫生拔尖人才、江苏省医学重点人才、镇江市"169 工程"学术技术带头人、镇江市创新争先成绩突出科技团队——肿瘤精准诊疗创新争先 MDT 团队带头人、镇江市有突出贡献的中青年专家、镇江市第九届十大杰出青年、镇江市创新争先成绩突出科技人物。江苏省医学会、医师协会化疗与生物治疗分会、省医院协会肿瘤医院分会委员，江苏省抗癌协会肿瘤营养专委会常委、省免疫学会肿瘤专业委员会常委、省康复医学会肿瘤康复分会常委；入选为《中国肿瘤外科杂志》《中华卫生应急电子杂志》编委；*Theranostics* 等外文杂志审稿人。从事临床肿瘤疾病一线诊疗工作二十余年，在各种疑难肿瘤疾病的临床诊治方面具有丰富经验及较深造诣。

2006 年 1 月，作为引进人才，我进入江苏大学附属医院，任消化内科副主任，协助科主任成功通过卫生部组织的 GCP 和省重点临床专科——消化内科评审。为了专科发展，我做副主编，牵头组织编撰一本专著。2006 年 7 月份，有幸与镇江市第一人民医院的朱夫院长相识，他很希望我到镇江市第一人民医院去，他们肿瘤科急需要引进学科带头人。但是，我并没有马上去，受人之托，忠人之事，得把手上的书编完再考虑不迟。

就这样在 2008 年 2 月，我去了镇江市第一人民医院的化疗科，至今没挪窝子，在各级院领导的支持下，作为学科带头人，和同志们一起，有目标、有组织、有序地开展临床、科研和教学及人才培养工作。

我进来的时候了解了本院肿瘤科的历史。早在 1975 年，医院派王秋英医师到上海第一医学院附属肿瘤医院进修肿瘤内科，王秋英进修回院后筹建了肿瘤科，肿瘤化疗科建立于 1977 年初，是江苏省各大医院中最早成立的肿瘤化疗科室之一。1984 年，医院又派李才根到上海医科大学附属肿瘤医院进修，进修归来后，李才根除配合王秋英医师的肿瘤专科做门诊工作外，另在内科病区设置了少量肿瘤科病床，负责患者的诊治工作。1987 年下半年，从南通调来王心安主治医师进入肿瘤科工作。1998 年，肿瘤科分有化疗科、放疗科。我在 2008 年 2 月到来时，科室床位 41 张，硬件与软件都很薄弱。

我们的化疗科当时还没有一个博士，8 名医生中只有 3 名硕士，我觉得自己肩上的担子很重。而肿瘤患者却越来越多，为了更好地为患者服务，必须要发展、做强科室，首要抓手就是创建重点专科。2010 年、2011 年，我先后带领全科通过市级临床重点专科及省级临床重点专科——肿瘤科评审。2016 年，通过江苏省创新团队评审；带领团队成为镇江市卫健委重点培育专科，同年，团队获得"镇江市肿瘤医院"挂牌。科室床位从 41 张床增加到 168 张床位，从 7 名医生增加到现在的 24 个医生，其中有 7 名博士，3 名市"169 工程"学术技术带头人。

科室的成长是一个长期的基础性建设过程，人才是科室的基石和未来。学科的建设有赖于强大的体制来保障。每一个成果都与汗水成正比。一个科主任，是科室的中流砥柱。对我们科室的年轻人，我逼着他们考博士，以站在更高的层次做好研究；而在科研经费上，我全力支持他们，希望他们能走得更高更远；在科研项目方面，鼓励他们取得成绩。我要对他们负责，让他们只能进步，不能后退。新生力量就得这么培养。一个人的精力是有限的，团队的力量才是无限的。一个具有大胸襟的医生，具有人性的光辉，走向何方都自带光芒。

　　我们医院的许多科室主任都很优秀，把科室打造得风生水起。这些优秀的科主任，不仅是有天赋，更多的是勤奋与努力。我们这些人，从踏进这里，就把自己与医院捆绑在一起，把对医院的情感倾注到工作中。我们一步一个脚印，没有想过会取得多少成绩，只是踏实去做，因为天上永远不会掉馅饼，机会总留给准备好了的人。我在忙的时候根本忘记了自己的身体，一心扑在事业上，经常透支自己，累得血压升高。

　　作为学科带头人，要承担的事很多，尤其是在新时代下，要带领大家不断求索，如新时代下 MDT 理念下多学科融合实践与探索，DRG 收费模式下的患者管理，基于互联网诊疗的肿瘤患者、肿瘤高风险患者随访及维护，PD1 单抗联合化疗或靶向治疗在晚期胃癌治疗中的临床应用，局部进展期直肠癌个体化治疗策略，外泌体 circRNAs 等新型分子标志物作为肿瘤标志物的临床应用，晚期胰腺癌免疫治疗探索，肿瘤化疗患者静脉通路的个体化应用，等等。每一个问题都是肿瘤诊断治疗管理中的关键问题，都需要深入探索。

　　医疗是个服务行业，取得患者及家属的信任非常重要。医生与患者应该是战友关系。我曾经遇到一个老年的直肠癌患者，2015 年他患病住院，4 cm 大的肿瘤，离肛门 3 cm，属于特别难处理的类型。我们对他术后预期评估非常不乐观，因为他要求采取保肛手术，这样的手术复发的可能性很大，预期的存活期只有一年左右。这位患者术后虽然进行了常规化疗、放疗，但不到 1 年果真癌细胞复发、转移，前后做了三次手术。根据其具体情况，我们有针对性地调整个体化方案。该患者闯过了一关又一关，已经生存超过 7 年，目前生活质量良好。我们后来分析，如此重的患者为什么生存期长，第一是我对他采用了精准化、个性化的治疗方案，第二是他对我这个医生特别信任。临床上，经常见到有些患者病急乱投医，谁都不相信，到处找人，患得患失，最后反而给自己带来不良预后。一个对医生有信心的患者，对自己也有自信心。再说说这位患者的老伴，她肺上有个小结节，我劝她定期做检查，在一次检查对比中，发现有明显变化，建议她立即去胸外科治疗，手术病理检查发现果然是癌。多年来，他们一家人对我就是如此的信任，包括做一次普通的肠镜检查，他们都要和我商量一下。患者能相信我，我感到十分欣慰。信与不信之间只差毫厘，却隔着一道鸿沟，生与死只在一念间。像这位患者，原位癌部位做过一次手术，肺做过两次手术，治疗过程中多次出现耐药、转移，这种情况很不乐观，但他因为信我如信他自己，成功闯关，活得非常好。

　　心态决定一切，这不是一句空话。有一位胰腺癌患者，国内著名专家诊断其存活预期只有 9 个月，但他在我这里治疗存活了 55 个月，创造奇迹的原因并不在我，而是患者自身强大的信念延长了他的生命。我想尽了各种办法，患者对我也十分信任。治疗手法与操作可能有差异，但精准化的规范治疗决定了患者的生死。特别是对于一些恶性肿瘤远处转移患者的治疗，我们所要做的就是精准治疗，全盘考虑患者的情况，每一个决定都至关重要，医患一体化，才能共赢。

我们当医生的对患者除了做生理治疗，更需要情怀。比如我的老师郑树，她是浙江医科大学校长、国际著名大肠癌学专家。她当了十几年校长，我受她的影响很大。老师说我不是她最聪明的学生，却是最踏实的一个，她对我说："一定要把自己的专业加强，专业要放在第一位，才有能力为患者服务。"郑老师当了十几年校长，遇到很多事，党性强，技术过硬，堪称女中豪杰。她曾经是大学篮球队的队长，面对患者她经常把这句话挂在嘴边："感谢你对我的信任。"

我十分注重和患者的沟通，尽可能用患者理解的语言解释疾病的发生原因、诊疗的必要性。在沟通的过程中多注重细节，这样他们才能听得清楚、听得明白，方能满意。沟通是一门艺术，医生的一句话就能影响患者的思想，甚至能救他们的命。一个医生要把自己的位置放低，要懂得谦卑，要把患者的一切放在高处。

记得小的时候，割草的时候我经常受伤，望着流血的伤口，我习惯了抓把干土往伤口上一捂，止血。那时候我就渴望做一名医生。而我们乡下人到县医院看个病很困难。当我的愿望如愿实现时，妈妈说："你当医生，一定要把患者当成家人待，每一个得病的人都不容易，到医院来是件难事。"妈妈的话我谨记于心，我对患者有慈的一面，但也有严肃的一面，严肃是对他们负责。

我每天从 C 楼肿瘤科门前走进走出，C 楼特殊的气息向我扑来，从一楼到六楼住的都是肿瘤患者。C 楼的"C"这个英文字母，它多像一个半圆，生命从来没有圆满，住在这里的每一个患者，生命都像这个"C"有一个缺口。这个字母是带着遗憾出现的，需要我们努力将它修得圆满。

癌症——生命的杀手，得了癌症的人大多数认为一只脚在阳间、一只脚跨进阴间，没有人不害怕的。最害怕的还有患者家属，他们的"天"因为家中的癌症患者塌陷了。每天早上查房后，我的办公室就不断有人来敲门，都是患者家属拿着检查报告来找我。每一个患者的背后都对应一个辛酸的故事，不管是逝去的还是活着的人们，我想对你们说：癌症并不可怕，现在治疗癌症的手段与方法越来越多。在生死面前，我想说，人这一生，生如夏花，死如归人。

我有一壶酒，足以慰风尘。尽倾江海里，赠饮天下人。

（钱兆南采写）

常常在幕后，从来不缺席
——检验科那些不为人知的故事

王胜军，男，1969 年 8 月出生，博士研究生，现为镇江市第一人民医院医学检验科主任，研究员，教授，博士研究生导师。江苏省"333 工程"二层次培养对象，江苏省卫生领军人才，江苏省医学重点人才、江苏省"六大人才高峰"高层次人才。中华医学会微生物免疫学会第八届青年委员、江苏省医学会微生物与免疫学分会第九届候任主任委员及检验分会第十届常务委员、镇江市医学会检验专业委员会第五届主任委员、美国免疫学会（AAI）会员、*Front Immunol*，*Curr Mol Med* 等国际期刊编委。长期从事临床免疫学检验工作，在自身免疫性疾病体外诊断和发病机制等方面具有丰富的临床和科研工作经验。

我是 2011 年到我们医院任医学检验科主任的。医院的医学检验科是做什么的，对患者来说挺神秘，因为它不对外，但其实也不神秘。每一个来看病的病患，他们的标本去了哪里？提供给医生再去做进一步诊断的报告来自哪里？就是检验科。

在医院，医学检验科就是一个服务部门。我们不直接跟患者打交道，科室每天承担着病房、门诊、急诊，各类体检及科研的各种人体标本的检测工作。虽然患者一般不认识我们，但绝大部分病情的诊断，确实也都离不了我们。

我们医院的医学检验科 1958 年就设立了，半个多世纪过去，检验科与整个医院、整个城市、整个国家同步不断发展，特别是近十多年来，借助先进的技术与设备，科室发展迅猛，从设备到人员，从量到质，都焕然一新。

检验科刚设立时，科里能做的就是三大常规共十来个项目。最主要的设备，就是几台显微镜。现在，我们已经做到将近 500 个项目，包括临床生化、免疫、微生物、血液及体液等常规检测和特殊检测。每年还在探索开展一些新的项目，以适应和满足广大市民各种筛查和医院临床诊断的需要。从人员结构来说，科里的员工最早大多是初、高中生，操作以纯手工为主，现在我们的团队以硕士生为主，博士与博士后也有一些，拥有了上千万的大型设备，检验项目多，而且更快、更准、更有价值。

2012 年搬家，医学检验科的发展迎来了一波飞跃。此前整个科室占地只有 800 多平方米，搬家后达到 3000 多平方米。一些新的设备也有地方放了。记得当时新上了一套大型"生化免疫流水线"，让全科员工都十分兴奋。这套流水线不仅当时在镇江是首家，就是在省内也很少见，非常先进，即使到现在 10 年过去了，依然不落后。先进设备和更多环节的机械操作大大减少了人工工作量，同时也能防范潜在的生化安全风险。人工操作都有潜在风险，比如血液的离心，人工操作时，虽然检验员戴着手套有一定的防护措施，但是任何防护措施都不是百分百的，还有离心过后的试管开盖会产生看不见的气溶胶，这种风险也很难防范。现在我们科每天要做上千管血的检验工作，可以说什么样的病菌都有。据统计，我国将近 10% 的人是肝炎病毒携带者，每天上千管血中，理论上含肝炎病毒的就会有 100 管血；何况还有五花八门各种看不见说不清的病菌呢。

像我们现在扫二维码一样，有了"生化免疫流水线"，工作人员把标本放上试管架以后，接下来，每一个环节都会由机器自动扫码并操作。一般血液的标本，先"离心"再给试管"开盖"，然后根据一管血要做的多个项目进行"分杯"，再上分析仪做"测试"，生化的免疫的，根据分类分别到不同的设备上做检测，再"加盖"，再放入冰箱"收藏"……全套流水线自动操作，速度与准确率都有了保证。

我常跟科里的同志说，医学检验中没有质量就没有价值，质量永远是医学检验科的生命线。科室很早就开展了全面室内质量控制，并完成国家、省、市临检中心的室间质量评价。

出报告的准确率与速度都是高质量的体现。生化和免疫的检测一般当天就能拿报告，相比之下，微生物检测周期就较长，因为细菌有一个生长周期，所以一般三五天才能出报告。去年我们新上了一台"质谱分析仪"，它可以提前介入，缩短了检验周期，可以提前一天到一天半出报告。这点时间对于普通患者也许不算什么，但对于危重患者，比如 ICU 患者，哪怕提前一分钟明确病菌种类，都是性命相关的大事，只有检验结果出来，医生才能更有针对性、更有效地用药，这种时候，时间真的就是生命。

我常戏说，我们就是服务性行业，就是为临床提供服务的。但是我也深知我们的重要性，在治病防病的过程中，我们常常在幕后，却从来没有缺席，也不能缺席。一个患者收治进来了，哪怕眼面前看着平稳，但随时病情会发生变化，如果检验不能及时提供服务，临床就没有办法做下一步精准对症治疗。去年，全省第一个新冠重症患者入住我院时，我们医学检验科属于深度参与的部门，紧张与忙碌的态势，不下于一线临床科室。

2020 年年初，新冠肺炎来袭，我们医院被确定为新冠肺炎重症患者定点收治医院。当时医院最辛苦的是重症监护室的一线医护人员，但对我们检验科也是非常重大的一次考验。确定为重症患者定点收治医院后，当天晚上医院要求我们单独设置新冠检验专用房间，配备专门的检验人员，48 小时以内要把生化检测仪、凝血检测仪、血细胞分析仪等主要的相关设备采购到位，并做好机器性能的调试。我们经历了一轮前所未有的紧张忙乱，比如所有的设备都需要严格调试，这个过程很费时间，为保证精确，反复用标准品定标，直到机器性能满足要求。

当时我们配备了两名同志，单独做新冠检测，实行闭环管理。因为考虑要24 小时值班，党员、男性，这是我当时默认的选人标准。其实我们科室女同志居多，但我担心的选人困难并没有出现。我们选的那两位同志，一位是四十多岁的顾红兵，一位是三十出头的刘海冰，都非常出色地完成了任务，他们不仅觉悟高，无怨言，而且业务水平强，为临床提供了准确及时的帮助，为病患最终顺利出院，发挥了积极作用，可以说体现了党员的先进性，也非常好地展现了我们科室检验人员的实力和风采。

说实在的，我们这两位同志确实很辛苦，抛开面对未知病毒的心理压力不谈，工作压力也很大，除了每天要做常规检测外，患者一旦出现病情变化，要随时测相关指标，包括临床需随时观察的患者电解质的变化、凝血功能的动态监测等等，24小时随时提供检验报告。因为是全省第一个新冠肺炎重症患者，大家都十分小心，密切观察，很多平时想不到的困难，都只有靠他们自己克服。

那段时间，科室里每一天的气氛都十分紧张，我也提着一颗心，就怕会出现意想不到的感染。万一有万一，那真是无法想象的灾难。还好，直到患者出院，一切正常。我一颗悬着的心才算放下来。

有人说，检验科简单，有了设备，就不需要人了。这里有一个误区。上了先进设备，简单地看，是可以减少人力，但是深层次看，是对人的要求提高了，要求的是能管理好设备、用好设备的人，对高素质人才的需求加大了。所以，每引进一台新设备，都是对我们现有人力的一次挑战。而每一台最强的设备后面，也有最强的大脑和最强的责任心。

很多时候，医学检验科的检验似乎只是一个诊疗辅助手段，用来帮助临床医生判断病情是不是准确，判断一个人的身体处于什么样的健康水平，但医学检验科也是一个重要窗口，有追求的检验医生会从一份份样本里看出疾病的演变机制。近年来，我们科人才层次不断提高，科研成果不断刷新高度，主持过十多项国家、省自然科学基金项目，在国际期刊发表上百篇高质量论文……康复百年之际，期待我们每一名医学检验科医生，守土有责，造福一方，百尺竿头，更进一步，用技术与智慧为人类健康事业贡献更多力量。

（陈洁采写）

摸索出一条糖尿病管理的
长线模式

　　戴莉敏，女，1972 年 11 月出生于江苏镇江，镇江市第一人民医院内分泌科护士长、主任护师，江苏大学护理硕士生导师，高级营养师、健康管理师。镇江市"169工程"学术技术骨干、中华糖尿病护理专委会专家库成员、中华糖尿病护理专科护士师资班成员、江苏省糖尿病护理专委会委员、江苏省基层糖尿病管理学组专委会委员、镇江市临床营养专委会委员、镇江市糖尿病护理专委会委员、江苏省糖尿病专科护士镇江一院临床实践基地负责人、镇江市最美志愿者。1990 年工作至今，先后在普外科、消化内科、肾内科、输液室、骨科、内分泌科从事护理工作，现为江苏省糖尿病专科护士。

"护士，我的血糖控制到多少才算达标？"

"护士，得了糖尿病，我该怎么吃？"

2019 年国际糖尿病联盟报告显示，我国糖尿病患者数居全球第一，患病总人数高达 1 亿以上。目前糖尿病尚无根治方法，规范化治疗和管理对患者血糖控制至关重要。在医院，糖尿病患者接触最多的不是医生，而是护士，尤其是对于住院糖友，几乎大部分时间是由护士来完成医嘱执行治疗的。

1990 年我毕业后就来到镇江市第一人民医院，成为一名护士，先后在普外科、消化内科、肾内科、输液室、骨科等科室工作，2008 年，医院安排我到内分泌科工作，从此与糖尿病患者结缘，并成长为一名专科护士。当初我没有想到自己作为一名护士也能像医生一样有自己的发展方向，越做越专、越做越深。

众所周知，糖尿病长期控制不佳会引起心、眼、肾等急慢性并发症，严重影响患者生活质量，增加家庭负担，因此，对糖尿病患者加强规范管理迫在眉睫。随着医学发展，专科护士已成为近年来护理专科迅速发展起来的新方向。2009 年，医院选送我进修江苏省糖尿病专科护士，通过理论与临床相结合的学习，丰富了自己糖尿病专科方面的理论与技能。

我非常喜欢糖尿病专科护士这个工作，我们的工作不像其他专科护士有很多的实际操作机会，更多的是提供患者专业的糖尿病教育及技能，帮助其提高自身健康素养，保持合理的膳食、科学的运动、健康的生活方式等。我喜欢和患者沟通，用我所学到的专业知识与他人交流，这个工作不仅能在工作中帮助患者，还能帮助到身边的亲朋好友。

好多患者对糖尿病危害程度的认知不足，延误了糖尿病的治疗，直至出现慢性的严重的并发症之后才肯就医。一位老年患者在体检中发现空腹血糖 8.5mmol/L，但老人没有任何多饮、多食的症状，没有眼花、重影，脚底也没有任何异常感觉。考虑到老人是知识分子，复查血糖也较方便，我建议她除了遵从医嘱服药，还要通过饮食和运动把血糖降下来。

老人回家后开始时天天运动，控制饮食，血糖控制得很好。大约两年后，偶然一次跟老朋友聚会时，老人的朋友推荐了一种可以降血糖的保健品，朋友告诉她，只要吃了这个保健品，不控制饮食血糖都能正常。老人听信了，她私自服用该保健品后监测了两次，觉得血糖的确比以前好了，便停了药，不再控制饮食，也不再监测血糖。那年冬天，她在使用热水袋时，不小心烫伤了，一直不敢和子女说，短短 2 个月不到，脚部溃烂，引起并发症。

这个案例让我深深明白，在诊治过程中，从一开始就要加强宣教，告知患者如何控制并发症；尤其是对于慢性并发症，要叮嘱患者保持良好的生活方式，并定期做好并发症风险评估等。糖尿病的并发症无法逆转，不仅影响患者的生活质量，也给家庭带来了沉重的经济负担。不管是患者，还是其他人，都需要认识糖尿病，了解糖尿病，预防糖尿病足，即使这是个永远无法除根的慢病，也能有效防治，提高生活质量。

从事糖尿病专科护理 13 年来，我立足临床，不断学习，不断创新，摸索出了一条糖尿病管理的长线模式。借助线下管理及线上服务，我和我的同事们已随访跟踪管理了 1500 名糖尿病患者。其中，有一位患者让我印象特别深刻。

2019 年 11 月 12 日，还在病房忙碌的我突然接到 ICU 急会诊电话，一个 22 岁的年轻女性患者被诊断为"糖尿病酮症酸中毒"，目前血糖波动较大，患者不配合治疗，情绪不稳定请求急会诊。

放下电话，我迅速赶到 ICU，对患者进行综合评估、分析病情，她的血糖最高达 29.2mmol/L，血酮体阳性，酸中毒，目前行降糖、补液、升压药物等持续输注中。患者是初发的爆发性Ⅰ型糖尿病，这种罕见疾病多发于年轻人，起病急、预后差，有危及生命的风险。

一想到今后要终身接受胰岛素治疗，患者感到非常恐惧、焦虑。首次会诊后，我主动与这个小姑娘进行微信交流，起初两天她的回复不是很积极，但我并没有因此而放弃，仍然定时给她发送Ⅰ型糖尿病治疗护理知识。慢慢地，她开始主动向我咨询疾病相关的注意事项。

当我再次来到 ICU 看望她时，感觉她的精神状态明显有所好转。她问我说："戴老师，以后我是不是要长期打针，（我）挺害怕的，不知道接下来该怎么办？"我说："你别怕，现在病情已经稳定，接下来我会教你糖尿病护理的基本技能。"

5 天后，因为病情及生命体征平稳，小姑娘顺利从 ICU 转入内分泌病房，考虑到她年轻、新事物接受能力较强，我抓住她在住院期间的空隙，一有空就对她一对一指导，包括正确胰岛素注射方式、居家血糖监测方法、低血糖预防措施等。同时，积极鼓励她参与科室病友间团体交流，起初她有点畏畏缩缩、小心翼翼，到后来已经可以大方地分享自己患病经历与治疗体会，成为病房其他患者的榜样。

她出院后，在我的建议下成为我们的糖尿病志愿者。两年多来，她多次参加我院糖尿病门诊健康教育的志愿者服务，以自己切身体会来帮助初发糖尿病患者获取糖尿病知识。同时，她也是我们科室十个"棒棒糖"微信群的患者小秘书，代表广大糖友们发表心声，及时将困惑、疑难问题发到群里，我和专科护士们根据她反映的问题，提供线上咨询解答，成为我们专科护士的得力助手。

近十年来，我带领护理团队成员充分发挥糖尿病专科护士的作用，积极探索和实践，以临床需求为导向，建立了多种糖尿病专科护理工作模式，开展了多个工作项目。如开设糖尿病专科护理门诊，成立糖尿病专科护理小组，组织全院糖尿病护理会诊，参与全院血糖管理团队建设。组织全院糖尿病护理同质化培训，进行全院糖尿病专项护理质量控制管理。实施多种延续性护理模式，如糖尿病个案管理模式、互联网+居家护理模式等，体现了糖尿病专科护士承担的临床护理者、教育者、咨询者、管理者、协作者、临床决策者等多种角色。

很多人对糖尿病的印象就是"一辈子都要用药"。其实，Ⅱ型糖尿病的患者在发现之初，如及早应用胰岛素可以最大限度地保护自身胰岛细胞的功能，减轻残存β细胞的压力并促进其修复，有可能在较长一段时间里单纯依靠饮食治疗和运动治疗就可以维持血糖基本正常。

患者李先生被确诊得了Ⅱ型糖尿病后很沮丧，我告诉他只要严格遵从医生的强化治疗方案，就有可能将血糖维持在正常水平。我一次次有针对性地对他进行个体强化教育，引导他正确饮食、运动，鼓励他减肥，督促他提高自控能力。李先生十分配合，吃每一样食物前都用电子秤称重，精确到克，还坚持锻炼，成功减肥10公斤。经过半年多的强化治疗，医生不断调整用药，最终逐步减药、停药。如今，李先生不需要服用降糖药或者注射胰岛素，血糖依然维持在正常水平。

我们还在线上、线下指导疑难病例共计500多例，开展全院护士糖尿病新技术培训近百场。2007年起，发起了服务糖尿病患者的"甜蜜天使"行动，成立糖尿病自我管理学校。目前已在镇江市9家社区服务中心成立"甜蜜天使"固定服务点，成立了社区"康复糖尿病之家"，并引入互联网移动App、建立微信公众号和微信群，开展特色服务活动逾百场。这些平台的开设，让更多的糖尿病患者足不出户就能得到高效便利的专业指导，广受患者赞誉，这是糖尿病专科护士在糖尿病管理中的地位逐步提升、专业价值凸显的表现。

作为糖尿病学科带头人，我还积极推进院内院外糖尿病护理工作，在南京、常州、苏州、扬州、镇江、丹阳、扬中、句容等二级、三级医院及基层社区医院，开展糖尿病护理授课及会诊。积极参与镇江市糖尿病孵化项目，联合宝塔路、黎明、世业洲、七里甸及工业园区等多个社区医院门诊开展糖尿病数据化管理，通过理论知识、技能训练、临床实践三阶段持续赋能基层，推进糖尿病分阶段达标管理,实现了镇江市糖尿病患者医院—门诊—社区一体化管理。

我撰写的《联合使用四肢多普勒血流仪对有周围神经病变的糖尿病足早期专科护理筛查评估法》获得镇江市卫计委新技术引进二等奖。作为圈长开展的《提高糖尿病患者低血糖自我救护达标率》品管圈,获得镇江市首届医院协会品管圈大赛护理组一等奖。发表中华级及统计源双核心护理论文 40 余篇,获得国家实用新型专利 13 项,主持省市级课题 4 项,《腹部胰岛素轮换注射装置工具》荣获 2020 年全国 CDS 糖尿病教育工具比赛一等奖。

我们糖尿病专科护理团队经过多年的发展,掌握了较为扎实的糖尿病护理知识,先后获评全国"住院血糖优质护理示范单位""全国巾帼文明岗"、江苏省"三八红旗集体"、镇江市"巾帼志愿服务示范队"。

像那个姑娘类似的患者,我们每年都会收治很多,作为专科护士,真心希望通过我和糖尿病专科护理团队的努力,做好糖尿病慢病管理和患者跟踪随访工作,帮助患者减轻痛苦,减少并发症,提高生活质量。

(马彦如采写)

小中见大

——手术越来越高大上　切口越来越微创化

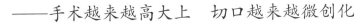

　　邹晨，男，1974年8月出生于江苏丹阳，中共党员。主任医师，医学博士，副教授，江苏大学、南京医科大学硕士研究生导师。镇江市第一人民医院普外科副主任，中国第30期援桑给巴尔医疗队副队长、奔巴岛医疗点队长。入选江苏省"333工程"第三层次培养对象，江苏省"六大人才高峰"高层次人才，镇江市"169工程"学术技术带头人。荣获江苏省脱贫攻坚工作先进个人、镇江市百名医德之星等称号。擅长胃肠道肿瘤、肥胖症、代谢综合征的规范化诊治。

2021 年 9 月 29 日，我从桑给巴尔奔巴岛不远万里回到祖国，在桑给巴尔奔巴岛期间，我带领援外医疗队发扬中国医生精神，不辜负家乡人民和国家的重托，圆满完成了为期一年的医疗援助任务。尽管在那里的生活和工作很艰苦，但这段时光弥足珍贵，成为我行医生涯中的重要经历。顺利度过防疫隔离期后，我于 2021 年 12 月 1 日回到祖国，重返单位工作。我更加珍惜我们的生活，也更加珍惜我在医院的工作。

从小我的志愿就是成为一名优秀的医生，1997 年，刚从镇江医学院（现江苏大学医学院）临床医学毕业的我被分配到镇江市第一人民医院普外科工作。当时的大外科主任，也是医院普外科的创始人高一峰教授教导我们：热爱外科专业并且对生命要有敬畏之心。

20 多年的普外科生涯中我做过无数台手术，每次手术我都会带着这份敬畏之心。外科医生的抉择很多都是在手术台上的几分钟甚至几秒钟内做出的，短短一瞬间决定着他人的生活质量甚至是生死命运，这就要求我们外科医生比其他职业者付出更多的努力，不断地完成一次又一次的医术提升。

普外科是外科系统最大的专科，可以说是最复杂的外科临床学科，以手术为主要方式治疗疾病，也是一个急诊手术较多的科室。基本上每天都会有急诊手术，主要是急性阑尾炎、肠梗阻、肠穿孔、肠破裂、肝脾胰破裂等，特别是腹部多发伤，出血较多，需要直接进手术室抢救。一场抢救手术少则一两个小时，多则五六个小时。有人问我："这么长时间的手术，不累吗？中间不需要吃饭、喝水吗？"他们不了解外科医生，事实上，在手术台上做手术时神经高度紧张，我们一心只想着患者，只顾做手术，哪里还想到累，更甭说吃饭、喝水了。有时候一晚上来四五个急诊患者，不能准点下班成了常态。

我来到医院的时机非常好，正赶上医院快速发展时期。这一方面得益于医院制定的人才引进优惠政策，一方面也是因为医院为有志于医疗事业的青年人才提供了一个非常好的平台。

医院的普外科经过多年发展，现在能开展多项如腹腔镜胰十二指肠切除、腹腔镜肝叶切除、腹腔镜胃癌切除、腹腔镜肠癌切除等有较高难度的四级手术。"工欲善其事，必先利其器。"手术器械是外科医生必不可缺的工具，我目睹医院的普外科从当年的柳叶刀、电刀时代提升到超声刀时代，同时借助更为先进的腹腔镜、超声内镜等设备，在肝、胆、脾胰、胃、肠等各专业开展了一系列高难度的微创手术及新技术。手术越来越高大上，切口越来越微创化。高科技的腔镜器械提高了手术速度和质量，最大限度地减轻了患者的痛苦。2021 年 9 月，医院更是从国外引进先进的达·芬奇手术机器人系统，以提升外科手术的精度，进一步形成更加专业化的规范治疗。

在历任科室主任的带领下，医院普外科人才队伍逐年壮大，截至 2021 年 9 月，副主任医师以上专家超过 20 人，形成了老中青搭配合理的医疗梯队。目前，医院的普外科已成为镇江市临床重点专科，拥有 3 个病区，年门诊量超过 2 万人次，年手术量达到 4000 台次以上，其中三、四级手术占比超过 80%。

为加速科室发展，更好地服务患者，科室引入了 3D 超高清腹腔镜、电子肠镜、电子胃镜、达·芬奇机器人系统等先进设备。科室率先在镇江地区熟练开展腹腔镜结直肠癌根治术、腹腔镜胃肿瘤手术、腹腔镜胰十二指肠切除、腹腔镜腹股沟疝修补术、腹腔镜甲状腺癌切除术等，并一直处于领先水平。

医生的一次错误判断，就可能导致患者付出血泪，甚至生命的代价。医院的各科室都有一个光荣的传统，资深医生言传身教，指导帮助年轻医生快速成长。当年外科老主任高一峰教授就常常教导我们：想要成为一名优秀的外科医生，除了要热爱这份工作，要有坚韧不拔、持之以恒的信念之外，更要有高尚的医德、精湛的技艺、严谨的作风。记得当年我遇到一位 70 多岁的老年女性肠梗阻患者，在检查时，我根据症状判断她是肠梗阻，但是没有仔细检查寻找病因。高主任仔细查看患者后，很准确地指出患者的肠梗阻是因股疝嵌顿引起的，并批评我的检查不仔细、问诊不全面。我挨批后心悦诚服，纠正态度，从此再没犯过类似的错误。

医疗器械的改进，医疗技术的提升，都要求医生必须不断学习。医院大力支持和鼓励医生进一步深造和学习，我就是其中的获益者之一。我先后在江苏大学医学院和南京医科大学攻读研究生，并获得医学硕士、博士学位，目前已成为江苏省 "333 工程" 第三层次培养对象，江苏省 "六大人才高峰" 高层次人才，镇江市 "169 工程" 学术技术带头人。

我个人成长起来了，也没有忘记医院 "传、帮、带" 的优良传统，作为江苏大学、南京医科大学的硕士研究生导师，我已培养和正在培养的外科学研究生已达 10 名。

援外医疗是中国外交工作不可缺少的重要组成部分。2020 年 9 月，我志愿报名参加援外医疗工作，并受命担任中国第 30 期援桑给巴尔医疗队副队长、奔巴岛医疗点队长，远赴东非开启为期一年的援外医疗任务。

我们 9 名援非医疗队队员专业覆盖了普外科、妇产科、儿科、麻醉科、骨科、耳鼻咽喉头颈外科、医学影像科、心内科等科室。当地天气炎热，卫生条件极差，缺医少药，我们会碰到各种疾病的患者，有时连皮肤病都要看，队员们一个个的都被培养成了多面手：梳理打印常见病诊疗规范给当地医护人员、在产科停电的情况下复苏心跳呼吸全无的新生儿、自制简单医疗器械为患者进行手术……一年来，我们始终没有忘记自己此次援非的核心：施以医学援手，奉献医者仁心，用自己的无私付出，为不断深厚的中非友谊添砖加瓦，输出来自中国镇江的大爱力量。

一个好的外科医生知道如何手术，而一个更好的外科医生知道什么时候不该为患者手术，也就是说，能通过系统权衡和准确判断避免一切不必要的手术。奔巴岛医疗点曾收治了一例从高处坠落的 13 岁儿童，患儿送到医院时，表现为明显的急腹症，当时院内的 CT 机无法使用，唯一的 B 超医生恰好生病回家休息，只能使用 X 线机检查，对准确诊断的帮助非常有限。当地的值班医生不停地问，要不要手术。我发现患儿的血色素并不低，也没有明显的腹膜炎症状，就果断给出了"观察等待"的保守治疗策略。而倘若在该医院平时，很多这样的患者会被送上手术台剖腹探查。患儿的后续病情发展与我结合检查结果给出的判断高度吻合，经过保守治疗很快治愈出院。很庆幸因为我的判断，为他避免了"一刀之苦"。

临床工作是援外医疗的根本，医疗队全心全意为奔巴岛人民健康服务，任期内完成门诊 29230 人次，服务住院 18050 人次，各类手术 868 例，麻醉 548 人次，开展各类讲座 42 人次，处理危重患者 619 人次，急诊会诊 850 人次，影像学检查 5400 多人次。

新冠肺炎疫情全球肆虐，坦桑尼亚的疫情情况也不容乐观。当地达累斯萨拉姆市华人马某罹患重症型新型冠状病毒肺炎，辗转当地多家医院救治不见好转，其家属求助奔巴岛医疗点。医疗队立即联系国内相关专家开展线上联合会诊，给予明确治疗方案，经过三周积极救治，患者转危为安，顺利出院。

在救治条件有限的环境下，医疗队因地制宜开展甲状腺全切+中央区淋巴结清扫术、肠内营养在治疗消化道穿孔和消化道肿瘤中的应用、填塞法治疗小肠外瘘、疝补片在腹股沟疝无张力修补术中的应用、使用血压计进行诊断性空气灌肠、小儿骨髓穿刺术、小儿吸痰管在治疗新生儿尿闭症患者中的应用、B 超引导下臂丛神经阻滞等 30 多项新技术、新项目，多项技术创桑给巴尔地区历史先河。

授人以鱼不如授人以渔。整个桑给巴尔地区尤其奔巴岛，各种类型的疝病是最常见的外科疾病之一，其高发病率严重影响了当地人民的健康福祉。尤其是腹股沟斜疝嵌顿等危急重症，如果得不到及时积极的手术救治，将会严重威胁到患者生命安全。经过仔细调研，我起草了成立疝病中心计划书，分别提交给桑给巴尔卫生部、江苏省卫生健康委、中国驻桑总领馆，并很快得到三方的一致答复：完全同意，尽快成立。2021 年 9 月 2 日，中国医疗队疝病中心在阿卜杜拉·姆才医院正式成立，这意味着奔巴岛大量的疝病患者能够得到更好更及时的救治。同时，该中心可以通过培训、指导、开设训练营等方式将先进的医疗技术和手术方法传授给奔巴岛上每一名外科医生，真正实现周恩来总理在五十年前视察桑给巴尔时的嘱托——"留下一支永远不走的医疗队"。

早在 2014 年，我就作为江苏省援陕医疗队的一员，在陕西省华阴市人民医院外科对口支援 3 个月，同年获得省级对口支援先进个人荣誉称号。在援陕期间，我开展手术示教 90 余台，组织疑难病历讨论 60 余例，教学查房 45 例。

日常工作中，我对疑难危重病例尤为关注，不仅动态观察、积极救治，而且随时组织科室讨论。比如，有一位孟塬地区的 50 岁女性，3 次腹部手术史，之后出现肠梗阻，反复发作，多次入院，皆保守治疗。后来发作频繁，腹痛加重，保守治疗不能缓解。我仔细查看患者，详细询问病史，经过科室讨论，最终决定为患者手术治疗。讨论当天中午即行急诊手术，术中证实为粘连性肠梗阻，形成索带卡压肠管造成梗阻，如不积极手术，肠管势必缺血坏死。经过松解手术，患者痊愈出院，感激不已。结合这个病例，我组织了教学查房，使大家对肠梗阻这一常见且凶险疾病的诊断和治疗有了进一步的认识。

根据受援医院已有的医疗设备及条件，我积极诊治疑难病症，开展一些疑难复杂的手术现场教学，大力培训普外科医护人员，以提高他们的专业技术水平，为受援医院的长远发展奠定了良好的基础，也将镇江市第一人民医院的良好口碑留在了当地。

这些年，我个人的发展和医院的发展紧密联系，从一名普通的住院医师成长为主任医师、一院普外科副主任。24 年来，我一直坚守在普外科岗位上，全心全意为患者服务。外科医生最该做的是"有时去治愈，常常去帮助，总是去安慰"。

（马彦如采写）

打造大肠癌早期
筛查的"镇江模式"

姚俊，男，汉族，1971年10月出生于江苏金坛，中共党员，镇江市第一人民医院内科第一党总支部书记、消化内科主任。江苏省医师协会消化医师分会委员、江苏省医学会消化内镜委员、江苏省医学会消化内镜 ERCP 学组成员、江苏省抗癌协会肿瘤内镜学委员会委员、江苏省消化内镜超级微创协作组副组长、江苏省消化心身委员会理事、江苏省医师学会微无创专委会内镜学组委员。熟练掌握胃镜、十二指肠镜、结肠镜及超声内镜的各项诊断和治疗手段，对消化系统常见病、多发病治疗经验丰富，擅长 ERCP 下的各项治疗、内镜下食管静脉曲张硬化和套扎、内镜下黏膜下剥离术（ESD），荣获江苏省"卫生系统青年岗位能手"、江苏省"百名医德之星"、江苏省 2015—2017 年改善医疗服务先进典型示范个人、镇江市十大医德标兵等称号，2017 年赴英国曼彻斯特 Royal Bolton 医院研修大肠癌的早期筛查。

我是 2011 年开始启动大肠癌早期筛查工作的。当时，我虽然只是医院消化内科的一名普通医生，但是，我就是想做这个工作。为什么呢？因为在 10 年前还没有人重视大肠癌，大家注意力主要集中在胃癌和食管癌上面。镇江是胃癌和食管癌的高发地区。诱因很多，有本地的饮食习惯之说，有本地的水质之说，也有说本地抽烟的群体较多，至今没有定论。我们祖师爷这一代就忙于早期胃癌和食管癌的筛查了，我也参加了这个筛查工作。我们大概用了 30～40 年的时间，将镇江的上消化道癌症发病率降到基本接近全国平均水平。但是，在消化道疾病的临床诊断和治疗中，我发现大肠癌的发病率在不断攀升，而且有年轻化的趋势。这引起了我极大的兴趣。这是一个原因。

还有一个原因，1.8 米左右的大肠，如果上面生了息肉，一般需要 10 年的时间才可能发生癌变，而等到出现便血、肠梗阻等临床症状时已基本是晚期了。但是，如果大肠上的息肉刚开始癌变时就被筛查出来，然后去除掉，那么这个地方的息肉基本上就不会再有，甚至这辈子也不会再生，除非在肠道其他地方又长出新的息肉，而这个新的息肉也要经过十余年的时间才能发生癌变。不像其他的一些癌症，可能病灶刚切除三个月，弄不好又在哪里冒出新的病灶来，于是又要手术又要化疗，患者精疲力竭，医生得不断去跟踪病情，也很累。鉴于大肠癌的这个特点，做大肠癌早期筛查的意义在于真正实现了"从治疗到预防的转变"，可以拯救更多的生命。这是我想做大肠癌早期筛查的另一个原因。

说实在的，刚开始做这项工作是很辛苦的。说句不中听的话，就是以一己之力"玩命地做"。那时候，我早上 6 点就到医院开始做肠镜，中间还夹着做胃镜，一直工作到晚上 6 点。12 个小时能做多少患者呢？也就 50 多个吧。我最高的纪录是一天做了 103 个，这个纪录恐怕不会有人超越的。一天做这么多，报告是没有办法再自己手写了，就是低头"玩命地做"。一天下来，人累得如烂泥，直接就想找个地方躺下去睡觉。后来，我想再这样"玩命地做"下去，效果甚微，我自己的小命迟早也得搭进去，决不能再这样下去了，得培养团队。

在做胃癌和食管癌早期筛查时，我与市、区医院还有社区医院的医生都有联系，这个筛查体系已经形成了。我完全可以借助这个体系推动大肠癌早期筛查体系的构建。于是，我向医院申请设立大肠癌早期筛查的项目。医院领导大力支持，同意立项并拨给了项目资金。有了资金，就好办事了。

培养大肠癌早期筛查的团队不是那么简单的事。让技术较高的消化科医生进入团队是不现实的，因为他们都有自己的专业特长，而且工作非常忙。我瞄准了社区医生，这部分医生有时间脱产培训，也有可塑性。培训的方式就是手把手地教。选中的社区医生被带到医院，成天与肠镜"裹"在一起，我们给他们现场做示范，讲操作要点，让他们做辅助性的工作；然后把他们送到当地的医院，临床工作中手把手地教。就是这样一个一个地教，一点一点地做，团队人数由少变多，到现在已经达到了40个人，大肠癌早期筛查的团队就建起来了。以前我一个人做时，做得身心俱疲，一天的极限是做103个人，现在40个人做，就算每个人一天做10个人，一天下来就是400个人，成效翻了4倍。这就是团队的力量！更令我骄傲的是，一些社区医生，加入我们这个团队后，逐步成长起来，有的成了社区医院的骨干，有的还做了医院的领导。

其实，做消化道癌早期筛查，镇江不是最早有经验的。2017年之前，江苏出了"无锡模式"和"扬州模式"。"无锡模式"是做的血清胃泌素检测，如果这个指标出现异常，再做胃镜，这个检测是要抽血的，200元的血清检测费是由老百姓自己出，这就造成了老百姓参与度不高的问题；而如果没有老百姓的积极参与，这种地毯式筛查的效果就成了问题。"扬州模式"就是由一个二甲医院组织一个团队到社区，并且连夜将医院的3~4套设备搬过去，让社区组织100个人来做呼气实验，发现了问题，再做胃镜，投入过大是一定的，效果不明显才是核心问题。在做大肠癌早期筛查的过程中，这两种模式我们都试过，但是借鉴的意义不大，复制的可能性几乎为零，得另辟蹊径寻找一种新的路径。

正当我苦恼之际，2017年医院派我到英国研修大肠癌的早期筛查。这期间，我通过不断学习、摸索和临床试验，终于找到了一条适合大肠癌早期筛查的路径。那就是先化验大便的潜血情况，如果呈阳性，再做肠镜，必要时做切片化验。这个路径，花钱少，效果好，非常适合地毯式排查。回国后，我舍弃了前面那两种模式，带领团队沿着这个新路径开始了大肠癌早期筛查工作。实践证明，这条路径是非常正确的。

正确主要体现在以下三个方面：一是筛查的效果好。每年参与我们大规模组团筛查和机会性筛查的加起来将近1万人，大规模组团筛查中有10%的人潜血阳性，通过做肠镜切片化验，这10%潜血阳性的人中有80%是有问题的；而机会性筛查中潜血阳性的人的比例高达30%，而这30%中100%都是有问题的，这个比例很高了。通过筛查，我们挽救了更多人的生命。二是老百姓的参与度高。让老百姓看到了实惠，参与的积极性很高，如果查出了问题，及早治疗，对自己对家庭都有好处；如果查不出问题，权当做了一次体检，又是免费的，何乐而不为？三是术后随访及时、方便。这项工作由社区医院承担，方便了群众。

我们现在施行的大肠癌早期筛查模式，形成了大肠癌早期筛查的组织架构、大规模筛查、分级治疗、术后跟踪的闭环体系，而且简单易操作，实现了老百姓、医院、社区三方的共赢。2020年，我在江苏省消化年会上推广了我们的做法，反响很好。目前，常州和盐城开始复制我们的做法，社会效益初步显现。

大肠癌早期筛查的"镇江模式"初具雏形，建立闭环体系的路径虽然完成了，但是大肠癌早期筛查的标准还没有制订出来，没有标准，"镇江模式"是不完整的。我的愿景有两个，一是由镇江方面制订出大肠癌早期筛查的标准，二是大肠癌筛查范围由农村拓展到城市，在镇江实现筛查受众群体全覆盖。

大肠癌早期筛查能走到今天这一步，完全得益于镇江市第一人民医院这个平台。没有医院领导的关心支持，我去不了英国专题研修，大肠癌早期筛查也立不了项，团队也建不起来，那么纵有一腔凌云壮志，一切只能是徒劳。在镇江市第一人民医院100周年诞辰之际，我要衷心地说：是镇江市第一人民医院培养了我，是这个时代造就了我！感谢时代，感谢医院！

（尤恒采写）

在重症医学科（ICU）
成长的日子里

　　刘竞，男，1979 年 8 月出生于江苏连云港，中共党员，主任医师。2004 年江苏大学医学院毕业后就职于镇江市第一人民医院。现任医院感染与疾病控制部主任助理，门诊党总支第二支部副书记。2019 年 6 月，支援陕西省渭南市合阳县医院半年。2020 年 2 月驰援武汉，任江苏援鄂医疗队省队党总支生活委员，镇江市第三批援鄂医疗队队长，在武汉市开发区体育中心方舱医院二号舱工作。2021 年 1 月，在镇江市传染病医院新冠隔离病房，任新冠救治组组长，成功救治境外输入确诊新冠肺炎患者。

庚子年春，当武汉的樱花开得最盛的时候，我带着援鄂302团29排的医疗队员于3月17日下午6点10分回到了镇江。

作为镇江第三批援鄂医疗队队长，我结束为期半年的支援陕西省渭南市合阳县医院的医疗任务，回到镇江才一个多月，2020年2月9日这天，我和13岁的女儿，以及才3岁的儿子告别去支援湖北。2021年1月，我又接到金兆辰主任的电话，派我去镇江市传染病医院的新冠隔离病房救治感染的患者。

医院党委办公室打来电话跟我说，要把我与医院的故事收进百年院庆的书里，我真的有点难为情。百年康复，前辈们的故事一抓一大把，我只是康复医院的一名新兵，回望我在康复医院所走过的路，我的经历真的是平淡无奇。

2004年8月我加入了刚刚成立1年的重症医学科（ICU）。其实医院事先也征求过我的意见，有烧伤科、儿科、麻醉科可以选择，但我还是选了重症医学科。这个科的工作更具挑战性，更能实现自己的价值。我认为自己天生就能吃苦。

刚刚起步的ICU有两个"少"——床位少、医生少。在ICU有创救治操作和手术方面，大家更是从零开始摸索，当家人金兆辰主任真正是白手起家。科室成立之前，金兆辰主任去邱海波教授所在的东南大学附属中大医院进修学习了半年。我参加工作的时候，重症医学科只有两位医生，金兆辰主任和吉木森老师。原则上主任不参加值夜班，但是一旦有危急重症患者抢救，金主任都随喊随到。每个班24个小时，在人手实在不够的情况下，就从不同的科室抽调医生来倒班。我记得有天上夜班，遇到一个需要紧急气管插管的患者，我一边自己插，一边请护士打电话给手术室，请他们支援。像这种情况，如果插管成功，就不需要麻醉，只要谢谢人家来帮忙；如果插管失败，必须要手术室的麻醉师来协助。为了提高我们的气管插管技术，金主任带着我们一起练习，到手术室找来操作模型反复练习。

一个人值班的时候，没有人帮你，必须要尽快熟悉各项工作。于是，在没事的时候，我和吉木森老师经常往手术室跑，在模型上练习气管插管技术。后来在插管技术上我日渐娴熟，都不需要电子喉镜，用最"原始"的方法就能迅速完成，真正是水到渠成，每步都做得很漂亮，这是金主任带着我们苦练的结果。

ICU中，如果哪一个医生临时有事，我们24个小时的班马上就得变成48个小时。因为当时条件有限，抢救患者成功率并不算高，且强度特别大，心理承受的压力也特别大，睡眠长期紊乱。我上过好多次48个小时的班，好在那时没有成家，只需照顾好自己就可以了。

随着医院的不断发展，重症医学科的患者数量开始多起来，医生也在增加，人多了心里就会放松很多。有一天也是值夜班，我第一次脱了长裤睡觉，结果那天遇到突发事情。

在 ICU 工作的 17 年期间，我只那一次夜班是脱掉外面的长裤睡觉的。事情发生在凌晨三点多，那个夜班我零点才回值班室躺下，心想下半夜应该不会有事，就脱了外层的工作裤上床，这个时间段人特别的困。通常情况下患者如果有事，护士会打电话到医生值班室，但那天值班护士来不及打电话，突然冲到医生值班室，用力敲我的门。"刘医生，刘医生，不好了，不好了，3 床把呼吸机上的气管插管拔掉了，心跳停了……"我赶紧套上裤子，披上白大褂，百米冲刺奔到患者床边做心肺复苏，护士取来管子重新插管。就在我给患者拼命按压的时候，身上的裤子滑到了膝盖。我在冲出值班室的时候根本来不及整理身上的衣服，裤腰带没有系好。我和护士一起把插管插好，调好呼吸机，继续做心肺复苏，半小时过去了，患者才有了心跳。从那天起，我上夜班再也不敢脱掉裤子睡觉。

重症医学科（ICU）抢救室，就是一个血与火的战场。我清楚地记得，在 ICU 轮转的医生中，曾经有几位女医生被高强度的抢救工作累得直哭，那种疯狂的节奏，让人生理心理到了极限。某天早上我去接班，夜班的女医生坐在桌边一声不吭，怎么问也不开口，最后控制不住哇哇大哭……

每一位 ICU 的医生都要经历"初级阶段"高强度的疲惫，等到"中级阶段"的时候，你对生命的认知会更深刻——通过你和护士的努力把一个个濒危的生命从死亡线上拉了回来，他们活过来，是对每一位 ICU 医生最高的奖赏。这些生命中，有七八岁的孩子；有三十多岁的年轻人，正是家里的顶梁柱；有七八十岁的老者。一般人认为，进了 ICU 的患者，死多活少，虽然有些人确实救不过来，但终归有能救得过来的人。

每一位 ICU 医生都有许多刻骨铭心的记忆，措手不及的意外，有一天我值夜班，从扬中送来一位三十多岁的年轻人，他摔倒后骨折，在镇江某医院治疗结束后就出院了。两天之后他突然大便出血。扬中医院诊断是痔疮，但是出血量很大。后来转到我们这。他来的时候穿着成人尿不湿，可是血仍往外不断地涌出，化验报告显示他的血红蛋白水平低达 34 g/L，这是一个濒临死亡的数值。我们紧急留置了 2 路中心静脉导管通路，快速大量输血、补液扩容、抗休克抢救，极力创造条件，争取时间，终于通过 DSA 血管造影检查发现他肠系膜动脉上有个动脉瘤破掉了。这个年轻人如果再晚来一步，就真的回天无力了。我和同事拼尽力气抢救了一晚，把他给救活了。在他出院后的第三天，他的妻子到医院来送红包给我，我当然没收。他的妻子说："如果不是你救我丈夫，他肯定没了，家里还有两个孩子，一个 5 岁，一个 3 岁……"患者的妻子在我面前泣不成声。

还清楚地记得为了抢救一个心脏骤停的患者，我做心肺复苏坚持了 2 小时40 分钟，到了后期，每按压一次都累得想要放弃，但只要一不按压，他的心跳就没有了，只有再使出全身的力量按下去，他才能有一点心跳。这个患者后来救活了，住了 10 天康复出院。那一次长时间的抢救后，我的两条胳膊酸了半个月抬不起来。但如果真的放弃按压，哪怕少按压一下，他都可能活不过来。

我们重症医学科的主任金兆辰真的了不起，特别有韧性，我特别地敬佩他。他在 48 岁那年成立重症医学科，从不懂到精通，手把手教我们做事，这么多年来，作为行政主任的他，还像当年一样带着我们一起干，从不懈怠。

金主任是一个精力特别旺盛的人，他永远那么有上进心，是重症医学圈内的翘楚。有一次我们科遇到一个特殊患者，患者在扬中。金主任接到电话时是凌晨三点。他二话没说当即开车去扬中会诊，当夜又将这个患者转到我们医院。救护车在前面，金主任开车跟在后面，一路上蓝光闪烁。到达医院 ICU 病房时，金主任突发心绞痛，他是累的。

作为他的学生，金主任的敬业精神让我感动。这么多年，我跟着他虽然很累，但能学到东西。他对每个人的严厉，近似于苛刻，但哪怕我们再累，他也从来不会对我们放低要求，在他的言传身教下，我们渐渐都能达到他的要求。他的手里始终有一根"小鞭子"，抽着你往前奔，由不得你懒散。我们科里的年轻人，从吉木森老师和我开始起，做事上手都特别快，就是因为被金兆辰主任拖着往前奔。我们科现在分为五个组，每个组都有主心骨。从最初的 3 个人，发展到今天已经有了 23 人，每个组都有轮转的医生。重症医学科的中坚力量就是这样培养出来的。在我当带教老师的时候，我也把金主任的这种方法用在学生身上。只有这样不断鞭策培养年轻下一代，我们的科室、我们的医院才能发展壮大起来。我们都会老去，如果下一代人还不能独当一面，重症医学科这个国家级的科室就很难保得住，那么对医院的影响是巨大的。医院的发展靠科室，科室的发展靠人才，只能越做越好。学无止境，逆水行舟，就是这个道理。

我经历过一个夜班收治 8 位重症患者的情况，这个数字是巅峰。这种技术含金量很高的抢救，到最后变成了机械化的操作，人太多了，手脚累得开始麻木了，像流水作业一样救人。然而越是累越不敢大意，注意力越是要集中，操作的速度反而需放缓，患者绝不能在我手上出事。

17 年来，无论多苦，我都舍不得离开我们的医院，离开我的岗位，这是一个能实现我价值的地方。你有多苦，就有多热爱。我既然做的是这个专业，就不能丢掉。特别是我现在做气管切开术、纤维支气管镜、胃造瘘等有创操作，虽然说不上达到炉火纯青的地步，但每次都能做得得心应手。如果有一天我离开了重症医学科，我会很失落。工作中积累的每一个经验，已经完全渗透到了骨子里，无法割舍。

我骨子里就带有英雄情结，越是在困难的时候越是能激发这种情结。

在 2020 年新冠肺炎席卷大地的时候，正是这个情结让我义无反顾报名去湖北支援。2020 年正月，院部的办公桌上，签好名字去支援湖北的请战书有好几百份，其中也有我的。

2020 年 2 月 10 日零点整，医务部的濮勇主任打来了电话："刘竞，你准备好，刚接到通知，你们这一批人去湖北支援孝感。"

因为我和濮勇主任比较熟，有些不相信，问他："真的还是假的?"他又把电话递给事先曾打过电话给我的解敏主任。解敏主任说是真的，并且说："明天早晨 7 点钟，医院有车子到你家小区门口接你，简单带点行李，其他的东西医院已帮你准备好了。"

两分钟时间的电话很快挂断，我全身开始燥热，紧张。女儿、妻子、岳母、父母，接到电话后都慌了。离别就在几个小时后。我不想瞒着全家人，他们终归要知道我去湖北的事，早讲更好些。爸爸还是很冷静，但妈妈没那么从容。

这一夜，我们全家人都没有睡觉。这一夜，解敏主任、濮勇主任和护理部的高燕主任都在单位，连夜帮去武汉的人员准备物资。

"你可不能出事，你是家里的顶梁柱，你要在外面有个三长两短，两个孩子怎么办。"老婆默默地陪着我一夜没睡，我们一起收拾行李，等待天亮，怕吵醒孩子们，也不敢大声说话。6 点钟拎着行李箱出门前，我蹲在儿子的床边，在他的耳边说："儿子，爸爸要出门了，再见，再见。"没想到把儿子给惊醒了，儿子奶声奶气和我说："爸爸，拜拜。"我又走到姑娘床边，亲了亲她："爸爸要走了，到了湖北再与你们联系。"女儿学业重，酣睡未醒。

我此次去援鄂，不比援陕，面对的是罕见的传染病烈性病毒，作为领队，要想别人不曾想到的，做别人做不到的，要对每一个队员的生命安全负责到底。

医院的送别会议上，包括院长蒋鹏程和时任党委书记时秋香等领导在内，每个人都做了简短的发言。气氛有些沉重,有家属在哭。只有我和张晶晶没有家里人来送,她未婚夫是海军,在索马里海上执行军事任务,别说送,连电话也无法打。

在市政府市民大厅,副市长潘早云把医疗队的一面红旗交到我的手上的时候,我有些恍惚,也有些激动。市卫健委有两个处长送大家到南京禄口机场,登上大巴车前,又给每个人发了 5 件防护服及口罩,怕万一不够用。在车上,大家被突然告知:"你们不是去孝感,而是去武汉。"一车的人心里慌了。武汉是当时疫情最严重的地方,孝感是除了武汉之外疫情最严重的地方。我在车上安慰大家:"去武汉更安全些,武汉是省会城市,各方面的防控措施做得更好,保障一定是最好的。"

到了南京禄口机场,我才知道要把镇江市第三批医疗队的 29 人编入"第五批江苏援湖北医疗队省队"。第五批江苏援湖北医疗队省队有江苏省卫健委两位处长,加上南京二院的杨院长,总共 302 人,由江苏省 10 个市的医疗队组建而成。后来镇江市第三批医疗队被称为"302 团 29 排"。人员到齐后,立即建立工作微信群,留下各自的联系方式。

飞机带着我们飞向武汉,一下飞机就听到有人在喊:"大家要注意安全,注意防护,你们现在到疫区了。"

我们一群人好不容易到达酒店,才知道这个酒店是在接到通知时才开的,房间没电,没有吃的。302 个人被分到三家不同的酒店。每人发一桶老坛酸菜牛肉泡面,没有灯,大家开着手机上的灯洗澡,也不敢关机。女生们的行李箱都在机场,生活日用品也没有。我泡了面吃完睡了一会儿,天就亮了。

两天之内,我的微信里一下子多了 18 个工作群,每个群里的消息都很突然。比如:10 分钟内赶紧下楼,车在楼下等,到省队开会;30 分钟内要布置×××工作;30 分钟内要把 3 天内的班次排下来……所有的指令在时限内必须完成,如果不完成,电话就跟着来了,哪怕凌晨三四点钟,都能接到上级领队的电话要求。通过两三天的休整,省队很快组建了一个管理框架,302 个人一起生活,我主动担任了 302 团的生活委员。

2 月 12 日去方舱医院熟悉场地的时候,我遇到了省人民医院国家救援队的陈主任,他早就来了,在武汉的城市客厅方舱医院已经工作了 10 天。他们带了 37 人与我们 302 人汇合。方舱医院是用一个篮球馆改建成的一个有着 570 个床位的临时医院。许多人都记住了陈主任的话:"你们以后在这个方舱医院里工作,一定要注意防护,任何时候不能放松警惕。如果你们万一感染不行了,回江苏的只能是你们的骨灰。"陈主任讲这番话的时候,我正拿着手机在拍方舱医院里的场景，当时手一抖，而他周围几个戴着口罩的同事吓得僵在原地不动。

我后来经常把陈主任的这句话复述给所有队员听，目的是：宁愿让他们害怕，也不能让他们松懈，如果有一个人感染了，我这辈子心里都不会安。

2月13日晚正式开始收治患者，经过筛查社区和卫生院，确诊的患者来了许多，3天时间，570张床全部住满。工作开始紧张起来。6个小时一个班，从早8点工作到下午2点，早晨5点就要起床，少吃点东西，少喝点水，穿上尿不湿、洗手衣，外面套上冲锋衣，口罩、帽子、鞋套全部穿戴好。6点整，当班人员上通勤车，要开近1小时才能到达方舱医院。到医院脱下冲锋衣，穿上防护服，留下鞋袜，再穿一层隔离衣，再穿一层防护服，加一层隔离衣；帽子两层，口罩两层：一层N95口罩，一层外科口罩，再加上护目镜，两层鞋套，一层靴套。如果感觉有不严密的地方，再用胶带纸贴紧贴牢。作为全舱的医疗组长，我要为每一位医护人员的穿戴全部检查一遍，检查防护服质量，穿戴一定要合格，不能有任何漏洞，最后在每个人的防护服背后或前胸，用黑笔写上名字，提醒他们注意事项。做完这一切，大家一起进舱，我才能松口气。我们8点钟前要进舱接班，在舱里奋战6个小时，直到有人来接班。

方舱医院不像正规医院，没有三区两通道，只有一个通道，下班的人出舱得用一个小时。后来经提议再增加了两个通道，这样二三十分钟就能出舱。体育馆没有洗澡的地方，只能消毒。约一个小时后回到酒店，又是新一轮的消毒，大家互相喷酒精与消毒液，从头喷到脚。如果饿的话，先从大堂拿方便面回房间吃点，然后等着吃晚饭。进入房间前要先把裤子、鞋子脱了挂在门外的衣架上喷酒精消毒，进门换第一双拖鞋。关门，全身脱光，里面的洗手衣全是湿的。进浴室换第二双拖鞋，洗半小时澡，手消毒，把耳朵、鼻子全部掏干净。半小时洗好，再换第三双拖鞋进入卧室，这个时候才觉得自己是干净的。

大约10个小时的不吃不喝，加上身体里的水被汗蒸发，一天不上厕所的情况下，回到酒店上厕所会发现小便黄得像浓茶。在舱里的这6个小时，我觉得比那一次2小时40分钟抢救患者的按压还要痛苦。在里面需要不停地跑，经常被汗水迷住眼睛，要拿着对讲机不停地说话，舱里信号不是太好，要对着对讲机大喊，有时候还经常听不到上级的指令。缺氧，想吐。不能吐，吐了该怎么办？有一次差点吐了，已经到了喉咙口，又强迫自己咽了下去。

每个区都有党员支部，与各个区对接。方舱里有一个当地的女医生，她也感染了，才26岁。舱里最小的患者才13岁，和我的女儿差不多大，他的妈妈在另一个医院，在他出院的时候，被分到和妈妈到不同的地方隔离。我为了让这个孩子早点和妈妈在一起，打电话协调，让他们母子相见。后来他开开心心地离开了。只要看到和自己女儿和妈妈差不多大的人，我心里都会很激动，会多留意她们，像条件反射一样。

到武汉不久，一场大雪从天而降，气温陡降，我怀疑自己受凉感冒了，全身无力，特难受。方舱里有 500 多个确诊的患者，每天身处其间，被感染的可能性是极高的。每天和家里人短暂视频时，我也不敢告诉他们自己身体不舒服的事。我们每个人脸上都有压痕，鼻子上的皮都破了，在跟家里人连线的时候，一般就轻避重，报喜不报忧，把手机的光线调得越暗越好。

方舱医院 570 名患者，包括 42 名重症，436 名完全治愈出院，还有 134 名转往其他定点医院。当班的时候，哪怕有一个患者发烧，血压升高，组长都要去甄别他们是不是重症，一旦发现呼吸不好、心力衰竭、高血压、肾功能损伤等情况，就要及时转到定点收治医院。

到 3 月 7 日，方舱医院里的患者越来越少，记得一名姓王的患者把行李放上车后，站在我面前说："刘医生，请您接受一个退伍老兵的敬礼。"说完就是一个标准的军礼……这样的情景，我只有在电影电视上看过，没料到却真的在自己面前发生了。我还没反应过来，敬礼的人已经上车走了，只能冲他的背影挥挥手。

2020 年 3 月 17 日，我和团队安全回到镇江。我作为 302 团 29 排队长在方舱医院带领大家在武汉的"诺亚方舟"上搏击 38 天，被江苏省人社厅和江苏省卫健委给予记功奖励，获得了"江苏省抗击新冠疫情先进个人"称号。

抗击新冠疫情的工作经历，对我的医疗专业技术能力是一次严峻的考验，对我的党性和职业操守更是一场最好的洗礼，特别是当我在外地的时候，不管是到陕西支援，还是到武汉支援，都以康复人为荣，医院是我坚强的后盾，我在前方，她在后方始终深情地凝视着我。

（钱兆南采写）

那场难忘的战役，
我打赢了

　　孙如杰，男，1990年4月出生于江苏淮安，中共党员。2013年6月毕业于徐州医学院，就职于镇江市第一人民医院，2018年3月任医院重症监护室护士，2021年6月起任手术室护士长。2020年1月至3月，参与了医院新冠肺炎救治小组，为全省首例新冠重症确诊患者的责任护士。2020年3月被评为镇江市"新冠肺炎疫情防控先进个人"。

我记得我是在大年初一中午接到医院的通知，要求所有人当天返回医院。同时收到的，还有组建新冠肺炎救治小组的招募通知。

2020 年是我成为一名执业护士的第 7 年，年初的一场疫情让所有医护人员面临巨大考验，也给我留下终生难忘的记忆："90 后"的我，成了全省第一例新冠重症患者的责任护士。

当时来不及害怕，今天想起来仍十分激动：有几分后怕，但更多的是作为一名医护人员的自豪与荣幸。对于我这样的年轻护士来说，参与新冠重症患者的救治，不仅是巨大的考验，也是非常难得的成长机会。养兵千日，用兵一时，不是吗？我与医院，在病毒面前，经受住了考验。

说实话，面对新冠病毒，我和所有人一样茫然，但我从来没有想过要退缩，而是选择勇往直前。

我是淮安人。当第一时间知晓湖北武汉暴发疫情的时候，我就在心里做好了留在镇江待命的准备，先是没有如往常般安排回老家过年，然后说服家人，缺席儿子的周岁礼。同时开始做好各种迎战准备，参加科室的各种演练流程、学习消毒隔离技术规范等。

我在心里做好了准备，并不代表我不紧张。当我所在的镇江市第一人民医院被确定为重症感染者收治点时，整个医院笼罩在紧张而神秘的气氛里。作为 ICU 重症监护室护士，我知道，一旦镇江出现疫情，我们必然是一线中的一线。那几天，我几乎都睡不着觉。看见家人担心的眼神，看见 10 个月大的儿子，也会浮想联翩。但我心似明镜：于情于理，我都必须上。我是重症医学科护士，这个时候，我不上前线，谁上前线？想明白这一点，我释然了，觉也睡得安稳了，面对家人也更自信，甚至可以安慰他们了。我对妻子说得最多的是：没什么好担心的。镇江是相对安全的，而且，我们的防护是一流的。虽然我自己心里并没有十足的把握。

通知下来的第一时间，我毫不犹豫地报名参加新冠肺炎救治小组。面对这种新病毒，当时科室里没有哪个医生有十足的把握把患者完全治愈。对病毒的传染性，患者病情的严重程度，我们几乎一无所知。大家的心里都有几分忐忑。但科里没有一个人退缩，都义不容辞，争先恐后报名。护士长、护士们纷纷请战。作为科里年轻的男同志之一，我被大家无畏的精神感动着。4 个医生、7 个护士很快组成第 1 批 4 个新冠重症抢救小组。

1 月 26 日凌晨，医院接到我市第一例患者，这也是全省第一例新冠肺炎重症确诊患者。应急预案立即启动，随时准备应战的我们迅速到岗，以 24 小时在岗的形式，投入了对这名重症患者的抢救诊疗。

重症监护室有 4 个病区，其中最危险的就是 A 区负压隔离病房。新冠重症患者就收治在这里。

由于我们抢救小组的生活区也要与外部完全隔离，因此整个监护室的生活区域被完全封闭起来给我们新冠抢救小组专用。

从那时起，我们进入隔离状态。来的时候，我们都带着早就准备好的行李物品。我们都知道，一入病区，就不可能回家，大家都自觉自愿地做好了长期住在医院的准备。

患者刚来时，病情非常严重。我们医护人员的情绪也都高度紧张，从最小的细节开始，严格规范，不允许犯任何错误。每次进去一名医生和一名护士，4 个小时轮一班，保证负压病房里 24 小时不脱人。此外，我们每次进出负压病房都要认真测体温。

重症监护室的护士本来工作量就很大，一个是设备比较多，另一个是患者的病情比较严重，需要使用各种药物，每时每刻都离不了人。然而，照料护理新冠肺炎重症患者的困难和辛苦程度，还是超出了我们的预想。防护服看上去很轻，穿身上却很重，口罩也很闷气，每次进入病房一个班至少要工作 4 个小时，所有的护理，都变得比平常难很多，也累很多。一方面，护士需密切关注监护仪器，定期抽血，定期拍胸片；另一方面，隔离病区没有护工，患者除治疗护理之外的吃喝拉撒等生活护理，也全部落在护士身上。第一个重症患者，一度每天使用无创呼吸机超过 12 个小时，需要特别监护。因为无创呼吸机比较闷气，该患者采取的又是俯卧位，特别难受，所以我们要在里面看着他，协助他，保证无创呼吸机正常工作。

最痛苦的事情就是给患者抽血。为随时了解患者的病情变化，了解无创呼吸机对他的病情的作用，我们需要每天抽患者的动脉血来查看氧合指数，调整下一步治疗计划。抽血操作要求戴三层无菌手套，再穿上防护服、戴上防护面屏和护目镜，眼前老是起雾，动作僵硬不灵活，抽血变成了一项高难度任务，最后往往不得不在摸得着而看不见的状态下盲操作，每抽一次血都是满头大汗，人都快要虚脱了。

在负压隔离病房觉得呼吸困难是常态。我说的不是患者，是我们医护人员。我们要戴一层 N95 口罩再加一层外科口罩，再加上防护面屏，有侵入性操作的时候，比如抽血，还要戴护目镜，加之在里边高度紧张地忙碌，经常让人觉得呼吸不畅，能坚持 4~6 个小时真的是很不容易。

领导要求我们一定要做好防护。因为做好自我防护，不仅仅是为了个人，也是为了我们团队。要知道，只要一个人出事，团队就全毁了。所以再怎么闷气，我们也不敢在防护方面有丝毫的松懈。

说起来好笑，当时我们对新冠肺炎病情整个发展周期还不太了解，心里对我们的防护技术也不是特别有把握。网上报道说新冠肺炎的反应一般来说先是咽痛发烧，然后咳嗽。我们护士在负压病房操作 4~6 个小时之后个个都口干、咽痛，还有人咳嗽，我们的同事就半开玩笑地说："不得了，我们的症状都很明显啊。"

重症监护室的大部分患者是见不到阳光的，待久了容易发生谵妄。我们护士就得做心理疏导工作，跟患者聊天。我的这个技能在此次护理新冠重症患者时发挥了作用。作为责任护士，我是每天陪伴患者时间最长的人。虽然是重症，但患者的意识是清楚的，每次护理他的时候，都能看出他的眼中充满着渴望和焦虑。我知道，医生、护士就是他唯一的希望。我不仅要做好常规的护理治疗，更要做好患者的心理疏导。因此，我每天都会跟患者说："你看，今天的指标比昨天又好了许多，放心吧，你一定很快就会康复的。"不仅这样，我每天还帮助患者大小便，陪着患者拉家常，缓解患者的焦虑感和紧张感。就这样，一天又一天，患者的病情逐渐好转，我和患者也成为无话不说的"哥们儿"。

第一位重症患者入院没多久，负压病房又收治了第二位重症患者，由于这名患者年龄比较大，抵抗力相对弱一些，对无创呼吸机的依赖就更严重了。这对我来说，不仅工作量增加了，压力和风险也更大了。我只能更加细致耐心，时刻关注患者病情变化。在那段时间，我顾不上厚重密闭的防护设施带来行走的不便，不停穿梭在两个负压病房之间，时刻关注着两个患者的各项指标。就这样，我一直奋战在隔离病房，辗转于病区与生活区，每天最大的奢望就是吸一口新鲜空气。

2 月 29 日，全省第一例重症患者出院。3 月 8 日，另一位重症患者在经过43 天的治疗后，也顺利出院。这对我而言真是莫大的安慰：我们的团队打赢了这场难忘的战役。而这个时候，我已有一个多月没有见到我刚满一岁的儿子了，我真的好想念他，想念我的家人。

我见证并参与了两名重症患者的抢救治疗与护理的全过程。有人问我当时有没有害怕和犹豫。面对未知的病毒，我和所有人一样脆弱，但我来不及犹豫，我们在跟时间赛跑，我们必须跑得更快，才能从死神手中把患者抢夺回来。

在负压隔离病房对新冠重症患者抢救护理的这段时间，对我来说是一段艰难的日子，更是一段难忘的回忆。医生救死扶伤，护士也救死扶伤，在这个意义上我们是一样的。但作为护士，我们做的很多事情都与患者的安全息息相关，一个小小的失误都可能给患者造成不可挽回的伤害，而一次细心的维护会带给患者希望和信心。经此一役，我比以往任何时候都更认识到医护人员的伟大和护士工作的重要性。

（陈洁采写）

实验室里的使命与担当

　　林江，女，1967年11月出生于江苏沭阳，中国农工民主党党员，医学博士、研究员、主任技师、硕士研究生导师，镇江市第一人民医院中心实验室副主任、院级标本库副主任。复旦大学陈芬儿院士工作站成员。入选第一批江苏"卫生拔尖人才"、江苏省"333工程"三层次培养对象。中国药理学会分析药理学专业委员会第一届委员会委员、中国检验检疫学会卫生检验与检疫专业技术委员会委员、江苏省药学会第一届药物基因组学专业委员会委员、江苏省中西医结合实验医学专业委员会委员等。擅长肿瘤分子生物学、细胞生物学的基础与临床研究。获江苏省科技进步奖、江苏省医学新技术引进奖、江苏医学科技奖等20余项奖项。获评中国农工党江苏省委员会"抗疫先进工作者"。

我们医院的中心实验室是 2002 年 3 月建成的，是医院为集中资源办大事、强化医学科学研究推出的创新举措。当时，医院在原先血液科实验室、内科实验室和心脏科实验室的基础上，先后投资 400 万人民币进行仪器设备的更新、添置及实验室扩建，建成面积达 1000 多平方米的设有流式细胞仪室、临床基因诊断实验室、细胞遗传室、细胞培养室、细胞形态室、免疫室、公共实验室等中心实验室，从软硬件方面提质进档。

为提升科研实力，科室积极做好人才引进和培养工作，为实验室良性发展打下良好的基础。例如，先后有 10 人攻读硕士、博士学位，进入博士后工作站，目前已有 5 人学成归来；多次外派人员到国内外知名实验室进修学习。目前中心实验室已形成由 3 名博士研究生、9 名硕士研究生、6 名高级职称人员组成的工作团队，其中陈芬儿院士工作站成员 2 名，博士研究生导师 1 名、硕士研究生导师 3 名，江苏省"333 工程"培养对象 2 名。

实验室，顾名思义，就是做实验的地方。中心实验室不仅为本室的科研人员，也为本院医生及其研究生提供场所和设备等科研平台，还为江苏大学提供分子生物学、细胞组学、蛋白组学研究方面的便利。特别是一些先进设备如从美国 BD 公司进口的用于分选的流式细胞仪在一般医疗机构尚不具备，中心实验室在共享共用中极大地提高了研究便利和利用效率，为相关部门优化了资源配置，节约了科研成本。

作为多个领域的市级重点实验室，我们还定期举办讲座，邀请全国相关行业专家介绍各领域前沿的学术信息和最新的科研进展。随着质量和安全管理要求越来越严格，近年来，我们还着重开展各种技术培训、生物安全培训和消防安全培训等。毫不夸大地说，我们中心实验室正成为镇江市医学科研工作者的重要基地，现陆续有江苏大学、镇江市第四人民医院、镇江市中医院，以及本院脑外科、心内科、血液科、检验科、急诊外科、ICU、中医科、护理等科室的国家级、省级、市厅级科研课题在科室开展。目前已有 90 余位博士后、博士研究生、硕士研究生在实验室进行课题研究工作，并有 50 余位顺利毕业。2012 年至今，中心实验室承担国家自然科学基金、江苏省自然基金、江苏省双创团队、江苏省创新团队、江苏省临床专项及镇江市临床医学研究中心等课题近百项，获省市级科技成果奖 30 余项。

目前，中心实验室已形成很多省市领先的特色，比如，在江苏省较早开展 RT-多重筑巢式 PCR 检测项目；在镇江市较早应用流式细胞仪进行白血病免疫分型等多种项目检测；在镇江市较早建立白血病 MICM 分型检测；从形态学、免疫学、细胞遗传学及分子生物学等方面对白血病进行全面诊断；在镇江市较早应用细胞成像分析系统发放骨髓报告，将抽象的文字描述与直观的图片形象有机结合起来，结果更加直观可靠等。

作为研究型功能科室，中心实验室有很多的工作内容都不是很"亲民"，从科研项目到管理规范，甚至设备名称，听起来可能都不好懂。然而，2020 年以来，一场突如其来的新冠肺炎疫情，把我们推向了最紧张的前线：我们实验室成为镇江市医疗机构第一批开展新型冠状病毒核酸检测的科室。

那是我参加工作以来是最紧张的"第一"。跟任何科研项目与成果不同，面对未知病毒的巨大心理压力，直面样本的"密接"感染的危险性，都让实验室的每一名同志经受了前所未有的考验。

2020 年年初，接到院领导通知后，我们快速成立新型冠状病毒核酸检测小组。严控生物安全关、严把室内质控关，是我心头时刻紧绷的两根弦。为了核酸检测工作早日进入正轨，从制定制度到实验流程再到报告发放，我都亲自把关，本来就对安全特别敏感的我像得了强迫症，反复察看，仔细核实。为了保证检测人员生物安全防护的准确性，消除检测小组人员的紧张情绪，对所有检测流程我都亲自走几遍，包括带头穿戴非常消耗体力的三级防护进入最危险的直接接触病毒的"标本制备区"。对可疑标本，采用多家试剂、重新采样等多种措施进行复核，为临床提供及时、准确、可靠的检测结果。

武汉疫情开始以后，医院预见我们迟早需要开展核酸检测，便积极进行各项准备工作。早在 2003 年，我们的 PCR 实验室就通过了江苏省临检中心验收，具备分子生物系列检测的基础。随后我们又紧锣密鼓按相关程度，办理各种手续，于 2020 年 2 月 20 日之前取得了"生物安全实验室备案证书"，并对相关人员进行了必要培训，这些都是开展分子生物系列检测的先决条件。

2020 年 2 月 25 日是我们全面开展核酸检测工作的第一天。我带着几名同志一起入仓，进入 PCR 分子检测实验室，参与了首批核酸的检测工作。第一次试运行，采用的全部是真的患者标本。我至今还记得当时的情形，每个人都保证有严格的三级防护。我先戴上 N95 口罩，然后戴上护目镜，护目镜要压实贴紧口罩，一时有点透不过气来。入仓以后，在"加样"操作中，我的鼻子越来越痛，说实话，我感觉我的鼻梁一定是断掉了。几个小时后操作结束，我按规程脱下防护，才发现鼻梁上有一道鲜红的血槽，皮肤被 N95 口罩压破了。经过这次亲身体验，我特别能理解同事们的辛苦。

核酸检测流程是这样的：检测者在采样点采集，样本从采样点由专人转运到实验室，然后由生物实验室中的工作人员按流程进行操作，严格地由一区到二区再到三区，最后出报告。每一份样本都有时效性，因此我们一般 2 小时转运一次，到了就做，确保样本有效。

一开始每天只能检测 30 多例样本。一周后就能做到每天 400 多例。最初是常规检测，后来又开通快检，也就是从 24 小时出报告提到 4~6 小时出报告。2020 年 10 月以后，我们在省内率先开展新冠病毒核酸 RT-PCR 快速筛查。一度科室全部成员 18 人中有 15 人都参与进来。我们最快能做到 2 小时出报告。2020 年 7—8 月，我们曾有过一天做到 3500 多例样本的记录。现在，每天 1000 多例是常态。无论一天有多少样本，我们均按要求做到日清。所以加班加点就成了常态。一开始，防护服不仅贵还买不到，一个班次进出一次肯定要完成工作才能出来，否则就浪费了。这就导致我们一坐就是四五个小时，不仅吃饭从不在点上，常饿得胃疼，而且从头到尾不敢喝水，不敢吃多，免得上厕所。最尴尬的感冒的时候，在三级防护下，鼻涕都只能直接糊在脸上，吸在嘴里。此外，还有地面、墙壁、桌面一天多次经次氯酸消毒后熏得眼睛长期红血丝；一直加样和拆袋子引发腱鞘炎和肩周炎；长时间坐着加样后腰疼得直接站不起来；长时间戴 N95 口罩出现乏力胸闷……

其实身体上的不适与心理上的压力比起来真的不算什么。当时，大多数人都对新冠肺炎没有多少认识，不知道怎么做防护，总觉得每一口气吸进呼出的空气都形迹可疑，每一份样本都像是一个随时可以引爆的雷。当然，我们也有职业的自觉，根本没人想过退缩。中心实验室第一批进仓参与核酸检测的同事除了我还有 8 人，他们大多是年轻的刚毕业不久的博士生和硕士生。他们是最早参与的一批人，也是坚持时间最长的一批人，因为核酸检测工作一直在持续，他们也一直战斗在最前线。后来的有些日子，特别是南京、扬州疫情防控期间，我们核酸检测的量更大，工作更辛苦，但他们说那都是小事情了，因为"大风大浪都经过了"。

有两件事是我们一直特别重视的。一是生物安全。不仅做好三级防护，而且执行更严格的消毒制度、脱防护物品的规范。二是质量控制。每一个步骤要求严格按照操作规程操作。如加样要加得准，不能多加、不能少加。我当时跟同事们讲得很严肃，再闷再难受也绝不能放松防护，安全是第一位的，从一区到二区再到三区，都必须严格执行规范，按流程操作。如果防护不按规范来，万一有人感染，造成院内感染，那就是谁都负担不起的灾难。如果操作不按规范来，检测不准确，放过了任何一个阳性样本，后果也是更大范围的灾难。我还记得 2021 年年初我们实验室检测出本地第一个阳性，及时为本地市民敲响了防控警钟。

值得一提的是，在人力特别紧张的情况下，我们还抽出两名经验丰富的骨干成员驰援兄弟城市。郭竑作为新冠检测技术负责人到南京火眼实验室和扬州城市核酸检测基地支援 41 天，王法春作为队长到扬州三院支援 21 天。其中郭竑在南京火眼实验室完成南京驰援工作后不归家，直接于 8 月 3 日转战扬州，一直到 9 月 5 日才返回镇江。很多很多辛苦真的都不足为外人道。

　　这里，我要特别提一下首批进仓人员的名字，他们是：郭竑，肖高飞，黄海慧，付敏，刘嫣方，闻向梅，徐子浚，陈芹。他们真的都是好样的，有学历，有学问，有情怀，更有使命与担当，我真为他们感到自豪！

（陈洁采写）

一本书和写不完的
援陕故事

汪雷，男，1979年11月出生于江苏扬州，中共党员，博士，硕士研究生导师，镇江市第一人民医院骨科副主任医师，镇江市第三批援陕医疗队队长。入选江苏省"333工程"三层次培养对象，镇江市"169工程"学术技术带头人。2015年及2017年由江苏省公派至德国埃尔朗根-纽伦堡大学附属医院脊柱外科学习，师从德国脊柱微创外科主委Boehm教授。曾获得江苏省医学新技术引进奖二等奖1项，镇江市医学新技术引进奖一等奖及二等奖各1项。主持省部级课题1项、镇江市课题2项、江苏大学教改课题1项，参加国家自然科学基金项目研究2项。

"汪老师，我是合阳的白医生，麻烦你看一下。女，64岁，左膝内侧痛。"

"汪老师，我是合阳的小谭，你看这个需要重新处理吗？二次处理选择什么？"

"汪老师，你看一下这个娃距骨有问题吗？"

"汪老师，你好！帮我看个片子。"

"汪老师……"

援陕归来，这样的和当地医生的微信聊天，几乎每个月甚至每周都有。有人问我，你不嫌烦吗？当然不。虽然增加了工作量，耗费了不少时间。但是，每一个问题背后，都是一个人真实的疼痛；每一个认真的回答，都伴着对我成长的考验与促进；每一次问答之间，也是一个触点，唤起我很多温暖的回忆。

作为苏陕对口支援医疗援助计划的一部分，我所在的镇江市第一人民医院与陕西省渭南市合阳县人民医院，开展了为期一年半的合作。2020年7月，疫情的阴影尚未完全散去，我率领第三批援陕医疗队如期启程。送医送温暖，扶贫扶技术。半年的时间里，作为队长，我与同去的4位同事，在那片民风淳朴、山明水秀、条件却异常艰苦的土地上，与当地的同行一起，钻研技术，开展手术，分享经验，提供服务，深入山村，走访调查……我们付出了汗水也收获了友谊，为镇江市第一人民医院和我们个人赢得了当地人的信任和感激，同时为我们自己的人生增加了一笔珍贵而难忘的财富。

援陕半年，最喜人的成绩当数为合阳县人民医院骨科评审渭南市重点科室提供技术支持。他们可以从此在更高平台为当地患者展开更多更好的医疗服务了。

合阳县距离镇江1000多公里，那里民风淳朴，曾经为国家级贫困县，那里的百姓尤其盼着高水平的医疗专家。到了那里，我才知道，这份盼望是多么的迫切。

我们对口援助的是合阳县人民医院骨科，除了为他们申请科研项目，展开县级创伤中心筹建的一些事务外，主要是投入临床工作，确切地说，每天都在看病。半年时间，接诊的患者超过1000人次，指导开展的手术就达到160多例，其中有很多是他们科室，甚至是他们当地的第一例。这些在镇江开展较多的复杂技术和手术，却是他们此前从未做过的。可以说，正是因为我们的到来，才使这些技术含量极高的手术有了开展的可能。我们的很多手术既造福了当地患者，解除了他们的病痛，节省了他们的看病费用，也从技术、设备、操作方式与理念等各方面，打开了当地骨科同行的视野。

8 月初，到合阳县人民医院不久，我就应用微创颈椎前路减压 Zero-P（零切迹椎间融合器）内固定术，成功治疗合阳县首例单节段神经根型颈椎病患者。

当时，45 岁的患者刘某近年来颈肩部疼痛，后来发展成为右手剧烈疼痛且不能缓解，到夜间无法入睡的地步，此前也在其他地方尝试过多种保守治疗方案，均不见好转。得知我们来了以后，患者特地前来就诊，希望能通过手术解除痛苦。经检查，诊断其为神经根型颈椎病。在详细了解病情之后，我认为此患者有明确颈椎前路手术指征。

颈椎前路减压 Zero-P 椎间融合内固定术相较传统前路手术创伤更小；在椎体和食道之间没有金属存在，降低吞咽困难的发生率，优势明显，但对手术等相关技术要求很高。听了我的介绍后，医院对这项新技术非常感兴趣，也非常重视。他们骨科的全体同事一起参与讨论，与我一起详细商定术中的每一个步骤、团队配合的细节、可能出现的特殊情况及处理办法等，制定了详细的手术计划，并与患者家属充分沟通。在麻醉科、手术室等相关科室的全力支持和配合下，手术顺利完成，切口不到 3 cm，术后患者症状、体征完全缓解，全科人员都十分兴奋。8 月 7 日，医院官方公众号专门以"合阳县医院首例微创颈椎前路减压 Zero-P（零切迹椎间融合器）内固定术取得成功"为题做了报道，文中写道："此次手术的成功开展，实现了我县在该领域的零的突破，为神经根型颈椎病患者的治疗提供了新选择，为合阳县域内及周边广大颈椎病患者带来新的福音。至此，我院成为渭南地区第三家能够开展该技术的医院，同时也标志着我院颈椎手术迈上了新台阶。"

10 月中旬，我运用椎间孔镜技术，成功为一位 29 岁的男性腰椎间盘突出症患者，实施椎间孔镜下侧隐窝减压、腰椎间盘髓核摘除术。当时患者症状也是非常严重，已不能下地行走了。经与患者及家属反复沟通，最终确定手术方案。由于是微创手术，因此无须植入钢板，血栓形成和感染的概率小，不会在后方重要结构处留下瘢痕而导致椎管和神经的粘连，2~3 天便可出院，不仅迅速缓解患者病痛，而且刷新了医院及当地很多腰椎间盘突出症患者对治疗该病的认知。

另一位当地残疾贫困户患者，伴有较为严重的腰 4/5、腰 5/骶 1 个两节段的椎管狭窄，左腿疼痛剧烈。我在仔细了解患者情况后，发现患者营养不良，蛋白质含量低，长期抽烟，还曾因外伤行右下肢截肢手术。查看影像资料后，决定采用多学科诊疗模式下的快速康复流程，对患者进行两个节段的腰椎内固定+减压+椎间融合术，这样不但能够缩短患者住院时间，防止并发症，康复快，而且可以为患者节省医疗费用。经过快速康复流程围手术期的管理之后，患者术后第 5 天即开始下床行走。"原以为像我目前的状况，做这么一个手术后要卧床 3 个月，没想到几天后就能下床走动了"，患者出院时十分惊喜。

我们的援助，特别是利用新技术给他们开展了很多新手术，对于即将成为渭南市重点科室的合阳县人民医院骨科来说，将起到非常积极的作用。

以上提到的这些手术的病例和方案，我都详细地记录在留给他们的那份资料——《援合阳县骨科病例总结》里。

当我的双脚踏上陕西大地的时候，我就在心里想：我既然来了，就一定要给这片土地留下一点什么。

我有写日记的习惯，从实习的时候配合老师做手术开始，我一直记录手术难点。只要看到有特点的手术，或听到老师讲的有启发的话，包括我自己在工作过程中悟到的体会，我都会记下来，有的时候也会分享给同事、同学。2015 年，我去德国医院学习，每次做完手术我都会做记录。记得第一次去德国，半年期间做了 137 台手术，我都记下来了。事实证明，这对我自己帮助非常大。

这一次，我想，我也要把合阳当地的有价值的病例和手术操作方法，包括相关的前沿的理论支持记下来，留给他们。因为我迟早要走的，我要给他们留下一份带不走的礼物，一个带不走的医疗队。

在合阳的日子里，只要哪天有手术，并且觉得手术对他们来说有记录的意义和价值，我就一定会记下来，把照片拍下来。随时发生随时记，以免时间长了会忘掉。

因为书写的病例总结属于专业知识，所以我特别认真仔细核对，以保证我的记录是详细准确的。为方便当地骨科同行参考，尽可能详细且精准地描绘，我每天上网查资料，做到循证可依，增强说服力，提升参考价值，并尽可能做到简明易懂。直到开始写我才发现，这跟平时写给自己看的东西大不一样，要坚持下来还是有点难度的。最头痛的是，当地网络不好，有的时候要等到晚上很晚才能连上网。虽然比较辛苦，但是我觉得这项工作有意义，一定要坚持下来。

很多手术和案例，他们骨科的医生都没有见过。有个医师看我做微创后跟我说：以前觉得做过脊柱手术的患者总得卧床很长时间才能下地，没想到做完微创手术之后，患者几天就可以自由活动。

半年时间我总共写了 3 万多字、160 多个代表性的病例，主要是手术的病例，并配上图片和最新最权威的解读，最后我自己出资印成册送给他们。

说实话，这本册子感动了很多人。

记得在 2020 年 12 月末，我自己去找图文工作室，想把这本册子打印出来，送给他们。当地图文工作室的老板开始要价比较高，一本要 200 块钱，知道这是我们援陕医疗队送给合阳人民医院的礼物后很感动，最终只收了成本价。

在我们走的前一天，当地医院开了欢送会，医院能到的人都到了。欢送会上，我把这本册子作为礼物郑重地送给他们。此前从来没有人做过这样的事，留下一本专门为他们写的书！写的就是他们自己医院发生的事例，他们的患者，他们医院的手术。大家都感动极了，一页页翻看着。

欢送会上，合阳县人民医院送给我们医疗队一面锦旗，从院长到科室里的每个医生都认真地在上面签了他们的名字，送给我们留作纪念。我从中读到了他们无以言表的感激之情。每当我看到这面锦旗时，内心也充满了感动，为自己援助陕西半年的辛苦努力，也为我们医院的援助陕西行动。作为医生，时不时总会收获这样的感动，这样的时候，就特别为自己选择了这个职业而感到自豪。

在合阳的日子，也常常为一些病患放弃医治而纠结和心痛。有一次，一个症状非常严重的患者疼得夜里都没办法睡觉。我说你这个要做手术呢。他问多少钱，我想了想说，这个再省可能也要花到 2 万元，他一听就打了退堂鼓。还有一个患者天天来找我，他病情也很重，是颈部连着肩手，整个手臂都不能动。其实影像检查结果已经非常清楚了，是很严重的颈椎病。我跟他说，需要手术减压固定融合才行。他说要回去想想，第二天又来跟我说不做了。反复好多次，他最终还是不能下决心做手术，主要还是经济原因，回家一商量就打了退堂鼓。

接触过那么多患者，最终通过我们手术解决病痛的只有 100 多个，也留下了不少的遗憾。

原先他们那边一些经济条件比较好的患者会到西安去求医，由于我们的到来，很多人选择当地医院，这样既不用出会诊费，也不用离家去西安，节约了很多的开销，切切实实减了负。在家门口能够享受到这么好的医疗服务，很多患者都非常感动。有一次，我给一位 76 岁的老太太做了手术。她是腰椎骨折，我给她做了一个微创手术，第二天她就不疼了。她 80 岁的老伴，从家里的桃树上摘了 4 个桃子，走了 20 公里，专程带给我。我印象特别深，他那天赶过来把我喊到一边说要给我东西，我心里很奇怪，什么东西呢？只见他打开了一个红颜色的布包，里面是 4 个桃子。他说是他自己种的。那天我特别感动，还发了朋友圈。红色的布包里的 4 个桃子！20 公里一步一步走过来的路！病能致贫，反过来，把病治好，就能帮助他们解决生计难题，享受正常生活。

　　还有一个椎管狭窄的患者，平时基本上不能动。后来我们给他做了手术，等我走的时候，他基本上已经恢复正常了。我走之前，他特地跑过来告诉我，他在一个超市里面找到了一份工作，一个月能挣1000多元钱。他们家原来仅靠种玉米维生，这份工作对于他们家来说，真是一件大喜事呢。对我来说，也是特别大的欣慰。这是我能想到的医疗援助最真实动人的一幕：让患者摆脱病痛，重返社会，给困境中的人点燃生活的希望！

　　我在那边还帮他们申请了陕西省卫生厅的一个课题，一个有关大骨节病的项目。他们山区易发一种奇怪的疾病——大骨节病，患者骨头关节会变大，造成骨头畸形，很多患者因此走不了路，且一直原因不明。在政府的干预之下，这方面的患者大部分都已得到治疗。目前那边还有200多个病例。我与当地骨科负责人合作，写标书，到山区患者的家里一一走访；与当地医生一起帮他们做治疗，做研究，为什么他们从小在这个山区里面长大，就会变成这个样子。现在重点考虑是当地的一些矿物质及饮用水水源等方面的问题。我希望通过我们的努力，能够帮助当地人从根本上铲除这个疾病。

　　也许在所有的援助当中，医疗援助是最冲击人心的，也是最见实际效果的。因为它与生命、与人间最真切的悲苦息息相关。

　　回来之后，在那片土地上的日日夜夜，那些人，那些事，依然常常浮现在我的脑海。我知道，去过陕西后，我的人生从此不一样了。我给那片土地留下了一些东西，而那片土地给我这样一个年轻的土生土长的江苏医生以丰厚的滋养，这必将长期影响我的思维，改变我的人生。

　　半年的援陕之行后，我与当地的医护人员建立了非常深厚的友谊，这也是我的一大收获。回来后，我们建立了微信群，经常交流，聊到专科护理、快速康复等具体手术的指征判断、方式选择。他们时不时地把他们遇到的一些案例给我看，征求我的意见。在前不久的交流中，我很惊喜地听他们自豪地说：我们昨天做了4台手术！是的，他们自己开展的手术多起来了。作为渭南市的重点科室，合阳县人民医院的骨科正在健康发展，造福当地病患。

　　身为医生，我深知一路走来的每一天都有艰辛，都在成长，但也累并快乐着。援陕经历，渐行渐远，但我们的故事，仍在继续。

（陈洁采写）

让更多"血疑"问号
变成感叹号

　　周静东，男，1989 年 11 月出生于江苏东台，中共党员，博士研究生，镇江市第一人民医院血液科主治医师。5 年内发表的 20 余篇论文被 SCI 收录，影响因子最高大于11 分。获得国家自然科学基金 1 项、镇江市"金山英才"医学领域高层次人才引进项目资助、镇江市重点研发计划（社会发展）项目 1 项，入选镇江市第六期"169 工程"学术技术骨干。

2007 年高考后，我以优异的成绩被徐州医学院录取。学医之初，并没有想到要做一名血液科的医生，更没有想到要从事血液病的研究。大学五年学的临床医学，一心只想毕业后到一家三甲医院做一名医生。

记得 2012 年的毕业季，大家都忙着找工作。一天，我的舍友，也是同班同学楚明强告诉我，镇江市第一人民医院正在招收本科生。这可是一家老牌的三甲医院。确认信息后，我们很兴奋，相约一起报考。到三甲医院去工作，一直是我的梦想。报名的人很多，只招 10 个人却有 50 多人参加考试，竞争很激烈。幸运的是，我和楚明强最终都被录取了。

我还记得钱炜副院长给我们面试的情景，他的提问都非常专业，好在我都顺利答出来了，心下暗暗惊叹，三甲医院果然有实力，人才济济。从那时起，我对这家医院有了更好的印象。

一年的临床工作使我深刻理解到知识对于医学发展的重要性。2013 年，我毅然辞去医院的工作，考取了江苏大学医学院硕士研究生，并于 2016 年硕士毕业后推免继续攻读博士研究生。

为什么选择报考血液科的研究生？算起来，这也是我和钱军主任的师生缘分。在大内科里，血液科属于专科性特别强、难度特别大的，一开始我担心自己不能承受，不敢报考。但转念一想，越难的地方也越有挑战性，既然是要考科研型的研究生，那还是要选择难一点的、强一点的。在大内科轮岗到血液科的时候，我近距离见识到钱军主任的扎实学识。虽然年纪不大，但是他在科研方面已有了很多业内瞩目的成果，我非常钦佩。综合各种因素，我最终决定报考江苏大学血液科的研究生，导师就是钱主任。硕士毕业后，我又顺理成章考了钱主任的博士研究生。我是钱主任的第一个博士生。目前我们科里共有三个博士生。可以毫不夸张地说，我们科在镇江血液病的治疗与研究方面是最强的。

读研究生以后，我常常回到医院做实验。医院导师的学生，一般都是在实验室成长的，指导老师也经常在实验室里。那时印象比较深的是，师兄师姐特别多。这是一个友好的大家庭，一个优秀的团队。

我们的实验不是普通的检验，往往耗时非常长，从样本准备到样本检测再到结果分析。一个实验短的要 5~6 个小时，长的要持续好几天。记得为了完成我的第 1 篇学术论文《基因过表达在急性髓系白血病中的临床意义》，做了将近一年的实验。

钱军主任科研意识很强，自己每年都有科研论文发表。作为导师，他特别优秀，对我们每一个学生都认真负责，对我们科研的起步与方向有非常详细的指导，对论文的要求则异常严格，一个原则就是，宁缺毋滥。

我的第一篇论文发表于 2013 年，发表过程让我终生难忘。先是投了一家英国的 SCI 杂志，结果三天就被拒了，对方拒稿理由中很不客气地回复说，毫无创新。我一时有点蒙，怀疑自己是不是走错了方向。导师鼓励了我并让我试着投别家，然后我转投了一家美国的 SCI 杂志，结果三天就被接受了。我还记得那一天为做实验及写第 2 篇论文，一直忙到夜里 3 点钟。刚准备睡，突然心血来潮，想看一看投出去的文章有没有回复。然后发现居然刚刚有回复！不仅回复了，而且我的论文被接受了；不仅被接受了，而且没有要求修改！这实在是令我惊喜不已，因为一般来说，论文即使被接受，99%是要返回修改的。我又兴奋又激动，但由于太晚了也不方便告诉别人，结果一夜没睡，度过了一生中最兴奋的一个不眠之夜。

第一次发表论文的经验给了我很好的经验和教训。跟很多作家投稿是一样的，绝不能被拒绝一次就轻言放弃。对于有价值的东西一定要坚持，坚持就一定会胜利。只要你好好做实验，认认真真做研究，论文的发表只是时间问题。

作为博士研究生的我，2019 年重返医院工作后，身上肩负的使命感明显增强了。在完成临床工作的同时，我总是带着"为什么"的辩证观点进行思考，任何疾病的发生都是有原因的，大部分疑难病症都存在一定程度的病因不明。我们的工作就是从一个方向上去探索，并进行科学研究，找到发病更细致的原因，努力为临床解决问题，为患者解决病痛。

我研究的方向主要是骨髓增生异常综合征及急性髓系白血病的基础与临床。所有的成果都需要从实验中获取数据，有价值的成果将会在攻克白血病方面发挥作用，造福患者。

生命科学的意义，一个医务工作者的伟大或渺小，是我到了血液科，准确地说是考上了血液科的研究生以后才真正有所认识的：在血液病浩瀚的海洋里，无数的研究人员在探寻，也许只是为了一种可能，可能就耗尽了我们的一生。然而，无论我们的努力多么微乎其微，都是医学进步事业的一部分。每一个小目标无论多么小，都是达成大目标的不可缺少的部分。

现在白血病的发病率和死亡率虽然不排在最前面，但是它会带来巨大的经济负担及心理恐惧，对患者生活造成非常大的负面影响。目前我在白血病的研究方面，与领域内的前辈相比，只能算是才起步，而且与临床相比，科研出成果更慢。但是这些很慢的成果里蕴含着突破和希望，值得我用一生去坚持。

我年轻，没有什么故事，也没有什么了不起的成就。到目前为止主要的任务除了上班就是做实验，周末也常常在实验室中度过。既然选择了血液科，那这就是我生活的正常态。非常感谢医院和老师，给我这么优秀的平台，希望我的微薄努力能汇入我们科室、我们国家乃至全球攻克白血病的历程，让血疑中的问号更多地变成充满生的希望的感叹号，为患者带来更多福音。

（陈洁采写）

"给患者带来自信的微笑"
是我的人生目标

武霖，男，1988 年 12 月出生于江苏镇江，中共党员。南京医科大学博士研究生在读，镇江市第一人民医院口腔科主治医生。入选镇江市"金山医者"医学新秀人才，镇江市"169 工程"学术技术新秀。

"我们家的'小5'医生回来啦！"2021年7月，周边城市疫情暴发，我报名前往南京、扬州两地支援。9月18日，我回到了离开整整56天的门诊岗位。口腔科的同事们给我送上鲜花，举办了小小的欢迎仪式，并拍摄了一条抖音短视频。因为我姓武，大家都喜欢叫我"小5"。每每回放这一条抖音小视频，我的内心都感觉非常温暖。

我们口腔科是一个团结和谐、积极向上的大家庭，每一位前辈都是我们年轻人学习的榜样。入职7年来，很荣幸在这里成长为一名合格的牙科医生，我的每一点进步，都离不开科室的传帮带，更离不开医院的悉心培养。

2014年，我从大连医科大学口腔医学专业硕士研究生毕业，作为土生土长的镇江人，我向镇江市第一人民医院（以下简称"一院"）投了简历并有幸被录用。

进入一院口腔科，给我最初的感觉就是整个医疗团队的专业力量雄厚，同事们都有非常深的学术造诣。科室的各位老师对我这个刚参加临床工作的青年医生毫无保留，悉心指导，尤其是关于如何处理好医患关系这个重要课题。

作为一名口腔科医生，对患者的服务不是仅有临床操作时的几十分钟那么简单。口腔科主任孔繁芝亲自带教，从如何接诊，到治疗计划的统筹安排，再到病例的处置过程、操作技能，以及治疗之后对患者的随访关心，她都一一亲自示范。她会先询问患者想解决的问题，再通过聊天拉家常拉近与患者的关系，解除患者的紧张情绪。她常对我说，医生的职责就是要帮助患者，减少患者的痛苦，获得患者的信任，这是治疗的第一步。只有在治疗过程中与患者贴心交流，打消他们的焦虑情绪，让患者从心里感受到医生的体贴关心，才能取得患者的信任。

记得我的第一名正畸患者就是孔主任为我争取到的。那位患者慕名而来，找孔主任做牙齿矫正。在他们沟通的时候，我作为助手在旁边学习，得知患者竟然是我高中同年级的校友，一下子就拉近了距离。孔主任由此建议换我来为同学做矫正，她向同学介绍了我的学业背景和业务能力，帮助我取得患者的信任。

给患者制定治疗方案后，孔主任还帮我仔细审阅，完善方案中的不足之处。在治疗过程中，她全面放手让我操作，但每一步都会跟进检查。当我遇到问题时，她细心帮我分析原因，找到解决问题的办法，最终让患者获得了理想的矫正效果。两年左右的治疗过程，我跟患者也建立了友谊。

随着人们生活水平的提高，人们对牙齿的美观和健康越来越重视，越来越多的市民希望通过牙齿矫正获得美丽健康的微笑。自从进入一院口腔科以来，

"给患者带来自信的微笑"成为我给自己定下的人生目标。

传统矫正需要将矫正器粘贴在牙齿的外面，对面部美观影响较大的同时，也存在舒适度问题，加上有些特定职业需要每天上镜、出差等，对形象要求较高，就更不适合这样的矫正方式了。在历任领导的鼓励下，我先后在科室开展隐性矫正、舌侧矫正等一些新技术项目，取得了较好的反响。

一位从事商务工作的市民有牙齿矫正需求，鉴于职业要求，她提出能否使用更美观的矫正方法。为了更好地服务患者，在请示院领导后，我根据她的实际情况，制定了舌侧矫正的医疗方案。目前，我国的舌侧正畸仍处于起步推广阶段，将舌侧正畸作为临床常规技术加以应用，即使在全国范围内，也较为少见。通过参加培训，向专家学习，我掌握了舌侧正畸的技术。

舌侧矫正对患者来说，美观度提高了，但对医生来说操作非常烦琐，在每一次进行复诊时，都要歪着头，扭着脖子，时间长了颈椎酸痛难忍。在矫正过程中，如果遇到托槽脱落，就要重新黏接定位，加上口腔卫生清理等一系列难题，无疑给医生的操作增加了工作量。但当我顺利为患者完成矫正后，患者能够露出满意自信的微笑时，我觉得一切的付出都是值得的。

医者仁心。一名医生除了精湛的医术之外，发自内心对患者的关爱是获得患者信任的重要方式。在为患者治疗的过程中，我发现以"共情"的方式进行沟通尤为重要。共情需要医生暂时抛开自己的内部思考体系，进入患者的世界，感知他们的情绪和状态。见到患者首先热情问候，询问情况时注意语调语气，在有把握的情况下可以尝试主动描述患者的症状，如果患者连忙认同，说明已经建立了初步信任，这样更可能获得患者的认同，让他们放心地将自己交给你治疗。记得有一次，一位患者因牙痛来就诊，开始她很拘谨，看到她的眼圈发黑，我主动问了一句："你是不是因为夜里疼痛加剧，一整晚都没睡好，连眼圈都黑了？"她连忙称是，觉得我能够体会她的痛苦，就放松下来，向我详细描述了自己的病况，顺利地接受后续治疗。

获得患者信任的方式有很多，用心为患者服务就是其中的一种。在我治疗过的患者中，不少人都会跟我说，你打麻药不疼。我很高兴，这是患者对我的认可。打麻药的过程往往会给患者带来恐惧，注射过程中的压力也会给患者带来痛感。我会预先告知患者，会有些疼痛感，但肯定是在可以接受的范围内，不会比抽血、挂水疼。注射时我动作尽量轻柔准确，尽量放慢推针的速度，尽量减轻患者的疼痛感。治疗告一段落之后，我会详细告知患者麻醉过去之后多久会开始疼痛，大约会持续多久，提前为对方备好止痛药、抗生素，留下联系电话，方便患者遇到情况及时反馈；而遇到创伤较大、操作时间长的患者，我会主动联系询问，进行安慰和指导。这样贴心的流程，让患者即使离开医院后，也能持续感受到温暖关怀，也会树立医院和医生的口碑。

我成为医生后，没想到自己也有机会走上讲台。通过岗前培训和教师资格考试后，经过试讲、面试，我成功获得江苏大学医学院讲师资格，目前主要承担江苏大学临床医学留学生班口腔医学课程的教学任务，通过讲解书本知识，指导临床操作和传授与患者沟通的技巧，不仅仅完成了使命，对我自己来说是一种更深层次的学习——特别是纯英文的教学，更是一种挑战。每次备课，我都要预先复习专业词汇及生僻词的发音，也会根据留学生的生活习惯对课程内容做一些适当的调整。2019 年 6 月，我获得江苏大学医学院第一届海外留学生外语讲课比赛一等奖；2019 年 11 月获得江苏大学医学院第四届双语及全英语教学竞赛一等奖；2019 年 12 月获得江苏大学第四届双语及全英语教学竞赛三等奖。

2021 年 7 月 25 日，我接到医院通知，集中前往南京增援抗疫进行核酸采集工作。疫情严峻，多轮次的核酸采集紧锣密鼓，我们经常采样到夜里 12 点之后，脱下防护服，仿佛洗了澡一般，深绿色的防护衣被汗水浸湿，连头发都有汗珠滴落。戴着 N95 口罩闷得十分不舒服，回到房间才能够长舒一口气。

开始以为只有三五天就能回家，我只带了三身换洗衣服就匆忙出发。8 月 3 日，在南京支援结束后，省卫健委紧急通知，临时调度，我们继续转战扬州。采样目标往往分布在好几个点，我们需要流动采样，各采样点结束当前任务后就要奔赴下一个采样点。这也意味着我们完全没有轮班休息的时间，最多只能在路上打打瞌睡，有一次回到酒店的时候，已经是第二天凌晨 3 点了。

9 月 4 日，增援告一段落。这 42 天是我人生中最难忘的一段经历。回望整个抗疫历程，有过辛劳，有过不解，有过疲惫，但没有遗憾。

7 年前我选择到一院工作，还有一个小小的私心，因为我的高中同班同学杨珺就在一院检验科工作。同在一所医院工作，增加了彼此接触了解的机会，如我所愿，我俩成功牵手。今年的"七夕节"恰逢我在扬州参加抗疫，这也是婚后五年我们唯一一次没有牵手共度的节日，却因为疫情而更值得纪念。

想要成为一名合格的口腔医生，专业知识来不得半点马虎。我们科室凝聚力很强，学习氛围浓厚。每周二晚上是我们固定的业务学习时间，每个人都要参加，并且要轮流讲课。对于普通医生来说，这除了是展示自己的机会，更是自我鞭策学习的机会。也因为有这样的锻炼机会，我才能在教学竞赛的舞台上取得小小的成绩。

7 年的时间，一院见证了我从一名医学生到主治医生的成长过程。我对一院充满感激，也希望将来能够成为一院的骄傲。

2017 年，我考取南京医科大学博士研究生。2021 年 5 月，我入选镇江市第一期"金山医者"医学新秀人才，同时我参与研究的"搭载 Fe_3O_4 纳米颗粒的磁性水凝胶复合支架促进骨缺损修复的研究"项目成功申报镇江市第六期"169 工程"。近年来，我发表论文 10 多篇，承担科研项目 3 项，作为第一完成人申请的"针筒式枪混口腔材料混合头排空装置"取得国家实用新型发明专利。

我深刻感觉到，要成为一名真正优秀的医生如同逆水行舟，永无止境，值得用一生去奋斗。

（马彦如采写）

从塑造美丽到救死扶伤

　　栾文康，男，1987年5月出生于江苏镇江。硕士研究生，讲师，江苏大学硕士研究生导师，镇江市第一人民医院烧伤整形科主治医师，江苏省美容主诊医师。作为第一作者及通讯作者发表的16篇论文被SCI收录，作为项目负责人主持国家自然科学基金1项、市级课题2项及校级课题1项，同时担任多个由SCI收录的杂志审稿人。入选镇江市第三批"金山青年创新英才"、镇江市"金山医者"医学新秀人才、镇江市第六期"169工程"学术技术骨干，获评"镇江市优秀青年医师"。

　　我是一名江苏省美容主治医师。做美容医生这一行，沟通是非常重要的。要患者信任我，我只能加强与他们的沟通。比如割双眼皮这个美容手术，我会根据患者眼睛的情况，提供几套方案供对方选择，并告诉对方每一套方案的优点和缺点。这样设身处地为患者着想，患者就会耐心地听我的讲解，彼此的信任感就慢慢建立起来了。

　　记得 2018 年 5 月份的时候，一位母亲带着女儿来割双眼皮。她们进了门诊，首先就问主任在不在。我自然是实话实说。她们虽然有些迟疑，但没有马上离开，耐心地听我讲解几套手术方案。这女孩也就 20 岁的样子，皮肤白净，五官也不错，就是眼睛小，没有神。针对这个问题，我建议她做扇形的双眼皮形状，因为这种形状比较符合女孩的眼型，做出来会比较自然，也更能衬托出她的少女感。她们最终采纳了我的建议。

　　一个多小时后，手术做完了。她们离开门诊时，我反复叮嘱注意事项，比如洗头发最好到美发店去洗，自己洗很容易沾到水，导致发炎。把这些细节讲透讲到位之后，我又多次电话询问术后情况。一周后，女孩来拆线，我仔细察看，没有发现要修正的地方，于是叮嘱她保养的要点和细节。三个月后，女孩和她的母亲一起过来找我，还带来了女孩的闺蜜。这位母亲对我说，她非常满意我开的双眼皮，这是送给她女儿 20 岁生日最好的礼物。女孩的闺蜜说，朋友的双眼皮像是天生的。听到这样的话，作为一名医生，真的很有成就感。

　　到美容门诊来的，基本上都是爱美的女性，打扮时尚，从人身边经过，都是香气扑鼻。她们来门诊，是为了追求更加美丽。我就是那名塑造美丽的医生，把她们变美，是我追求的目标。

　　后来，我到了烧伤整形科的住院部，这里是另外一片天地。这里没有美丽，没有时尚，没有香气，经常看到的是血肉模糊的患者，闻到的是从腐烂的皮肉里散发出的异味，听到的是被病痛折磨的痛苦呻吟。记得有一位患者，患有糖尿病，他从脚趾头开始一直往上烂，特别臭，上手术台时，整个手术室都是臭的。我们给他截了肢，但因为创面太大，坏死的肌肉组织又太多，每次换药都要用负压吸把创面上不新鲜的肉芽吸出来，那个臭呀，能让人窒息。如此大的反差，一开始令我很不习惯。但是，所受的教育告诉我，救死扶伤是医生的天职，我必须承担起这个责任。

　　2021 年 7 月份的时候，我们科来了一位 50 多岁的女性患者。她很瘦，是糖尿病足脚跟，脚后跟都是烂的，烂到骨头了，那个味闻着想吐。我是她的床位医生，给她换了一两个月的药，才可以给她做脚后跟植皮手术。替她换药的日子，每天我强忍着臭味，仔细替她清洗伤口。时间一天一天过去，臭味一天天淡下去，她的伤口终于有鲜红的新鲜肉芽长出，每天长一点，最终长成一整片饱满的鲜红色皮肤。这一整片饱满的鲜红是我每天换药的成果，付出终于有了回报，那份发自内心的欣慰真是难以言表。这位患者后来完成了植皮手术，最近就要康复出院了。

在烧伤整形科的住院部，在与那些血肉模糊的肌体、坏死发臭的烂肉打交道的过程中，我逐步对救死扶伤有了更深的理解，每一次救死扶伤都是对生命的一次拯救。还有什么快乐能大过拯救生命带来的快乐呢？

2021年9月，按照医院的要求，我去了镇江大港新区医院，主要任务是做急救工作。一辆"120"救护车上，有医生、护士、担架员、司机各1人。我是医生，是救护车上的主心骨，去接患者时，一切都得我拿主意。在医院时，有主任、老同志给我撑腰，只要把自己的本职工作做好就行，在这里得自己拿主意，心中总有点忐忑不安。我在大港遇到一位脑出血的患者。赶到现场时，患者已经昏迷。我告诉自己，我是医生，现场唯一的医生，千万不能乱。我努力使自己平静下来，向患者家属问清了患者的情况后，大家齐心协力用担架把患者抬到救护车上，然后采取了急救措施。一路上，我的心一直悬着，眼睛一直盯着显示屏上血压、心跳的数字，直到把患者送进医院的ICU，我那颗悬着的心才算落了地。生死时速，是拯救生命的另一种形式。如果没有体验过那份紧张、那份挣扎，作为医生，也许会是一种遗憾吧。

从美容门诊到住院部再到"120"救护车，我完成了自己从塑造美丽到救死扶伤的转身。作为一名年轻医生，我正在路上。

（尤恒采写）

后　记

　　《百年康复：我与康复医院的故事》书稿于壬寅年草长莺飞二月天的雨水时节圆满完成。在镇江市第一人民医院迎来百年庆典之际，康复人用自己的故事汇成了一本厚重的书，向百年医院献礼。这本书里的每个人踏过千层浪，如此独特，如此喜悦。

　　一百年，三万六千五百多个日日夜夜，凝结其中每一个人的故事，都是一部厚厚的书，每一行文字都能引发美好或苦涩的记忆，每个人都会为年轻时的探索热情和挑战医学技术高峰的勇气而自豪。对于不同的医者，不管命运中发生多少困难，他们大医精诚的内心之火始终不灭。他们的故事也许如一滴水般寻常，而正是这份难得的寻常换来百年盛景的不寻常。

　　每一个生命都是平等的，每一个生命都值得记述。回望百年康复的每个人，从风华正茂的青年到耄耋老人，个体汇聚成群像，字里行间可见岁月的分量和穿透人性的生命之力。每一个个体与医院这个集体同呼吸共命运，他们骨子里的坚韧，让他们在疲惫中开出满腔赤诚之花。他们用单薄的肩膀扛起生命的重量，以善待每一位患者。

　　老一辈到新一辈的康复医务工作者，无不是从苦水中趟过来的，他们对待患者有父母心，立志终生只为医学而追寻。他们是从基督医院走来的张志清，邬秀坤，李兰贵和肖转模夫妇，老军人谭云娇，改革开放洪流中兢兢业业的郑国强院长，为医院修志的于鑫坤主任，心胸外科的陈锁成主任……还有许许多多的老康复人、新康复人。如今，老一辈医者退休颐养天年，新一辈医者立足岗位、工作繁忙。他们有的从外地专程赶回镇江面对面向采访者讲述，有的走下手术台顾不上休息就接受采访。他们克服困难为书稿把关，修改不规范的技术名词。参加采访的钱兆南清楚地记得，2021年4月顾忆贻主任还坐在轮椅上回望自己在康复医院的艰难历程，而在 2022 年 2 月 14 日上午顾先生就因病仙逝，不禁悲痛。往事并不如烟，每个人的故事都是医院乃至国家兴盛的真实见证。

前辈说，打铁还需自身硬。技术与科研是每个学医者永远的追求，辉煌只属于过去，未来仍需努力。

走过一百年的康复医院是沧桑的，也是年轻的。在时光的隧道里走过百年，康复医院迎来 21 世纪的晨曦。如果说，远在 1922 年时的基督医院更像一位历经沧桑的老人，那么，近在 2022 年的镇江市第一人民医院则是一位阳刚少年，那么多年轻的新生力量像一条巨流向前流淌，生生不息。

书中有个人精神世界的微观描摹，也有集体精神的宏大叙事，每一篇采访稿都经过受访者或家属的严格审核，力求尊重医者本人，尊重医院的历史，求同存异。

在此，感谢镇江市作家协会主席蔡永祥为本书策划，感谢本书创作团队成员钱兆南等人的辛勤付出。钱兆南集中采写了新中国成立前后的人物 23 人，为全书统稿修改，协调各类事务，尽心尽力。尤恒采写了 10 人，陈洁采写了 10 人，马彦如采写了 11 人，张洁采写了 2 人，成蹊采写了 2 人，蔡永祥采写了 1 人，计 59 人。感谢社会各界人士的大力帮助，为这本书"保驾护航"，更感谢每一位受访者真诚的讲述，是你们给了百年康复荣光。

康复人的故事注定在历史的长河中熠熠生辉。从 1922 年到 2022 年，康复医院已走进新时代，将继续谱写医院的新"史记"。

编　者